轻松学习系列丛书

轻松学习儿科学
（第 2 版）

主　编　童笑梅　汤亚南
编　委　（按姓氏拼音排序）
　　　　常艳美（北京大学医学部）
　　　　崔蕴璞（北京大学医学部）
　　　　韩彤妍（北京大学医学部）
　　　　汤亚南（北京大学医学部）
　　　　童笑梅（北京大学医学部）

北京大学医学出版社

QINGSONG XUEXI ERKEXUE

图书在版编目(CIP)数据

轻松学习儿科学/童笑梅,汤亚南主编. —2 版.
—北京:北京大学医学出版社,2014.8
ISBN 978-7-5659-0912-2

Ⅰ. ①轻… Ⅱ. ①童…②汤… Ⅲ. ①儿科学—医学
院校—教学参考资料 Ⅳ. ①R72

中国版本图书馆 CIP 数据核字(2014)第 171537 号

轻松学习儿科学(第 2 版)

主　　编:童笑梅　汤亚南
出版发行:北京大学医学出版社
地　　址:(100191)北京市海淀区学院路 38 号　北京大学医学部院内
电　　话:发行部 010-82802230;图书邮购 010-82802495
网　　址:http://www.pumpress.com.cn
　E-mail：booksale@bjmu.edu.cn
印　　刷:北京东方圣雅印刷有限公司
经　　销:新华书店
责任编辑:李　娜　责任校对:金彤文　责任印制:李　啸
开　　本:787mm×1092mm　1/16　印张:18.25　字数:560 千字
版　　次:2014 年 8 月第 2 版　2014 年 8 月第 1 次印刷
书　　号:ISBN 978-7-5659-0912-2
定　　价:38.00 元
版权所有,违者必究
(凡属质量问题请与本社发行部联系退换)

出　版　说　明

如何把枯燥的医学知识变得轻松易学？

如何把厚厚的课本变得条理清晰、轻松易记？

如何抓住重点，轻松应试？

"轻松学习系列丛书（第1版）"自2009年出版以来，获得了良好的市场反响。为进一步使其与新版教材相契合，我们启动了第2版的改版工作。"轻松学习系列丛书（第2版）"与卫生部第8版规划教材和教育部"十二五"规划教材配套，并在前一版已有科目基础上进一步扩增了《轻松学习局部解剖学》《轻松学习药理学》《轻松学习医学细胞生物学》《轻松学习微生物学》《轻松学习医学遗传学》《轻松学习内科学》《轻松学习诊断学》分册。形式上仍然采用轻松课堂、轻松链接、轻松记忆、轻松应试等版块，把枯燥的医学知识以轻松学习的方式表现出来。

"轻松课堂"以教师的教案和多媒体课件为依据，把教材重点归纳总结为笔记形式，并配以生动的图片。节省了上课做笔记的时间，学生可以更加专心地听讲。

"轻松记忆"是教师根据多年授课经验归纳的记忆口诀，可以帮助学生记忆知识的重点、难点。

"轻松应试"包括名词解释、选择题和问答题等考试题型，可以让学生自我检测对教材内容的掌握程度。

本套丛书编写者均为北京大学医学部及其他医学院校的资深骨干教师，他们有着丰富的教学经验。书的内容简明扼要、框架清晰，可以帮助医学生轻松掌握医学的精髓和重点内容，并在考试中取得好成绩。

前　言

学医之路常常令人觉得漫长而艰辛，几年下来，那堆积等身的教辅书籍，那纷繁芜杂的知识要点，让医学生们既爱又恨。与其他高等学府相比，医学院可能是最安静的，这里也许少了许多球场上龙腾虎跃的勃发英姿，少了许多花前月下的浪漫懵懂，少了许多风起云涌的社团活动，永远不变的，是自习室里的盏盏长明灯，是节假日仍在伏案苦读的青春背影。

除了死记硬背，有没有更好的学习方法，能让大部头的医学书籍变得简单易懂、便于理解和记忆呢？20 年前，我也曾是北京医科大学（现更名为北京大学医学部）的一名本科生，满满一天的课程下来，常常觉得复习起来十分费力，单是把课本细读一遍，就要花上很长时间，如有松懈慵懒，到期末时必定会感到惶恐不安。那时我也曾认真观察身边学习优异，而又并不天天熬夜的"学霸""学神"们，发现他们还是各自有一些治学绝招的。后来从事儿科临床工作，并带教了很多学生以后，更加体会到，学习和记忆，除了反复强化之外，更需要寻找规律、归纳总结、融会贯通。

第 1 版《轻松学习儿科学》就是秉承了把医书读精、读薄的宗旨，我们希望它好像是一本优等生的学习笔记一样，能让读者花最少的时间和精力，把知识脉络梳理清楚，从中抓住儿科学的重点和难点，最终学以致用。通过一些典型病例，建立最基本的诊疗思路。每个章节后面附有各种类型的练习题，一些是从历年医师资格考试中筛选出来的代表性试题。我们并不提倡猜题、押题，也反对应试教育，所列习题只是为了检验各个章节的学习效果。

第 1 版《轻松学习儿科学》的发行反馈良好，这给了我们极大的鼓励，让我们更有信心将这项工作进行下去。适逢人民卫生出版社第 8 版《儿科学》教材问世，教材中多处做了改动，我们依势而行，将本书再版，紧扣教材内容进行了更新，并修正了第 1 版的部分瑕疵，替换了一些较陈旧的习题。

医学永无止境，学医难得轻松。希望本书能够成为医学生们学习儿科学这门课程时的助力器、好帮手，用节约下来的时间去思考更重要的问题。

童笑梅　汤亚南

2014 年 6 月

目 录

1

第一章 绪 论

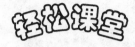

第一节 儿科学的任务和范围

儿科学是临床二级学科。

研究对象：胎儿——→青春期儿童

研究范围
- 发育儿科学：儿童生长发育规律及其影响因素
- 预防儿科学：疾病的预防措施
- 临床儿科学：疾病发生、发展规律以及临床诊疗理论和技术
- 社会儿科学：疾病康复的可能性及具体方法

宗旨：保障儿童健康，提高生命质量。

趋势：向三级学科细化发展。

特色学科：新生儿医学和儿童保健医学。

边缘学科：围生期医学。

第二节 儿科学特点

儿童的主要特点：机体处于不断生长发育的阶段。

基本特点
- 个体差异、性别差异和年龄差异大
- 对疾病损伤的修复能力强
- 自我防护能力弱

儿科学基础特点
- 解剖：体格长大，规律不一
- 功能：器官功能逐渐发育成熟，有不协调阶段
- 病理：病因相同，结果不同
- 免疫：免疫功能不成熟，容易发生呼吸道和消化道感染
- 心理：可塑性强

儿科学临床特点
- 疾病种类：差别大
- 临床表现：不典型
- 诊断：病史与体检是关键
- 治疗：综合治疗要重视
- 预后：疾病来势凶猛，正确治疗预后佳
- 预防：传染病可预防，成人疾病的儿童期预防是新视点

第三节 小儿年龄分期

☞**小提示**：儿童生长发育是一个连续渐进的动态过程；随年龄增长，其解剖、生理和心理等功能表现出与年龄相关的规律性。在实际工作中，将小儿年龄分为7个阶段。

胎儿期：受精卵──→小儿出生，共40周
新生儿期：胎儿娩出脐带结扎──→出生后28天，包含在婴儿期内
婴儿期：出生──→1周岁
幼儿期：1周岁──→3周岁
学龄前期：3周岁──→6～7周岁
学龄期：6～7岁──→青春期前
青春期：10～20岁

第四节 儿科学的发展与展望

各级儿科医疗机构、妇幼保健机构和托幼机构对保障我国儿童健康和提高儿童生命质量起到重要作用。

发展现状
- 各专业不平衡
- 基层对全科儿科医师需求大
- 大的儿科中心需要专科儿科医师

未来展望
- 增加新生儿筛查覆盖面
- 医学模式转变
  - 治病→防病→促进小儿身心健康
  - 药物防治→心理-行为治疗与预防

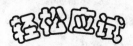

轻松应试

一、名词解释

1. 围生期医学
2. 胎儿期
3. 新生儿期
4. 婴儿期
5. 幼儿期
6. 学龄前期
7. 学龄期
8. 青春期

二、选择题

【A型题】

1. 以下哪一阶段是小儿出生后生长发育最快的阶段

A. 幼儿期
B. 学龄前期
C. 青春期
D. 婴儿期

E. 学龄期

2. 以下关于围生期的描述哪项是**错误**的
A. 包括胎儿早期
B. 包括胎儿晚期
C. 包括分娩过程
D. 包括新生儿早期
E. 是小儿生命最脆弱的时期

3. 体格发育的第2个高峰期是在
A. 婴儿期
B. 幼儿期
C. 学龄前期
D. 新生儿期
E. 青春期

4. 新生儿期的特点是
A. 对外界环境适应能力强
B. 发病率低
C. 死亡率高
D. 体温维持较稳定
E. 以上都不是

5. 婴儿期的特点应**除外**
A. 生长发育速度最快
B. 易发生各种传染病
C. 需要摄入较高的热量和营养，尤其是蛋白质
D. 易患营养及消化紊乱疾病
E. 易发生中毒或创伤等意外

6. 婴儿期易发生营养和消化紊乱，其主要原因是
A. 来自母体的抗体浓度下降
B. 自身的体液免疫功能尚未成熟
C. 各种维生素储备不足
D. 白细胞吞噬功能不足
E. 消化系统难以适应大量食物的消化吸收

7. 青春期生长发育的最大特点是
A. 体格生长减慢
B. 生殖系统迅速发育并趋成熟
C. 内分泌调节稳定
D. 神经系统发育成熟
E. 淋巴系统发育高峰

选择题参考答案

A型题：

1. D　2. A　3. E　4. C　5. E　6. E　7. B

（童笑梅　常艳美）

第二章 生长发育

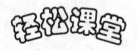

第一节 生长发育规律

一、生长发育概念

人的生长发育是指从受精卵到成人的成熟过程。生长发育是儿童不同于成人的重要特点。

二、生长发育规律

普遍规律	一般规律
生长发育是连续的、阶段性过程	由上到下
各系统、器官生长发育不平衡	由近到远
生长发育有个体差异	由粗到细
人类发育有两个高峰：婴儿期和青春期	由简单到复杂 由低级到高级

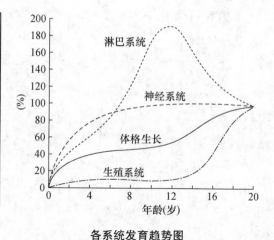

各系统发育趋势图

第二节 影响生长发育的因素

影响因素 { 遗传：性别、种族、家族、内分泌
环境：营养、疾病、母亲情况、生活环境

遗传决定个人生长发育的潜力，与环境因素相互作用和调节，表现出个人的生长发育模式和轨迹。

第三节 体格生长

一、体格生长常用指标

体重、身高（长）、坐高（顶臀长）、头围、胸围、上臂围和皮下脂肪等。

二、体重

最容易测量，反映生长与营养状况，计算药物剂量和输液量。

☞ **小提示**：　**生理性体重下降**：出生后 1 周内因奶量摄入不足、水分丢失和胎粪排出，可出现暂时性体重下降，在生后第 3～4 日达最低点，下降范围为 3％～9％，以后逐渐回升，生后第 7～10 日恢复到出生体重。如果体重下降幅度超过正常或未及时恢复到出生体重，应考虑为病理状态。

三、身高

仰卧位测量称为身长，立位测量称为身高。身高增长规律与体重相似。

正常儿童体重、身高估计与公式

年龄	体重（kg）
新生儿	3
3 个月	6
12 个月	10
2～12 岁	年龄（岁）×2＋8
年龄	身高（cm）
新生儿	50
3 个月	65
12 个月	75
2～12 岁	年龄（岁）×7＋75

四、头围

增长与颅脑发育有关，头围测量在 2 岁前最有价值。婴儿期连续追踪测量头围比一次测量更重要。

头围过小：$<X-2SD$——脑发育不全、小头畸形
头围过大：$>X+2SD$——脑积水

五、胸围

代表肺与胸廓生长。

出生时 32cm（比头围小 1～2cm）。1 岁时胸围＝头围，为 46cm。第 2 年以后胸围大于头围，胸围＝头围＋小儿岁数－1。

六、身体比例与匀称性

头长与身长比例	随年龄增长逐渐缩小，从 1/4 ⟶ 1/8
体型匀称	指体重/身高、胸围/身高、体质指数等，反映体型比例关系
身材匀称	坐高/身高，反映下肢生长情况
指距与身高	正常指距＜身高，对诊断长骨异常生长有参考

七、青春期体格生长规律

主要受性激素影响

体格生长出现第 2 个高峰，女孩早于男孩

体格和体型有明显性别差异，并出现第二性征

个体差异大

八、体格生长评价

1. 统计学表示方法
   - 均值离差法
   - 百分位数法
   - 标准差的离差法
   - 中位数法

2. 界值点选择
   - 均值离差法：$\overline{X} \pm 2SD$
   - 百分位数法：$P_3 \sim P_{97}$
   - 标准差的离差法：± 2

3. 测量值表示——表格与生长曲线

儿童体格生长评价包括三方面
   - 发育水平
   - 生长速度
   - 匀称程度

第四节　与体格生长有关的其他系统发育

一、骨骼

1. 头颅骨：骨缝与囟门的闭合，反映颅骨骨化过程。

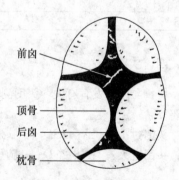

部位	出生时大小	闭合时间
前囟	1.5～2cm	≤18 个月
后囟	0.5cm	1～2 个月
颅缝	可及	3～4 个月

☞**小提示**：前囟测量在儿科非常重要。

前囟异常	表现	意义
前囟早闭	生后 6 个月前闭合	小头畸形，先天性颅脑病变
前囟迟闭	生后 18 个月仍未闭合	佝偻病、脑积水
前囟过大	>3cm×3cm	佝偻病、脑积水
前囟膨隆	高于颅骨表面	颅内压增高、脑积水、发热等
前囟凹陷	低于颅骨表面	脱水、营养不良

2. 脊柱：生理弯曲的形成与小儿动作发育的形成相关。

年龄	动作	肌肉群	脊柱生理弯曲
3个月	抬头	颈后肌	颈曲（颈部脊柱前凸）
6个月	坐	腰肌	胸曲（胸部脊柱后凸）
12个月	走	下肢肌	腰曲（腰部脊柱前凸）

3. 长骨：长骨生长形式有两种：长骨干骺端的软骨骨化和骨膜下成骨。使长骨增长、变粗，当骨骺与骨干融合时，标志长骨停止生长。

☞ **小提示**： **骨龄**：即骨发育的年龄。骨化中心的出现可反映长骨的成熟度。用X线检查测定不同年龄儿童长骨干骺端骨化中心出现的时间、数目、形态的变化，绘制标准图谱。将儿童骨化中心与各年龄标准图谱比较，若其骨骼成熟度相当于某一年龄的标准图谱时，该年龄即为其骨龄。

注意X线拍片部位：婴儿拍膝部骨片，儿童摄左手及腕部骨片。

测定骨龄的临床意义：骨龄与生长激素、甲状腺激素、性激素有关，根据骨龄发育水平可协助诊断某些疾病。

骨龄落后：生长激素缺乏症、甲状腺功能低下、肾小管酸中毒等

骨龄超前：中枢性性早熟、先天性肾上腺皮质增生症

轻松记忆

骨化中心出现顺序：头、沟、桡、三、月、大、小、舟、尺、豆

10岁出齐，共10个，1~9岁腕部骨化中心的数目为岁数+1

二、牙齿

人一生有两副牙齿。

1. 乳牙：20个，2岁以内牙数＝月龄－（4~6）。乳牙萌出顺序一般为下颌先于上颌，自前向后，2岁半出齐。乳牙萌出时间和顺序个体差异较大，与遗传、内分泌和饮食有关。

2. 恒牙：32个，6岁出第一磨牙（6龄齿），12岁出第二磨牙，18~30岁出第三磨牙（智齿）。7~8岁开始换牙，按乳牙长出顺序脱落换牙，20~30岁出齐。

出牙迟或出牙顺序紊乱：佝偻病、甲状腺功能低下、先天愚型、严重营养不良。

第五节　神经心理发育

一、神经系统发育特点

大脑皮层形态发育先于功能发育

大脑皮层兴奋性低，皮层下中枢兴奋性高

存在先天性非条件反射

神经纤维髓鞘发育不完善

二、感知发育

包括视、听、味、嗅、皮肤感觉发育。

三、运动发育

包括大运动和细运动两类。

轻松记忆

粗动作发育过程归纳为：二抬四翻六会坐，七滚八爬周会走

符合生长发育一般规律：头━━→尾、近━━→远、不协调━━→协调、粗━━→细、正面━━→反面。

第六节　儿童神经心理发育评价

能力测验
- 筛查测验：丹佛发育筛查试验（DDST）
  - 绘人测试
  - 图片词汇测试
- 诊断测验：Gesell 发育量表
  - Bayley 婴儿发育量表
  - Standford-Binet 智能量表
  - Wechsler 儿童智能量表
- 适应性行为测试：社会生活能力检查

第七节　心理行为异常

儿童行为问题包括
- 屏气发作
- 吮/咬拇指癖
- 遗尿症
- 儿童擦腿综合征
- 注意缺陷多动障碍
- 孤独症谱系障碍
- 睡眠障碍

学习障碍属特殊发育障碍，不一定是智力低下。小学 2～3 年级为发病高峰，男孩多于女孩。

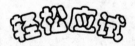

一、名词解释

1. 生长发育
2. 骨龄
3. 生理性体重下降

二、选择题

【A 型题】

1. 生长发育的一般规律是
   A. 由下到上
   B. 由远到近
   C. 先会用手指摘取，而后用全掌抓握
   D. 先学会感觉事物，后学会记忆
   E. 先会画图，后会画直线

2. 一健康小儿，前囟约 0.5cm×0.5cm，出牙 8 个，体重 10kg，开始能独走，学会叫物品如灯等的名称。其年龄大约是
   A. 10 个月
   B. 12 个月
   C. 16 个月
   D. 18 个月
   E. 20 个月

3. 有关小儿生长发育规律的描述以下哪项是**错误**的

A. 由上到下

B. 由远到近

C. 由粗到细

D. 由低级到高级

E. 由简单到复杂

4. 有关牙齿的发育的描述哪项是**错误**的

   A. 最晚生后 10 个月出牙

   B. 2 岁以内出牙数＝月龄－6

   C. 6 岁萌出第 1 颗恒牙

   D. 一生有两副牙齿

   E. 恒牙在青春期出齐

5. 小儿前囟 1.5cm×1.5cm，尚未出牙，体重 7kg，能翻身，可独坐一会儿，其年龄可能是

   A. 4 个月

   B. 6 个月

   C. 7 个月

   D. 8 个月

   E. 10 个月

6. 婴儿体重 4kg，前囟 1.5cm×1.5cm，后囟 0.2cm，能微笑，头不能竖立，最可能的月龄是

   A. 生后 7 天

   B. 生后 15 天

   C. 生后 1～2 个月

   D. 生后 3～4 个月

   E. 生后 4～5 个月

7. 关于 2 岁健康小儿的描述哪项**不正确**

   A. 体重 12kg

   B. 能跑步，会骑三轮车

   C. 能双脚跳跃

   D. 身高 85cm

   E. 能表达喜、怒、怕、懂

8. 前囟检查在儿科很重要，以下哪项是**错误**的

   A. 测定前囟对角线长度

   B. 出生时 1.5～2cm

   C. 6 个月开始缩小

   D. 1 岁半前闭合

   E. 前囟饱满表示颅内压升高

9. 头围与胸围的关系中，以下哪项是**错误**的

   A. 出生时头围＞胸围

B. 1 岁时胸围约等于头围

C. 2005 年调查男童头围与胸围的交叉时间为生后 15 个月

D. 头围与胸围的交叉时间反映了营养与胸廓的发育程度

E. 2 岁时头围 48cm，胸围 47cm

10. 关于生理性体重下降的描述以下哪项是**错误**的

    A. 由于摄入不足、胎粪排出和水分丢失所致

    B. 体重可下降 9%

    C. 生后 3～4 天达最高点

    D. 7～10 天恢复出生体重

    E. 每个新生儿都会发生

11. 一组病历记录中，**除了哪一项外**，均有明显不当之处

    A. 男婴 3 个月，发热 2 天，伴轻咳。体检：体温 38.2℃，咽充血，扁桃体Ⅱ°肿大，心肺无异常

    B. 女婴 2 个月，体重 4kg，身长 54cm，前囟 1.5cm×1.5cm，心肺无异常，肝肋下 1cm，拥抱反射存在

    C. 幼儿 23 个月，生后无特殊，现走得好，会叫自己的名字，体检：营养发育好，身体匀称，头围 48cm，胸围 46cm

    D. 婴儿 10 个月，活泼可爱，会叫爸爸妈妈，能独立，前囟 1cm×1cm，克氏征阴性，握持反射存在

    E. 女孩 4 岁，因牙痛就诊，检查发现除第 3 乳磨牙外，余齿均已蛀

12. 3 岁小儿身长 95cm，体重 15kg，牙 20 个，属于

    A. 体重、身长超过正常范围

    B. 身材异常高大

    C. 肥胖症

    D. 正常范围

    E. 营养不良

13. 幼儿期的特点是

    A. 体格发育最快

    B. 语言思维和应人应物的能力增强

    C. 识别危险的能力强

    D. 自身免疫力增强，传染病发生率低

E. 不易发生营养缺乏和消化紊乱

14. 头围测量方法是
    A. 枕后到额部中央绕头一周
    B. 枕后沿耳边到眉间绕头一周
    C. 枕后结节到眉弓上 2cm 绕头一周
    D. 枕后结节到眉间绕头一周
    E. 枕后结节到眉弓上方最突出处绕头一周

15. 小儿各年龄分期，正确的是
    A. 围生期，生后脐带结扎至生后 7 天
    B. 新生儿期，生后脐带结扎至生后 56 天
    C. 婴儿期，生后至满 2 岁之前
    D. 幼儿期，生后满 1 岁至满 3 岁之前
    E. 学龄前期，生后 5 岁至满 7 岁之前

16. 12 个月小儿，标准头围是
    A. 34cm
    B. 38cm
    C. 42cm
    D. 44cm
    E. 46cm

17. 正常小儿，前囟闭合的年龄是
    A. 6～8 周
    B. 3～4 个月
    C. 7～10 个月
    D. 1～1.5 岁
    E. 2～2.5 岁

18. 开始出第一颗恒牙的年龄是
    A. 5 岁左右
    B. 6 岁左右
    C. 7 岁左右
    D. 8 岁左右
    E. 9 岁左右

19. 乳牙出齐的最晚年龄是
    A. 1 岁
    B. 1.5 岁
    C. 2 岁
    D. 2.5 岁
    E. 3 岁

20. 3 岁小儿，腕部骨化中心的数目约为
    A. 2 个
    B. 3 个

C. 4 个
D. 5 个
E. 6 个

【B 型题】

(1～3 题共用备选答案)

	乳牙数（颗）	身高（cm）	体重（kg）	头围（cm）	胸围（cm）
A.	0	65	6.6	42	40
B.	4	70	7.9	44	43
C.	16	82	11	47.5	49
D.	8	75	9.1	46	46
E.	6	76	10	46	42

1. 1 岁发育正常的婴儿
2. 10 个月发育正常的女婴
3. 18 个月发育正常的男孩

【X 型题】

1. 关于婴幼儿语言发展，正确的是
   A. 语言发育离不开听觉器官、发音器官和大脑功能的完善
   B. 正常儿童语言发育经过发音、理解和表述三阶段
   C. 1 岁以内的婴儿主要是咿呀作声和初步理解
   D. 2 岁能说 2～3 个词组成的句子
   E. 6 个月会叫妈妈

2. 智力低下的诊断条件包括
   A. 智力明显低于平均水平
   B. 适应行为缺陷
   C. 胚胎期脑发育异常
   D. 既往有中枢神经系统感染史
   E. 发生于发育期

3. 2 岁幼儿的生长发育，正确的是
   A. 身长可达 75cm 左右
   B. 上部量与下部量基本相等
   C. 会双脚蹦跳
   D. 能正确握笔
   E. 会回答简单问题

选择题参考答案

A型题：

1. D　　2. B　　3. B　　4. B　　5. B　　6. C　　7. B　　8. A　　9. E　　10. B

11. B　　12. D　　13. B　　14. E　　15. D　　16. E　　17. D　　18. B　　19. D　　20. C

B型题：

1. D　　2. B　　3. C

X型题：

1. ABCD　　2. ABCDE　　3. CE

（童笑梅　常艳美）

第三章　儿童保健原则

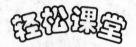

第一节　各年龄期儿童保健重点

定义：儿童保健为儿科学和预防医学的交叉学科。

主要任务：研究儿童各年龄期生长发育的规律及其影响因素，通过有效措施，保障儿童健康成长。

研究内容：儿童的体格生长和社会心理发育、儿童营养、疾病的预防和管理等。

目前造成全球5岁以下儿童死亡的6种主要疾病为：肺炎、腹泻、疟疾、麻疹、获得性免疫缺陷综合征（艾滋病）及新生儿疾病（早产、窒息和感染）。

儿童疾病综合管理（IMCI）：从不同层次上采取一系列有效措施来防止患儿死亡，促进儿童健康成长及发育。目前是当今儿童保健的唯一策略。

多层次 { 患者管理
保健设施
机制管理

各年龄期儿童特点与保健重点

年龄		生长特点	影响因素	保健重点	措施
胎儿期		依赖母体 器官成形 生长快	母亲健康、营养、疾病、不良因素	预防先天性畸形、早产、宫内发育迟缓	定期产前检查
婴儿期	新生儿期	生长快 免疫力弱 体温中枢不成熟	营养、感染、环境温度	母乳喂养、保温、皮肤清洁	新生儿筛查、访视、预防接种
	婴儿期	生长第一高峰 营养与消化不协调 主动免疫不成熟 神经心理发育	营养、疾病、环境刺激	科学喂养 体能训练	定期体检 <6月龄每个月一次 >6月龄每2～3个月一次 预防接种
幼儿期		生长速度减慢 心理发育进入关键期	教育环境 营养 疾病	早教训练 预防事故 合理营养	定期体检 每3～6个月一次
学前期		生长稳步增长 心理发育日益成熟 免疫活跃	教育环境 营养 免疫性疾病	心理发育 预防事故 合理安排生活 营养	定期体检 每6～12个月一次

续表

年龄	生长特点	影响因素	保健重点	措施
学龄期	缓慢生长 进入青春期 心理发育成熟 免疫活跃	教育环境 营养 免疫性疾病	心理教育 预防事故 合理安排生活 营养 性教育	定期体检 每年一次
青春期	生长第二高峰 性发育	教育环境 营养	心理教育 营养 性教育 体格锻炼	定期体检 每年一次

第二节　儿童保健的具体措施

主要包括以下措施：护理、营养、计划免疫、习惯和能力培养、定期体检、体格锻炼和预防意外事故等。

☞**小提示**：我国婴儿必须在1岁之内完成卡介苗、脊髓灰质炎三价混合疫苗、百白破、白喉、破伤风类毒素混合制剂、麻疹减毒疫苗以及乙型肝炎病毒疫苗接种的基础免疫。

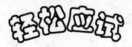

一、名词解释

1. 儿童疾病综合管理

二、选择题

【A型题】

1. 儿童保健应从何时做起
   - A. 父母婚前做起
   - B. 妊娠期做起
   - C. 围生期做起
   - D. 新生儿期做起
   - E. 婴儿期做起

2. 围生期的保健重点是
   - A. 母乳喂养，合理添加辅食
   - B. 进行生长发育系统监测

   - C. 完成基础计划免疫
   - D. 加强传染病防治，预防意外
   - E. 产前诊断，新生儿期先天性代谢病筛查

3. 有关儿童保健哪项是正确的
   - A. 生后第一周的死亡率最低
   - B. 婴儿期需要有计划地进行预防接种
   - C. 生后需足月后才能进行预防接种
   - D. 婴儿死亡中有1/2发生在新生儿期
   - E. 幼儿期是性格形成的关键时期

4. 关于婴儿期计划免疫的描述，下列哪项正确
   - A. 2个月开始服脊髓灰质炎疫苗

B. 2～3 个月接种卡介苗

C. 4～5 个月接种麻疹疫苗

D. 6～8 个月接种白百破疫苗

E. 8～10 个月接种乙型脑炎疫苗

5. 我国卫计委规定，婴儿在 1 岁内必须完成下列哪些疫苗接种

A. 卡介苗、脊髓灰质炎疫苗、百白破、麻疹疫苗、乙肝疫苗

B. 卡介苗、脊髓灰质炎疫苗、百白破、麻疹疫苗、流脑疫苗

C. 卡介苗、腮腺炎疫苗、麻疹疫苗、流

脑疫苗、乙脑疫苗

D. 卡介苗、脊髓灰质炎疫苗、百白破、乙肝疫苗、流感疫苗

E. 卡介苗、腮腺炎疫苗、麻疹疫苗、流脑疫苗、流感疫苗

6. 乙型肝炎疫苗接种的程序是

A. 出生 24 小时内、1 月龄、6 月龄

B. 1 月龄、2 月龄、6 月龄

C. 1 月龄、2 月龄、3 月龄

D. 出生 24 小时内、1 月龄、2 月龄

E. 1 月龄、2 月龄、5 月龄

三、问答题

1. 目前造成全球 5 岁以下儿童死亡的疾病主要有哪几种？

2. 各年龄期儿童特点与保健重点是什么？

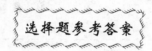

选择题参考答案

A 型题：

1. A　　2. E　　3. B　　4. A　　5. A　　6. A

（童笑梅　常艳美）

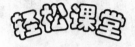

第一节　儿科病史采集和体格检查

一、病史采集和记录

要点：认真听取，重点提问，态度和蔼，语言通俗，不用暗示语言

一般内容：姓名、性别、年龄、种族、父母姓名、年龄、职业、文化程度、住址、病史陈述者、可靠程度

主诉：主要症状＋时间

现病史 {
主要症状：问五何——何时、何处、何因、何性质、何种程度
全身情况：精神、食欲、睡眠、大小便
诊治经过
}

个人史 {
出生史：母孕期情况、胎次、产次、分娩方式、孕周、出生体重、有无窒息和产伤
喂养史 {
婴幼儿——何种乳品、喂哺情况、辅食添加情况
年长儿——有无偏食、贪吃、零食
}
生长发育史 {
身高体重增长情况
抬头、坐、立、行、说话时间
学龄儿学习成绩、行为表现
}
}

既往史 {
既往患病史：既往疾病、传染病、过敏史
预防接种史
}

家族史 {
父母年龄、健康情况，是否近亲成婚
母亲各次分娩情况、同胞健康情况
家族遗传性疾病、过敏性疾病、传染病史
}

传染病接触史

二、体格检查

（一）注意事项

建立友好关系，尽量取得患儿合作，态度和蔼，动作轻柔，体位不统一要求，注意隔离保护，尽量减少不良刺激。

检查顺序原则：先数呼吸、测心率、心肺听诊、腹部触诊，最后查口腔、咽部。

（二）检查方法

一般状况：营养、神志、表情、体位、行走姿势、语言能力
一般测量：体温、呼吸、脉搏、血压、身长、体重、头围、胸围
皮肤：颜色、皮疹、瘀点（斑）、色素沉着、弹性、皮下脂肪厚度
淋巴结：大小、数目、活动度、质地、粘连、压痛

头部
  头颅：大小、形状、前囟情况、枕秃、颅骨软化
  面部：特殊面容
  眼：眼睑、眼球、结膜、角膜、巩膜、瞳孔
  耳：耳郭（廓）、外耳道、乳突
  鼻：外形、鼻扇、分泌物
  口腔：口唇、口腔黏膜、牙齿、舌、咽部、扁桃体

颈部：有无抵抗、活动情况、颈动脉、颈静脉、甲状腺
胸廓：畸形、双侧对称

胸部
  肺
    视诊：呼吸频率、节律，三凹征，呼气延长
    触诊：可在啼哭或说话时进行
    叩诊：用力要轻
    听诊：注意听腋下、肩胛间区、肩胛下区
  心
    视诊：心前区有无隆起，心尖搏动位置、范围
    触诊：心尖搏动位置、震颤
    叩诊：叩心界，用力要轻
    听诊：心率、心律、心音、杂音

腹部
  视诊：外形，新生儿或消瘦儿可见肠型、蠕动波
  触诊：压痛、肝、脾
  叩诊：叩鼓音、肝浊音界、肝区叩击痛、移动性浊音
  听诊：肠鸣音、腹部血管杂音

脊柱、四肢：畸形、压痛、活动情况
会阴、肛门和外生殖器：有无畸形

神经系统
  一般检查：神志、精神、表情、动作语言能力
  神经反射：具有年龄特点
  脑膜刺激征：颈抵抗、Kernig 征、Brudzinski 征

（三）记录方法

按顺序记录，记录阳性体征及重要阴性体征。

第二节　儿科疾病治疗原则

一、护理的原则

临床观察细致，病室安排合理，病房生活规律，预防医源性疾病。

二、饮食治疗原则

依据病情、年龄选择：

	分类	适用者
乳品	稀释乳	新生儿、早产儿
	脱脂奶、酸奶	腹泻、消化力弱
	豆奶	乳糖不耐受、牛乳过敏
	无乳糖奶粉	长期腹泻、乳糖不耐受
	低苯丙氨酸奶粉	苯丙酮尿症
一般膳食	普通饮食	正常小儿
	软食	消化能力、咀嚼能力弱
	半流食	不能吞咽大块固体食物者
	流食	高热、消化系统疾病、急性感染、胃肠道术后
特殊膳食	少渣饮食	胃肠感染
	无盐及少盐饮食	水肿
	贫血饮食	贫血
	高蛋白饮食	营养不良、消耗性疾病
	低脂肪饮食	肝病
	低蛋白饮食	尿毒症、肝性脑病、急性肾炎少尿期
	低热能饮食	单纯性肥胖
	代谢病专用饮食	代谢性疾病
检查前饮食	潜血饮食	消化道出血
	胆囊造影饮食	胆囊、胆管功能
	干饮食	尿浓缩功能试验
禁食		消化道出血或术后

三、药物治疗原则

（一）小儿药物治疗的特点

- 药物在组织内的分布因年龄而异
- 小儿对药物的反应因年龄而异
- 肝解毒功能不足
- 肾排泄功能不足
- 先天遗传因素影响

（二）药物选择

药物种类	适用范围	副作用及禁忌证
抗生素	感染性疾病	抗生素本身毒、副作用 肠道菌群失衡，真菌、耐药菌感染
肾上腺皮质激素	过敏性疾病、重症感染、肾病、血液病、自身免疫性疾病	可掩盖病情，长期应用抑制骨骼生长，影响水、电解质、蛋白质、脂肪代谢，库欣综合征，肾上腺皮质萎缩
退热药	发热	剂量不宜过大，婴儿不宜使用阿司匹林
镇静止惊药	高热、烦躁、惊厥	过量可能抑制呼吸
镇咳止喘药	呼吸道感染、哮喘	婴幼儿一般不用镇咳药，婴儿慎用茶碱类
止泻药	腹泻	慎用止泻药，可应用补液盐、肠黏膜保护剂、微生态疗法
泻药	便秘	一般不用泻药
乳母用药		慎用阿托品、苯巴比妥、水杨酸盐
新生儿用药		慎用磺胺类、维生素 K_4、氯霉素

（三）给药方法

$$
\left\{
\begin{array}{l}
口服法 \\
注射法 \\
外用药 \\
其他方法：雾化吸入、灌肠
\end{array}
\right.
$$

（四）药物剂量计算

$$
\left\{
\begin{array}{l}
按体重计算：最常用、最基本的方法 \\
按体表面积计算：最准确，体表面积计算公式：\left\{\begin{array}{l}\leqslant 30kg：体重（kg）\times 0.035+0.1 \\ >30kg：（体重\ kg-30）\times 0.02+1.05\end{array}\right. \\
按年龄与体重从成人剂量折算：儿童用量＝成人用量\times 儿童体重/100
\end{array}
\right.
$$

四、心理治疗原则

内容包括支持疗法、行为疗法、疏导法。

五、伦理学原则

$$
\left\{
\begin{array}{l}
自主原则与知情同意：尊重儿童自主权 \\
体检的伦理学：尊重保密和保护个人隐私
\end{array}
\right.
$$

第三节 儿童液体平衡的特点和液体疗法

一、儿童液体平衡的特点

（一）体液的总量与分布

$$
体液组成\left\{
\begin{array}{l}
细胞内液 \\
细胞外液：间质液、血浆
\end{array}
\right.
$$

$$
分布特点\left\{
\begin{array}{l}
年龄越小，体液相对越多 \\
年龄越小，细胞外液量相对越多
\end{array}
\right.
$$

（二）体液的电解质组成

血浆	细胞内液
阳离子：Na^+、K^+、Ca^{2+}、Mg^{2+} 阴离子：Cl^-、HCO_3^-、蛋白质	阳离子：K^+、Na^+、Ca^{2+}、Mg^{2+} 阴离子：蛋白质、HCO_3^-、HPO_4^{2-}、Cl^-

（三）儿童水代谢的特点

水需要量大，不显性失水多，水代谢旺盛，调节功能较差。

二、水与电解质平衡失调

（一）脱水

脱水程度的判断

临床表现	脱水程度		
	轻度	中度	重度
心率增快	无	有	有
脉搏	有力	快而弱	几乎扪不到
血压	正常	直立性低血压	低血压
皮肤灌注	正常	正常	花纹
皮肤弹性	尚好	略降低	降低
前囟	正常	稍凹陷	深凹陷
口腔黏膜	湿润	干燥	非常干燥
眼泪	有泪	泪少	无泪
呼吸	正常	深、也可快	深和快
尿量	正常	少尿	无尿
丢失水量	3%～5% 30～50ml/kg	5%～10% 50～100ml/kg	>10% 100～120ml/kg

脱水性质的判断

脱水性质	血清钠（mmol/L）	主要症状
等渗性	130～150	重者有循环障碍
低渗性	<130	口渴不明显，循环障碍更明显
高渗性	>150	烦渴，高热，神经系统症状突出

（二）钾代谢异常

分类	低钾血症	高钾血症
血清钾	<3.5mmol/L	>5.5mmol/L
病因	摄入不足； 消化道丢失过多（吐、泻）； 肾排除过多； 钾在体内分布异常； 各种原因的碱中毒	排钾减少（肾衰竭）； 钾分布异常（休克、溶血）； 输入钾过快
临床表现	肌肉无力，腱反射减弱或消失； 心律失常、心音低钝、ECG异常； 肾损害	精神萎靡，腱反射减弱或消失； 心率减慢，ECG高尖T波， 室性期前收缩、心室颤动、心搏停止
治疗	补钾，3mmol/(kg·d) 注意：静脉滴注浓度<0.3mmol/kg	纠酸；钙剂；葡萄糖加胰岛素；沙丁 胺醇雾化或静脉滴注；透析

（三）酸碱平衡紊乱

分类	病因	代偿方式	临床表现	治疗
代谢性酸中毒	酸产生过多（酮症酸中毒、肾衰竭）；碳酸氢盐丢失（腹泻）	肾酸化尿液；呼吸增快使 $PaCO_2$ ↓	呼吸深快、心率增快、口唇樱红、严重者有意识障碍	治疗原发病；应用碱性液纠正酸中毒
代谢性碱中毒	氢离子丢失（呕吐）；摄入过多碳酸氢盐；肾小管 HCO_3^- 重吸收增加；呼酸的代偿	呼吸抑制使 $PaCO_2$ ↑肾排出 HCO_3^- ↑	重者呼吸抑制、精神萎靡	去除病因；生理盐水；氯化铵；纠正离子紊乱
呼吸性酸中毒	呼吸系统疾病；胸部疾病；神经-肌肉疾病；人工呼吸机使用不当	肾酸化尿液	低氧血症，呼吸困难，头痛，颅压高	治疗原发病；人工辅助通气
呼吸性碱中毒	呼吸过度；机械通气每分通气量过大	肾排出 HCO_3^- ↑	神经肌肉兴奋性↑，肢体感觉异常	治疗原发病
混合性酸碱平衡紊乱	呼吸窘迫综合征（呼酸＋代酸），肝衰竭（代酸＋呼碱）			治疗原发病；保持呼吸道通畅；辅助通气，纠正缺氧；控制感染；改善循环；碱性药物

三、液体疗法常用补液溶液

分类	等张	2/3 张	1/2 张	1/3 张	1/5 张
溶液种类	血浆，NS，$1.4\%NaHCO_3$，1.87%乳酸钠，2∶1液	4∶3∶2液，ORS	1∶1液，3∶2∶1液	1∶2液	4∶1液

四、液体疗法

三步：累积损失，继续丢失，生理维持。

三定：定量，定性，定时。

原则：先快后慢、先浓后稀、见尿补钾、抽搐补钙、预防心力衰竭。

不同程度脱水补液量（ml/kg）

	轻度	中度	重度
累积损失量	30～50	50～100	100～120
继续损失量	10～40	10～40	10～40
生理维持量	60～80	60～80	60～80

轻松应试

一、名词解释

1. 代谢性酸中毒
2. 呼吸性酸中毒
3. 低渗性脱水

二、选择题

【A 型题】

1. 关于儿科病史采集，以下哪项是**错误**的
   - A. 要尽量应用通俗的语言
   - B. 小儿描述多不确切，一般可忽略患儿叙述的内容
   - C. 危重病例可一边紧急治疗，一边询问病史
   - D. 要注意必要的提示和引导
   - E. 一般多向家长询问病史

2. 关于小儿心脏查体，以下哪项是**错误**的
   - A. 视诊应注意有无心前区膨隆以及心尖搏动的情况
   - B. 触诊应主要检查心尖搏动位置和有无震颤
   - C. 3 岁以内一般只叩心脏左右界
   - D. 听诊应在安静环境中进行
   - E. 听诊主要注意各瓣膜区有无杂音

3. 关于小儿肺部查体，以下哪项是**错误**的
   - A. 视诊应注意呼吸频率、节律，有无呼吸困难
   - B. 年幼儿触诊可利用啼哭或说话时进行
   - C. 小儿叩诊时用力应较重
   - D. 听诊应在安静环境中进行
   - E. 小儿叩诊可用直接叩诊法

4. 关于小儿腹部查体，以下哪项是**错误**的
   - A. 视诊新生儿或消瘦小儿常可见肠型
   - B. 检查者的手应温暖、动作轻柔
   - C. 小儿哭闹可在呼气时快速叩诊
   - D. 检查有无压痛时主要看小儿的表情反应
   - E. 叩诊可采用直接叩诊法或间接叩诊法

5. 关于小儿用药原则，以下哪项是**错误**的
   - A. 充分了解药物性能、作用机制、毒副作用
   - B. 充分了解药物适应证、禁忌证
   - C. 充分了解小儿药物的治疗特点
   - D. 药物剂量不必死记，一般可按成人剂量按体重折算
   - E. 小儿对药物的毒、副作用较成年人更为敏感

6. 计算小儿药物剂量，以下哪一种方法是最准确的
   - A. 按每岁多少计算
   - B. 按每公斤体重计算
   - C. 从成人剂量按年龄折算
   - D. 从成人剂量按体重折算
   - E. 按体表面积计算

7. 关于用药途径，以下哪项是正确的
   - A. 灌肠法给药比口服法量要小
   - B. 静脉注射法比口服法量要大
   - C. 注射法常用于急症、重症或有呕吐者
   - D. 舌下、含漱、吸入等方法同样适用于婴幼儿
   - E. 静脉注射法比灌肠法用量要大

8. 关于肾上腺皮质激素的应用，以下哪项是正确的
   - A. 口服和注射用药较局部用药好，可代替局部治疗
   - B. 肾上腺皮质激素在临床上主要用于替代疗法
   - C. 长期应用肾上腺皮质激素的患者，在停药时应逐渐减量直至停用
   - D. 结核病人可用肾上腺皮质激素减轻症状
   - E. 患水痘小儿对肾上腺皮质激素无禁忌

9. 关于肾上腺皮质激素的适应证，哪项是**错误**的
   A. 血小板减少性紫癜
   B. 肾病综合征
   C. 水痘
   D. 急性淋巴细胞性白血病
   E. 风湿热

10. 以下有关止咳、祛痰、平喘药的说法，哪项是**错误**的
    A. 在呼吸道感染时，应多用祛痰药，少用镇咳药
    B. 对小儿镇咳、祛痰常用中药合剂
    C. 氨茶碱平喘作用好，适用于小婴儿及新生儿
    D. 常用止咳药水，一般每岁每次 1ml
    E. 氨茶碱对神经系统有兴奋作用

11. 关于镇静剂的应用，以下哪项是**错误**的
    A. 高热、过度兴奋、烦躁不安、频繁呕吐等情况可用镇静药
    B. 常用的有苯巴比妥、异丙嗪、氯丙嗪、地西泮等
    C. 一般小儿对巴比妥类药物耐受性较强，其用量可相对增大
    D. 吗啡类药物镇静作用强，对婴幼儿效果好
    E. 地西泮用于新生儿静脉用药时，应稀释后慢注，以免引起呼吸抑制

12. pH 7.25，HCO_3^- 18mmol/L，PCO_2 34mmHg，CO_2CP 13mmol/L，为哪种酸碱平衡紊乱
    A. 呼吸性酸中毒
    B. 代谢性酸中毒
    C. 呼吸性碱中毒
    D. 代谢性碱中毒
    E. 呼吸性酸中毒合并代谢性碱中毒

13. 临床上出现脱水症状时，主要改变是
    A. 体液总量，尤以细胞外液减少
    B. 血浆总量减少
    C. 细胞内液量减少
    D. 间质液减少
    E. 细胞外液减少但不伴血浆减少

14. **除去**下列哪一项，均为低渗性脱水的特点
    A. 主要为细胞外液减少
    B. 黏膜干燥，口渴剧烈

    C. 多发生于长期腹泻或者营养不良患儿
    D. 易出现休克表现
    E. 易发生脑神经细胞水肿

15. 中度脱水时液体的累积损失量是
    A. <25ml/kg
    B. 25～50ml/kg
    C. 50～100ml/kg
    D. 100～125ml/kg
    E. 125～150ml/kg

16. 生理维持液是
    A. 4 份 0.9% 氯化钠：1 份 10% 葡萄糖：2 份 1.4% 碳酸氢钠
    B. 1 份 35% 葡萄糖：3 份 0.9% 氯化钠：1 份 1.4% 碳酸氢钠
    C. 1 份生理盐水＋4 份 10% 葡萄糖＋1 份 0.15% 氯化钾
    D. 2 份 0.9% 氯化钠：1 份 1.4% 碳酸氢钠
    E. 2 份 0.9% 氯化钠：1 份 10% 葡萄糖：1 份 0.3% 氯化钠

17. 关于 ORS，以下哪些是**错误**的
    A. 应用这一溶液的原理是葡萄糖在小肠内主动吸收时需与钠一起进行偶联转运。葡萄糖和钠同时被吸收，水和氯的被动吸收也随之增加
    B. ORS 常用于腹泻合并轻至中度脱水的补液治疗
    C. ORS 是 2/3 张液
    D. 可增加本配方中钠的含量用于治疗病毒性肠炎合并脱水
    E. ORS 总钾浓度为 0.15%

18. 下列有关婴儿腹泻静脉补液的原则中，哪一项是**错误**的
    A. 有循环障碍者，先用 2：1 等张含钠液扩容
    B. 输液速度原则是先快后慢
    C. 累积损失量应于 8～12 小时内补足
    D. 按 1/3～1/2 张含钠液补充继续损失
    E. 治疗时最初几天热量供给按 110cal/kg 给予

19. 高血钾的治疗，下列哪项**不合适**
    A. 葡萄糖酸钙

B. 葡萄糖加胰岛素

C. 碳酸氢钠

D. 呋塞米

E. 输血浆或输血

20. 关于纠正代谢性酸中毒，哪项是**不正确**的

    A. 轻度代谢性酸中毒补液后可不必另给碱性药

    B. 重度代谢性酸中毒，按提高 CO_2CP $10\sim15vol\%$ 给予碱性药

    C. 伴有脱水的代谢性酸中毒给予等渗碱性药

    D. 按体液总量计算公式要给的碱性药应一次给予

    E. 积极去除病因

21. 呼吸性酸中毒的治疗首选

    A. 补充碱性液体

    B. 吸氧

    C. 应用激素减轻症状

    D. 改善通气功能

    E. 人工呼吸

22. 静脉补钾浓度一般**不得**超过

    A. 0.3%

    B. 3%

    C. 2%

    D. 0.03%

    E. 1.5%

23. 低渗性脱水较高渗性脱水更易发生

    A. 高热

    B. 神经细胞脱水

    C. 休克

    D. 烦躁

    E. 剧烈口渴

24. 小儿补充生理需要量，每日所需液量为

    A. $30\sim50ml/kg$

    B. $50\sim70ml/kg$

    C. $60\sim80ml/kg$

    D. $80\sim100ml/kg$

    E. $100\sim120ml/kg$

25. 重度脱水小儿，首批液体应选择

    A. 0.9%氯化钠，20ml/kg

    B. 5%碳酸氢钠，20ml/kg

    C. 2∶1等张含钠液，20ml/kg

    D. 3∶2∶1液，100ml/kg

    E. 4∶3∶2液，20ml/kg

26. 引起高 AG 型代谢性酸中毒的病因**不包括**

    A. 慢性肾功能不全

    B. 遗传性氨基酸尿症

    C. 乳酸性酸中毒

    D. 腹泻引起酸中毒

    E. 饥饿性酮症

三、问答题

1. 简述儿科病史采集的要点和注意事项。

2. 试述儿科体格检查的注意事项。

3. 简述儿科疾病的饮食治疗原则。

4. 简述小儿药物治疗的特点。

5. 试述腹泻病重度脱水的临床表现及液体治疗。

6. 简述低钾血症的病因及临床表现。

《选择题参考答案》

A 型题：

1. B   2. E   3. C   4. C   5. D   6. E   7. C   8. C   9. C   10. C

11. D   12. B   13. A   14. B   15. C   16. C   17. D   18. E   19. E   20. D

21. D   22. A   23. C   24. C   25. C   26. D

（崔蕴璞）

第五章　营养和营养障碍疾病

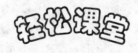

第一节　儿童营养基础

一、营养素与膳食营养参考摄入量

膳食营养素参考摄入量
1. 平均需要量（EAR）
2. 推荐摄入量（RNI）
3. 适宜摄入量（AI）
4. 可耐受最高摄入量（UL）

（一）儿童能量代谢

儿童总能量消耗
- 基础代谢率
- 生长发育所需
- 食物热力作用
- 活动消耗
- 排泄消耗

1岁以内婴儿约需460kJ（110kcal）/（kg·d），每3岁减去42kJ（10kcal）/（kg·d），简单估计，到15岁时为250kJ（60kcal）/（kg·d）。

（二）营养素

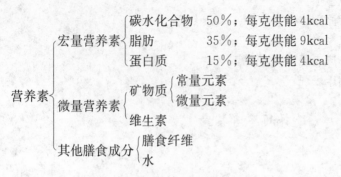

营养素
- 宏量营养素
  - 碳水化合物　50%；每克供能4kcal
  - 脂肪　35%；每克供能9kcal
  - 蛋白质　15%；每克供能4kcal
- 微量营养素
  - 矿物质
    - 常量元素
    - 微量元素
  - 维生素
- 其他膳食成分
  - 膳食纤维
  - 水

二、消化系统功能发育与营养关系

1. 消化酶的成熟与宏量营养素的消化吸收也遵循发育不平衡的规律和逐渐成熟的过程。

2. 进食技能的发育

（1）食物接受的模式：多种食物的刺激经验和后天食物经历，对建立儿童饮食行为很重要。

（2）挤压反射：最初对固体食物的保护性反射，尝试 8～10 次后成功。

（3）咀嚼：学习敏感期是 4～6 个月。

第二节　婴儿喂养方法

一、母乳喂养

母乳喂养优点

母乳优点

营养丰富

宏量营养素产能比例适宜

蛋白质
①分子小
②白蛋白以乳清蛋白为主
③β 酪蛋白，含磷少，凝块小，易消化吸收

碳水化合物：乙型乳糖（β-双糖）含量丰富
①利于双歧杆菌、乳酸杆菌生长，利于肠道合成 B 族维生素
②促乳糖蛋白形成，利于脑发育
③促进小肠 Ca^{2+} 的吸收，形成螯合物
④使肠腔 pH 下降，有利于 Ca^{2+} 的吸收

脂肪
①含不饱和脂肪酸较多
②初乳中不饱和脂肪酸更高，利于脑发育
③脂肪酶使脂肪颗粒易于吸收

电解质
①Ca、P 比例适宜，Ca 吸收好
②Zn 利用率高
③Fe 吸收率高
④浓度低、适于肾发育

维生素
①维生素 D 含量低，应鼓励多晒太阳
②维生素 K 含量低，鼓励乳母合理膳食及适当补充

生物作用
①缓冲力小
②含较多乳铁蛋白，强大螯合能力
③含不可替代的免疫成分：丰富的 SIgA 和乳铁蛋白（营养性被动免疫）
④含大量免疫活性细胞及双歧因子、溶菌酶和补体
⑤生长调节因子

其他优点
①经济、方便、省时、省力、温度适宜
②增进母婴感情
③减少母婴发病率

人乳成分变化
1. 初乳：分娩 4～5 日内，淡黄色，蛋白含量最高，15～45ml/d；丰富维生素 A、牛磺酸、初乳小体，利于生长发育和抗感染。

过渡乳：5～14 日，脂肪、碳水化合物含量最高。

成熟乳：14 日后，可达 700～1000ml/d。

2. 乳汁变化：每次哺乳成分随时间变化，蛋白质先高后降低，脂肪先低最后高。

二、部分母乳喂养

$\left\{\begin{array}{l}\text{补授法}\\\text{代授法}\end{array}\right.$

三、人工喂养

（一）牛乳成分不适合婴儿

原因 $\left\{\begin{array}{l}\text{乳糖含量低}\\\text{宏量营养素比例不宜：酪蛋白含量高；氨基酸比例不当；脂肪颗粒大；含磷高，影响}\\\quad\text{钙吸收}\\\text{肾负荷重}\\\text{免疫因子少}\end{array}\right.$

（二）奶方的配制

婴儿每日约需能量 110kcal/kg；需水分每日 150ml/kg；100ml 含 8% 糖的牛乳供能量约 100kcal。

例如：3 个月婴儿，体重 5kg，则需

能量：110×5＝550kcal

含糖牛乳：550ml 糖 5.5×8＝44g

需水共 150×5＝750ml，补充水 750－550＝200ml

奶方：含糖 8% 的牛乳 550ml（内含糖 44g），加水 200ml，每日分 5～6 次哺乳。

四、婴儿食物转换：泥状食物是人类发展不可逾越的食物形态

（一）不同喂养方式婴儿的食物转换

母乳喂养儿→配方奶＋其他食物
人工喂养儿→配方奶＋其他食物

（二）辅食添加

1. 时间：体重达 6.5～7kg，保持坐姿，控制躯干运动，多为 4～6 月龄
2. 辅食的添加原则：健康、消化功能正常时逐步添加

循序渐进 $\left\{\begin{array}{l}\text{少→多}\\\text{细→粗}\\\text{软→硬}\\\text{一种→多种}\\\text{注意进食技能培养}\end{array}\right.$

3. 辅食添加的顺序

母乳喂养儿→配方奶；人工喂养儿

米粉、菜泥、果泥（4～6月）

蛋、肉泥、鱼泥（7～9月）

(三) 常出现的问题

1. 溢乳
2. 食物引入时间和方法不当
3. 能量及营养素摄入不足
4. 进食频繁
5. 喂养困难

第三节　幼儿营养与膳食安排

幼儿进食特点
- 生长速度减慢
- 心理行为影响
- 家庭成员的影响
- 进食技能发育状况
- 食欲波动

第四节　营养状况评价原则

儿童营养状况评价
- 临床表现
- 体格发育评价
- 膳食调查
- 实验室检查

第五节　蛋白质-能量营养障碍

一、蛋白质-能量营养不良

蛋白质-能量营养不良
- 消瘦型：能量供应不足
- 水肿型：蛋白质缺乏伴水肿
- 中间型：介于两者之间

（一）病理生理

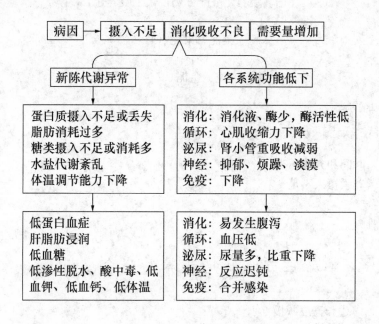

（二）临床表现

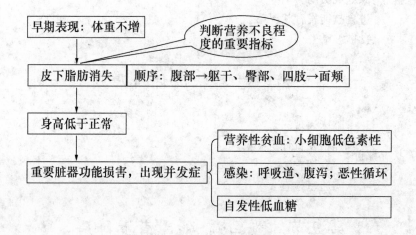

（三）诊断

分型	比较项目	参照人群	分度		
			轻度	中度	重度
体重低下	体重	同年龄、同性别	$-2SD$	$-2\sim-3SD$	$-3SD$
生长迟缓	身长	同年龄、同性别	$-2SD$	$-2\sim-3SD$	$-3SD$
消瘦	体重	同身高、同性别	$-2SD$	$-2\sim-3SD$	$-3SD$

（四）治疗

处理危及生命的并发症
祛除病因
调整饮食 — 一阶段：调整内环境：防治低血糖、低体温，纠正脱水、电解质紊乱，抗感染
二阶段：补充多种维生素和矿物质；补充能量和蛋白质
三阶段：追赶生长
促进消化药物

二、儿童单纯性肥胖

（一）定义

由于长期能量摄入超过人体的消耗，使体内脂肪过度积聚、体重超过参考值范围的一种营养障碍性疾病。

（二）病因和病理生理

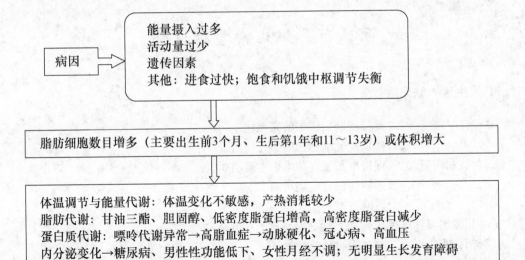

病因 →
能量摄入过多
活动量过少
遗传因素
其他：进食过快；饱食和饥饿中枢调节失衡

↓

脂肪细胞数目增多（主要出生前3个月、生后第1年和11～13岁）或体积增大

↓

体温调节与能量代谢：体温变化不敏感，产热消耗较少
脂肪代谢：甘油三酯、胆固醇、低密度脂蛋白增高，高密度脂蛋白减少
蛋白质代谢：嘌呤代谢异常→高脂血症→动脉硬化、冠心病、高血压
内分泌变化→糖尿病、男性性功能低下、女性月经不调；无明显生长发育障碍

（三）临床表现和实验室检查

常见于婴儿期、5～6岁和青春期
肥胖-换氧不良综合征（Pickwickian Syndrome）
体格检查 — 体脂丰满，分布均匀
皮肤紫纹
扁平足和膝外翻
实验室检查 — 甘油三酯、胆固醇增高
脂肪肝

（四）诊断

1. 标准 1：

体重超过同性别、同身高参照人群标准体重	肥胖症			
	超重	轻度	中度	重度
	10%～19%	20%～29%	30%～49%	>50%

2. 标准 2：BMI（kg/m²）$P_{85～95}$ 为超重，$>P_{95}$ 为肥胖

鉴别诊断 $\begin{cases} \text{伴肥胖的遗传性疾病：Prader-Willi 综合征} \\ \text{伴肥胖的内分泌疾病：肥胖生殖无能症} \end{cases}$

（五）治疗

$\begin{cases} \text{饮食疗法：低脂、低糖、高蛋白、高微量营养素、适量纤维素} \\ \text{运动疗法} \\ \text{药物治疗：不主张} \end{cases}$

第六节　维生素营养障碍

一、维生素 A 缺乏症

生理功能和病理改变 $\begin{cases} \text{维持皮肤黏膜层的完整性} \\ \text{构成视觉细胞内的感光物质} \\ \text{促进生长发育和维护生殖功能} \\ \text{维持和促进免疫功能} \\ \text{影响造血} \end{cases}$

病因 $\begin{cases} \text{原发因素：维生素 A 很难通过胎盘进入胎儿体内} \\ \text{消化吸收影响：膳食脂肪帮助吸收} \\ \text{储存利用影响：影响肝功能的疾病} \end{cases}$

临床表现 $\begin{cases} \text{眼：夜盲或暗光视物不清}\longrightarrow\text{眼干燥症，结膜干燥斑（Bitot's spots）} \\ \text{皮肤：粗砂样感}\longrightarrow\text{毛发干燥} \\ \text{生长发育障碍：影响骨骼系统生长} \\ \text{感染易感性增高：易发生消化道、呼吸道感染} \\ \text{贫血} \end{cases}$

诊断 $\begin{cases} \text{临床：动物性食物摄入不足＋夜盲/眼干燥症} \\ \text{实验室} \begin{cases} \text{血浆维生素 A<200μg/L} \\ \text{血浆视黄醇结合蛋白降低} \\ \text{尿液脱落细胞} \\ \text{暗适应检查} \end{cases} \end{cases}$

治疗 { 调整饮食、去除病因
口服维生素 A 制剂
眼局部治疗

预防 { 食用富含维生素 A 的动物性食物和深色蔬菜
小年龄儿童预防：每天摄入 5 万～10 万 IU 维生素 A 制剂，超过 6 个月可引起中毒

二、营养性维生素 D 缺乏

（一）营养性维生素 D 缺乏性佝偻病

1. 概述：营养性维生素 D 缺乏性佝偻病是由于儿童体内维生素 D 不足使钙、磷代谢紊乱，导致生长期长骨干骺端生长板和骨组织矿化不全产生的一种以骨骼病变为特征的全身慢性营养性疾病。

高危人群：婴幼儿——生长快、户外活动少。

患病率：北方高于南方。

流行现状：发病率逐年降低，病情趋于轻度。

2. 维生素 D 来源和生理功能（图 5-1）

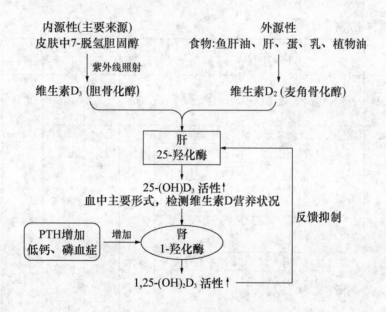

图 5-1 维生素 D 来源和生理功能

3. 病因

病因 { 围生期维生素 D 不足
日照不足
生长发育过快
食物摄入不足
疾病因素

4. 发病机制（图 5-2）

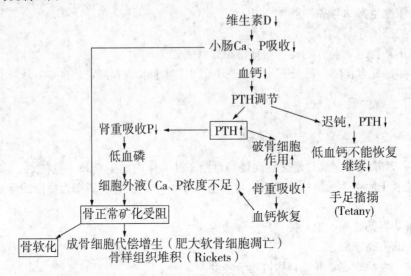

图 5-2　维生素 D 缺乏性佝偻病和手足搐搦症发病机制

5. 临床表现及分期

分期	年龄	特点	临床表现			血生化				X线
						血钙	血磷	血 ALP	BALP	
初期	3～6个月	神经精神症状	易惊、烦躁、夜啼、多汗、枕秃			正常	正常/稍低	稍高	稍高	正常，临时钙化带模糊
激期	3个月～2岁	骨骼改变	部位	骨骼畸形	好发年龄	降低	明显降低	明显升高	明显升高	骺软骨增宽，临时钙化带模糊、消失，呈毛刷状，干骺端杯口状，骨密度降低
			头部	颅骨软化	3～6个月					
				方颅	8～9个月					
				前囟增大及闭合延迟	迟于 1.5 岁					
				出牙迟	1 岁出牙，2.5岁仍未出齐					
			胸部	肋骨串珠	1 岁左右					
				肋膈沟（郝氏沟）、鸡胸、漏斗胸						
			四肢	手镯、足镯	＞6 个月					
				O 或 X 腿	＞1 岁					
			脊柱	后弯、侧弯	学坐后					
			骨盆	扁平						
			肌肉关节松弛；神经发育落后							
恢复期			症状改善，渐消失			正常	正常	恢复慢	正常	骨密度上升，临时钙化带重现
后遗症期	＞3 岁	骨骼畸形	（—）			（—）				（—）

6. 诊断和鉴别诊断

诊断 $\begin{cases} 病因 \\ 临床表现 \\ 血生化：最可靠的诊断标准：血清 25-(OH) D_3 水平 \\ 骨骼 X 检查 \end{cases}$

鉴别诊断 $\begin{cases} 与佝偻病体征鉴别 \begin{cases} 黏多糖病 \\ 软骨营养不良 \\ 脑积水 \end{cases} \\ 与佝偻病体征相同但病因不同 \begin{cases} 低血磷抗维生素 D 佝偻病 \\ 远端肾小管性酸中毒 \\ 维生素 D 依赖性佝偻病 \end{cases} \end{cases}$

7. 治疗

	维生素 D 治疗量
初期	10 万～15 万 U/月
激期	30 万～60 万 U/月
恢复期	预防量

8. 预防：晒太阳≥2 小时/天；口服维生素 D 400～800U/d，生后 2 周开始；1 岁以后夏秋晒太阳，冬春季服维生素 D，补充至 2 岁。

（二）维生素 D 缺乏性手足搐搦症

1. 定义及发病机制（参见图 5-2）

维生素 D 缺乏性手足搐搦症是维生素 D 缺乏性佝偻病的伴发症状之一，多见于 6 个月以内的小婴儿。

由于维生素 D 缺乏，血钙降低，甲状旁腺代偿不足时，低血钙不能恢复，总血钙<1.75～1.88mmol/L（7～7.5mg/dl），或离子钙<1.0mmol/L（4mg/dl）时，神经肌肉兴奋性增高，出现抽搐。

2. 临床表现

临床表现 $\begin{cases} 隐匿型 \begin{cases} ①面神经征：以指尖或叩诊锤叩击耳颞下方的面神经，同侧上唇及眼睑肌肉迅速收缩 \\ ②手搐搦征：以血压计袖带包扎上臂，加压使桡动脉搏动暂停 5 分钟后出现手搐搦征 \\ ③腓神经征：叩击膝外侧腓骨头上方的腓神经，可见足背屈外翻 \end{cases} \\ 典型发作 \begin{cases} ①惊厥 \\ ②手足搐搦：见于较大婴儿和幼儿。发作时神志清，腕部屈曲，手指伸直，拇指内收，足踝部跖屈，足前部内收 \\ ③喉痉挛 \end{cases} \end{cases}$

3. 诊断和鉴别诊断

诊断 $\begin{cases} 临床表现 \\ 血生化：总血钙<1.75mmol/L，离子钙<1.0mmol/L \end{cases}$

其他无热惊厥性疾病 { 低血糖 / 低镁血症 / 婴儿痉挛症 / 原发性甲状旁腺功能减退

鉴别诊断 { 中枢神经系统感染 / 急性喉炎

4. 治疗

治疗 { ①急救：给氧、保持呼吸道通畅；止惊 / ②钙剂：静脉缓慢推注 / ③维生素D治疗：按维生素D缺乏性佝偻病治疗

第七节 微量元素缺乏

一、锌缺乏

锌 { 人体必需微量元素之一 / 主要存在于骨、牙齿、毛发、皮肤、肝和肌肉中 / 酶的关键组成成分

（一）病因及临床表现

摄入不足 / 吸收障碍 / 需要量增加 / 丢失过多 — 临床表现 {
消化功能减退：食欲不振、厌食和异嗜癖
生长发育落后：生长发育迟缓、体格矮小、性发育延迟和性腺功能减退
免疫功能降低：T淋巴细胞功能损伤，易感染
智能发育延迟
头发：脱发
皮肤黏膜：粗糙而干燥、皮炎、地图舌、反复口腔溃疡、伤口愈合延迟
眼睛：视黄醛结合蛋白减少，出现夜盲
贫血

（二）实验室检查

血清锌 {
空腹血清锌浓度最低值 $11.47\mu mol/L$（$75\mu g/dl$）
餐后血清锌浓度反应试验（PICR）$>15\%$，则提示缺锌
发锌不能准确反映近期体内的锌营养状况

（三）诊断

缺锌的病史 / 缺锌的临床表现 / 血清锌$<11.47\mu mol/L$，PICR$>15\%$ / 锌剂治疗有显效

（四）治疗

针对病因：治疗原发病
饮食治疗：缺锌者应多进食富含锌的动物性食物
　动物性食物（肝、鱼、瘦肉、禽蛋、牡蛎等）：含锌丰富且易于吸收
　坚果类（核桃、板栗、花生等）：含锌也不低
　其他植物性食物则含锌少
　初乳含锌丰富
补充锌制剂（注意避免中毒）

二、碘缺乏

碘 由于自然环境碘缺乏造成机体碘营养不良的一组有关联疾病的总称
　快速生长发育时期影响最大，主要影响大脑发育
　我国全民使用碘强化盐，缺乏症发生率明显下降

（一）病因及临床表现

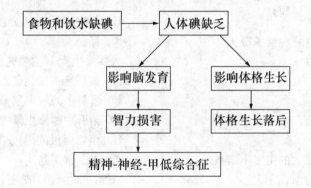

（二）实验室检查

血清 T_3、T_4、TSH 测定
尿碘测定：判断个体或群体碘营养状况的一项简便又有效的方法

（三）诊断

亚临床型克汀病的诊断标准

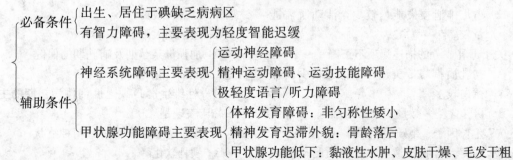

具有必备条件 1 项＋辅助条件中任何 1 项及以上，并能排除其他原因如营养不良、锌缺乏、中耳炎影响便可诊断地方性克汀病或地方性亚临床克汀病。

（四）治疗

碘剂：复方碘溶液或碘化钾（钠）
长期大量补碘后最常见的并发症是甲状腺功能亢进症
甲状腺素制剂

（五）预防

食盐加碘是最有效的措施
对缺碘较重地区可定期开展碘油强化补碘

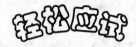

选择题

【A 型题】

1. 供应机体能量的食物主要来源于
   A. 碳水化合物
   B. 蛋白质
   C. 脂肪
   D. 维生素
   E. 矿物质

2. 小儿能量代谢与成人的主要**不同点**是
   A. 小儿基础代谢所需能量少，活动所需能量多
   B. 小儿基础代谢所需能量少，尚有生长发育需要能量
   C. 小儿基础代谢所需能量多，尚有生长发育需要能量
   D. 小儿排泄损失能量较多，尚有生长发育需要能量
   E. 小儿排泄损失能量较少，活动所需能量较多

3. 关于母乳成分的描述哪项**不正确**
   A. 初乳质稠略带黄色，含脂肪较少而球蛋白较多
   B. 初乳含较多微量元素、白细胞、SIgA、生长因子、牛磺酸
   C. 过渡乳含脂肪最高，蛋白质与矿物质逐渐减少
   D. 每次哺乳时初分泌的乳汁含蛋白质

11.8g/L，脂肪 17.1g/L
   E. 每次哺乳时初分泌的乳汁蛋白质低而脂肪高

4. 人体维生素 D 主要来源于
   A. 皮肤合成的内源性维生素 D
   B. 蛋黄中的维生素 D
   C. 猪肝中的维生素 D
   D. 植物提供的维生素 D
   E. 以上都不是

5. 营养性维生素 D 缺乏性佝偻病的主要病因是
   A. 内源性维生素 D 缺乏
   B. 生长发育过快
   C. 肝肾功能不全
   D. 纯母乳喂养
   E. 单纯牛乳喂养

6. 预防营养性维生素 D 缺乏性佝偻病应强调
   A. 合理喂养
   B. 经常口服钙片
   C. 经常晒太阳
   D. 加强母亲孕期及哺乳期的保健
   E. 经常口服鱼肝油

7. 营养性维生素 D 缺乏性佝偻病初期的主要临床表现是
   A. 易激惹、多汗等神经精神症状
   B. 颅骨软化
   C. 肋骨串珠明显
   D. 手镯征

E. X 形腿

8. 以下哪项是营养性维生素 D 缺乏性佝偻病骨样组织堆积的表现
   A. 颅骨有乒乓球感
   B. 肋缘外翻
   C. 鸡胸
   D. O 形腿
   E. 手镯征

9. 年龄 4 个月佝偻病患儿可有下列哪项表现
   A. 颅骨软化
   B. 鸡胸
   C. 上肢弯曲
   D. 鞍形颅
   E. 以上都不是

10. 维生素 D 缺乏性手足抽搐症最常见的症状是
    A. 喉痉挛
    B. 面神经征
    C. 手足抽搐
    D. 无热惊厥
    E. 有佝偻病的症状和体征

11. 13 个月患儿多汗，易惊，烦躁。检查：前囟 $1.5cm \times 1.5cm$，未出牙，此患儿首先应进行的检查是
    A. 测 T_3、T_4
    B. 测定血清钙
    C. 测定骨碱性磷酸酶
    D. 测定 25-$(OH)D_3$
    E. 腕部 X 线摄片

12. 3 岁半患儿，有肋骨串珠、肋膈沟、手镯及脚镯征，下肢为 O 形腿，长骨线片干垢端呈毛刷状及杯口状改变，最恰当的措施是
    A. 给予治疗剂量的维生素 D
    B. 给予预防剂量的维生素 D
    C. 给予大剂量的钙剂
    D. 不必治疗

E. 进一步检查

13. 10 个月患儿，检查：方颅，有肋骨串珠，未出牙，血钙 $1.98mmol/L$，血磷 $0.55mmol/L$。合适的处理是
    A. 维生素 D_3 60 万 IU，每 1～2 周肌内注射 1 次，持续 2 个月后改预防量
    B. 维生素 D_3 30 万 IU，肌内注射一次，2 个月后改预防量
    C. 维生素 D_3 4 万 IU，每日口服一次，持续 2 个月后改预防量
    D. 维生素 D_3 2 万 IU，每日口服一次，持续 2 个月后改预防量
    E. 维生素 D 400IU，每日口服一次

14. 6 个月婴儿平素多汗，易惊，烦躁，纯牛奶喂养，今日突然抽搐一次，表现为面肌及四肢抽动，约数秒钟，抽后神志清醒，不伴发热及呕吐，体查：精神可，前囟平软，心肺无异常，克氏征和布氏征阴性，应考虑的诊断是
    A. 脑膜炎
    B. 低血镁症
    C. 癫痫
    D. 败血症
    E. 佝偻病性手足搐搦症

15. 6 个月婴儿平素多汗，易惊，纯牛奶喂养，未添加维生素 D 制剂，很少户外活动，近两天腹泻，今日突然抽搐一次，表现为面肌及四肢抽动，约数秒钟，抽后神志清醒，不伴发热及呕吐。查体：精神可，前囟平软，心肺无异常，克氏征与布氏征阴性，急诊处理措施是
    A. 先补钙，再止惊，最后补维生素 D
    B. 先止惊，再补钙及补维生素 D
    C. 先补维生素 D 及补钙，再止惊
    D. 先补维生素 D，再补钙
    E. 先补钙，再补维生素 D

~~选择题参考答案~~

A 型题：

1. A 2. C 3. E 4. A 5. A 6. C 7. A 8. E 9. A 10. D
11. E 12. E 13. B 14. E 15. B

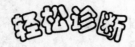

女，5 个月，发热 2 天，抽搐 6 次。

现病史：2 天前开始发热，体温未测，1 天前午睡前突然抽搐，口周发绀，双手握拳，持续 1 分钟。缓解后吃奶正常，此后又相继发作 2 次，每次持续时间数秒至几分钟不等。患儿母乳不足，平素睡眠欠佳，多汗易惊。未补充鱼肝油，因考虑天气冷，未去室外活动。

查体：T 39℃，P 140 次/分，R 30 次/分，W 6kg。反应好，呼吸平稳，无发绀。前囟 1.5cm×1.5cm，平软，枕秃，咽充血，无啰音，肋缘外翻，心音有力，腹平软。颈无强直。

辅助检查：白细胞 19 200/mm³，中性粒细胞 65%，血红蛋白 9.0g/dl，血小板 25 万/mm³。血生化：Ca^{2+} 1.26mmol/L，余无异常。脑脊液常规：无异常；脑脊液生化：无异常。头颅 CT：无异常。

诊断：维生素 D 缺乏性手足搐搦症，上呼吸道感染。

治疗：给氧，保持呼吸道通畅；止惊；静脉缓慢推注钙剂；维生素 D 制剂治疗。

（韩彤妍）

第六章　青春期健康与疾病

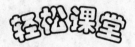

一、定义

青春期是儿童到成人的过渡阶段，也是儿童发育过程的特殊时期。青春期前的生长突增标志青春期开始；随着体格快速生长、第二性征出现，生殖系统迅速发育；最后骨骺完全融合，身高停止生长，性发育成熟，青春期结束。

二、青春期常见问题

发育相关问题	心理行为问题
青春期甲状腺肿大	青春期综合征
痤疮	青春期焦虑症
青春期高血压	青春期抑郁症
月经不调和经前期综合征	饮食障碍：神经性厌食症和神经性贪食症
乳房发育问题	其他：网瘾、物质滥用、伤害等
遗精及手淫	

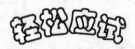

一、名词解释

1. 青春期

2. 青春期综合征

二、问答题

青春期特点有哪些？

（童笑梅　常艳美）

第七章 新生儿与新生儿疾病

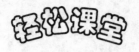

第一节 概 述

一、定义

新生儿：从脐带结扎到生后 28 天内的婴儿。

围生医学：研究胎儿出生前后影响胎儿和新生儿健康的一门学科，涉及产科、新生儿科和相关遗传、生化、免疫、生物医学工程等领域，是一门边缘学科，与提高人口素质、降低围生儿死亡率密切相关。

围生期：自妊娠 28 周（此时胎儿体重约 1000 克）至生后 7 天。

高危儿：指已发生或可能发生危重疾病而需要监护的新生儿。常见于母亲患病、有不良孕产史或新生儿有围生期疾患等。

二、新生儿分类

根据胎龄分类：足月儿、早产儿和过期产儿
根据出生体重分类：低出生体重儿、正常出生体重儿和巨大儿
根据出生体重和胎龄的关系分类：小于胎龄儿、适于胎龄儿和大于胎龄儿
根据出生后周龄分类：早期和晚期新生儿

三、新生儿病房分级

Ⅰ级新生儿病房：普通婴儿室
Ⅱ级新生儿病房：普通新生儿病房
Ⅲ级新生儿病房：新生儿重症监护室

第二节 正常足月儿和早产儿的特点与护理

1. 足月儿与早产儿外观特点

	早产儿	足月儿
皮肤	绛红、水肿和毳毛多	红润、皮下脂肪丰满、毳毛少
头	头大，占全身比例1/3	头大，占全身比例1/4
头发	细而乱	分条清楚
耳郭	软、缺乏软骨、耳舟不清楚	软骨发育好、耳舟成形、直挺

续表

	早产儿	足月儿
乳腺	无结节或结节＜4mm	结节＞4mm，平均 7mm
外生殖器		
男婴	睾丸未降或未全降	睾丸已降至阴囊
女婴	大阴唇不能遮盖小阴唇	大阴唇遮盖小阴唇
指、趾甲	未达指、趾端	达到或超过指、趾端
足底纹理	足底纹理少	足纹遍及整个足底

2. 足月儿与早产儿生理特点：在呼吸、循环、消化、泌尿、血液、神经系统以及体温调节、能量及体液代谢以及免疫系统各方面，足月儿与早产儿都各有不同特点。

常见的几种特殊生理状态 $\begin{cases} 生理性黄疸 \\ "马牙" \\ 乳腺肿大和假月经 \\ 新生儿红斑及粟粒疹 \end{cases}$

3. 足月儿与早产儿护理：主要包括保暖、喂养、呼吸管理、预防感染、皮肤黏膜护理、预防接种和新生儿筛查等措施。

第三节　胎儿宫内生长异常

一、宫内生长迟缓和小于胎龄儿

1. 定义

(1) 小于胎龄儿（SGA）：出生体重低于同胎龄儿出生体重的第 10 百分位以下的新生儿。

(2) 宫内生长迟缓（IUGR）：由于胎儿、母亲或胎盘等各种不利因素导致胎儿在宫内生长模式偏离或低于预期的生长模式。常导致婴儿出生体重 SGA，但也可能不是 SGA。

2. 病因 $\begin{cases} 母亲：年龄、营养状况、缺氧或血供障碍、孕母抽烟、吸毒、用药、接触放射\\ \qquad 线等 \\ 胎儿：双胎或多胎、染色体疾病、先天畸形、宫内感染等 \\ 胎盘：功能不全、脐带异常等 \\ 内分泌：先天性激素分泌缺陷 \end{cases}$

3. 临床分型 $\begin{cases} 匀称型：头围、身长、体重成比例下降 \\ 非匀称型：体重小于同胎龄儿，身长、头围与同胎龄儿相符 \end{cases}$

4. 并发症 $\begin{cases} 围生期窒息 \\ 先天畸形 \\ 低血糖 \\ 红细胞增多-高黏滞综合征 \\ 胎粪吸入综合征 \end{cases}$

5. 治疗 $\begin{cases} 窒息复苏 \\ 保暖 \\ 早开奶，预防低血糖 \\ 部分换血治疗红细胞增多-高黏滞综合征 \end{cases}$

二、大于胎龄儿

1. 定义：出生体重大于同胎龄出生体重第 90 百分位以上的新生儿。出生体重大于 4000g 者称为巨大儿。

2. 病因 { 生理因素：遗传、母孕期摄入增加
病理因素：糖尿病母亲的婴儿、胰岛细胞增生症等

3. 临床表现 { 出生时难产、窒息、产伤
原发病表现：如糖尿病母亲婴儿可发生早产、低血糖、肺透明膜病等
远期并发症：肥胖、2 型糖尿病

4. 治疗 { 预防难产和窒息
治疗原发病及其并发症

第四节　新生儿窒息

一、定义

新生儿出生后无自主呼吸或呼吸抑制而导致低氧血症、高碳酸血症和代谢性酸中毒，是引起新生儿死亡和儿童伤残的重要原因之一。

二、病因

窒息本质是缺氧，凡影响胎盘或肺气体交换的因素均可引起窒息。主要包括以下几方面：
{ 孕母因素
胎盘因素
脐带因素
胎儿因素
分娩因素

三、病理生理

1. 正常胎儿向新生儿呼吸循环系统转变特征

胎儿肺液从肺中清除
↓
肺表面活性物质分泌
↓
肺泡功能残气量建立
↓
肺循环阻力↓，体循环阻力↑
↓
动脉导管和卵圆孔功能性关闭

2. 窒息时胎儿向新生儿呼吸、循环的转变受阻

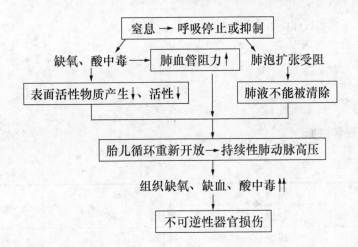

3. 窒息时各器官系统缺血缺氧改变

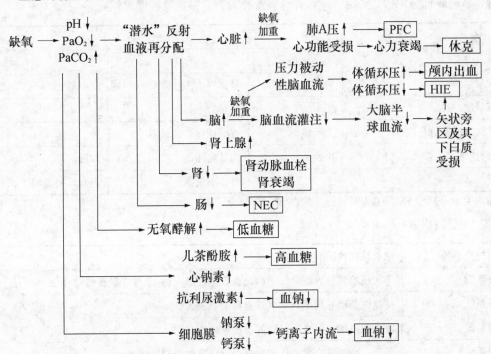

4. 窒息时呼吸、心率和血压的变化

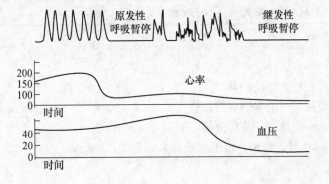

5. 窒息时血生化和代谢改变

- 低氧血症和混合性酸中毒
- 糖代谢紊乱
- 高胆红素血症
- 低钠、低钙血症

四、临床表现和诊断

1. 胎儿宫内窒息

分期	胎动	胎心率	羊水性状
早期	增加	增快，≥160 次/分	清亮
晚期	减少	减慢，<100 次/分	可有胎粪污染

2. Apgar 评分评估：采用 Apgar 评分系统作为判断窒息及程度的标准。

体征	评分		
	0	1	2
皮肤颜色	青紫和苍白	身体红、四肢青紫	全身红
心率（次/分）	无	<100	>100
弹足底或插鼻管反应	无反应	有些动作，如皱眉	哭、喷嚏
肌张力	松弛	四肢略屈曲	四肢活动
呼吸	无	有、不规则	正常，哭声响

正常为 8～10 分，轻度窒息为 4～7 分，重度窒息为 0～3 分。

3. 多脏器损害

中枢神经系统	缺氧缺血性脑病，颅内出血
呼吸系统	羊水或胎粪吸入综合征，肺出血，急性肺损伤/急性呼吸窘迫综合征
循环系统	持续性肺动脉高压，缺氧缺血性心肌损害
泌尿系统	肾功能损害，肾衰竭，肾静脉血栓形成
代谢紊乱	低氧、高碳酸血症，代谢性酸中毒，高血糖、低血糖，低钙、低钠
消化系统	应激性溃疡，坏死性小肠结肠炎，黄疸加重、持续时间延长
血液系统	凝血功能障碍，血小板减少

五、辅助检查

1. 出生前
- 监测胎心、胎动
- 羊膜镜——羊水胎粪污染程度
- 胎儿头皮血——血气分析

2. 出生后：动脉血气、血糖、血电解质、血尿素氮、肌酐等。

六、治疗与预防

1. 复苏方案："ABCDE"方案

- A（airway）：清理呼吸道
- B（breathing）：建立呼吸
- C（circulation）：维持正常循环
- D（drug）：药物治疗
- E（evaluation）：评估

注意事项
- ①A 是根本，B 是关键，E 贯穿于整个复苏过程中。
- ②严格执行 ABCDE 方案，分秒必争，产、儿科医生共同进行。
- ③呼吸、心率和皮肤颜色是窒息复苏评价的三大指标。

应遵循：评估——→决策——→措施程序，循环往复直到完成复苏。

2. 复苏步骤和程序

（1）快速评估：①是足月吗？②羊水清吗？③有呼吸或哭声吗？④肌张力好吗？以上任何一项为"否"，则进入以下初步复苏。

（2）初步复苏：①保暖；②摆好体位；③清理呼吸道；④擦干；⑤刺激。

（3）正压通气：

- 指征：新生儿仍呼吸暂停或喘息样呼吸，心率<100 次／分。
- 方法：足月儿可用空气复苏，早产儿用 30%～40%的氧，根据血氧饱和度调整吸入氧浓度。频率 40～60 次/分。
- 评估指标：心率、胸廓起伏、呼吸音及经皮氧饱和度。

（4）胸外心脏按压：

- 指征：充分正压通气 30 秒后心率持续<60 次／分。
- 方法：双拇指或中、示指按压胸骨体下 1／3 处，频率 90 次／分（每按压 3 次，正压通气 1 次），深度为胸廓前后径的 1/3。

（5）药物治疗：包括肾上腺素、扩容剂、碳酸氢钠、纳洛酮。

3. 复苏后监护与转运：监测体温、呼吸、心率、血压、尿量、氧饱和度及多器官损伤。

七、预后

取决于窒息程度和持续时间。

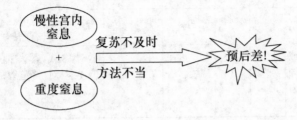

八、预防

- 加强围生期保健，及时处理高危妊娠
- 加强胎儿监护，避免宫内缺氧
- 推广 ABCDE 复苏技术
- 产房内配备复苏设备
- 每个分娩都有掌握复苏技术的人员在场

第五节　新生儿缺氧缺血性脑病

新生儿缺氧缺血性脑病（hypoxic-ischemic encephalopathy，HIE）是指由于围生期窒息引起的部分或完全缺氧、脑血流减少或暂停而导致胎儿或新生儿脑损伤，是引起新生儿急性死亡和慢性神经系统损伤的主要原因之一。

一、病因

缺氧是发病的核心，围生期窒息是最主要病因。其他如出生后心肺疾患和（或）严重失血或贫血也可引起脑损伤。

二、发病机制

脑血流改变	脑血流重新分布，脑血管自主调节功能障碍
脑组织代谢改变	能量衰竭，细胞膜上钠钾泵功能不足，钙通道开启异常 氧自由基损伤，兴奋性氨基酸的神经毒性作用

三、病理

病变范围和分布主要取决于损伤发生时脑成熟度、缺氧严重程度和持续时间。主要有：①脑水肿；②选择性神经元死亡及梗死；③颅内出血；④早产儿脑室周围白质软化（PVL）和脑室周围室管膜下-脑室内出血（PVH-IVH）。

四、临床表现

根据意识、肌张力、原始反射改变、有无惊厥、病程及预后等，分为轻、中、重三度。

HIE 临床诊断分度

分度	意识	肌张力	原始反射 拥抱反射	原始反射 吸吮反射	惊厥	中枢性呼吸衰竭	瞳孔改变	EEG	病程及预后
轻度	兴奋、抑制交替	正常或稍增高	活跃	正常	可有肌阵挛	无	正常或扩大	正常	症状在 72 小时内消失，预后好
中度	嗜睡	减低	减弱	减弱	常有	有	常缩小	低电压，可有痫样放电	症状在 14 天内消失。可能有后遗症
重度	昏迷	松软，或间歇性伸肌张力增高	消失	消失	有，可呈持续状态	明显	不对称或扩大，对光反射迟钝	爆发抑制，等电线	症状可持续数周。病死率高。存活者多有后遗症

五、辅助检查

血生化：出生时血气分析、血清肌酸磷酸激酶同工酶（CK-BB）、神经元特异性烯醇化酶（NSE）

脑影像学检查：头颅 B 超、CT 及 MRI

脑电生理检查：脑电图、振幅整合脑电图

六、诊断

目前尚无早产儿 HIE 的诊断标准。临床表现是诊断 HIE 的主要依据,同时具备以下 4 条者可确诊,第 4 条暂时不能确定者可作为拟诊病例。

1. 有明确的可导致胎儿宫内窘迫的异常产科病史,以及严重胎儿宫内窘迫表现(胎心<100次/分持续 5 分钟以上和/或羊水Ⅲ度污染),或者在分娩过程中有明显窒息史。

2. 出生时有重度窒息,Apgar 评分 1 分钟≤3 分,并延续至 5 分钟时仍≤5 分,或出生时脐动脉血气 pH≤7.0。

3. 出生后不久出现神经系统症状,并持续至 24 小时以上,如意识、肌张力改变,原始反射异常,病重时可有惊厥,脑干征和前囟张力增高。

4. 排除电解质紊乱、颅内出血和产伤等原因引起的抽搐,以及宫内感染、遗传代谢性疾病和其他先天性疾病所引起的脑损伤。

七、治疗

三支持治疗 {维持良好通气功能 / 维持良好血液灌注 / 维持血糖在正常高值

三对症治疗 {控制惊厥 / 治疗脑水肿 / 治疗脑干受损症状

亚低温治疗:宜在发病 6 小时内治疗,持续 48～72 小时。

新生儿期后治疗:应尽早行智能和体能的康复训练,减少后遗症。

八、预后和预防

取决于病情严重程度以及抢救是否正确、及时。

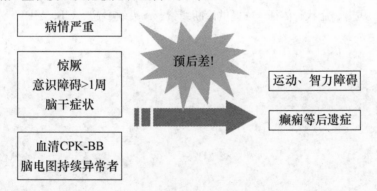

积极推广新法复苏,防治围生期窒息是预防本病的主要方法。

第六节　新生儿颅内出血

一、病因和发病机制

{早产──→生发基质血管破裂──→脑室内出血
缺血缺氧──→脑血流改变──→毛细血管破裂出血
产伤──→机械性损伤出血
其他:出血性疾病、药物等──→凝血功能障碍──→出血

二、临床表现

主要与出血部位和出血量有关。常见症状和体征包括：

神志改变：激惹、嗜睡、昏迷
呼吸改变：增快或减慢、呼吸不规则或暂停
颅压高：前囟隆起、脑性尖叫、惊厥
眼征：凝视、斜视、眼球震颤
瞳孔：不对称、对光反应迟钝或消失
肌张力：增高、减弱或消失
其他：不明原因苍白、黄疸、贫血

常见出血部位

部位	特点
脑室周围-脑室内出血	早产儿死亡主要原因之一，胎龄越小、发病率越高。根据头颅 B 超或 CT 检查，程度分 4 级
原发性蛛网膜下腔出血	是新生儿常见出血类型，病因主要为缺氧、酸中毒、产伤。多数出血量少，无症状，预后好；主要后遗症为脑积水
脑实质出血	因出血部位、量不同，临床表现及预后不同。主要后遗症为脑瘫、癫痫和精神发育迟缓。出血部位可液化形成囊肿
硬脑膜下出血	产伤性颅内出血最常见类型，多见于足月巨大儿。症状与出血量有关
小脑出血	多见于胎龄<32 周的早产儿或有产伤史的足月儿，严重者主要出现脑干症状，如频繁呼吸暂停、瞳孔变化、心动过缓，可在短时间内死亡

三、诊断

诊断流程：病史、症状、体征──→提供诊断线索──→头颅 B 超、CT、MRI──→确诊。

四、治疗

支持治疗
止血
控制惊厥
降颅压
防治脑积水

五、预后

与出血部位、出血量、胎龄及其他围生期因素有关。

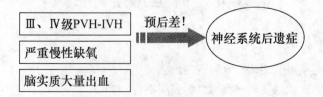

第七节 胎粪吸入综合征

胎粪吸入综合征是指胎儿在宫内或产时吸入混有胎粪的羊水──→呼吸道机械性阻塞＋化学炎症──→呼吸窘迫。多见于足月儿或过期产儿。

一、病因和病理生理

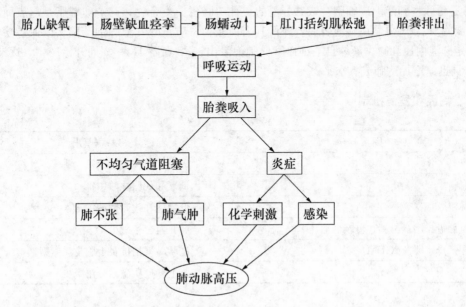

二、临床表现

吸入羊水	诊断前提：①羊水混有胎粪 ②患儿皮肤、脐带、甲床黄染 ③口鼻吸出物含有胎粪 ④气管插管时在声门处或气管内吸出物含胎粪
呼吸窘迫	症状轻重与吸入羊水性质和量相关。 呼吸急促、青紫、鼻翼扇动、吸气性三凹征、肺部啰音
持续性肺动脉高压	足月儿多见，重症，主要表现为持续、严重青紫，与肺部体征不平行，吸氧不缓解；需与青紫型先天性心脏病或严重肺疾病鉴别

三、辅助检查

临床试验：①高氧试验；②动脉导管前后血氧差异试验；③高氧-高通气试验

实验室检查：血气分析

X线检查：肺不张＋肺气肿＋弥漫性浸润影±气漏征象，与临床表现不平行

超声检查：帮助持续性肺动脉高压诊断

四、治疗

促进气管内胎粪排出：体位引流、气管插管吸引

对症治疗：氧疗、纠正酸中毒、维持正常循环

支持治疗：限制液体入量、抗生素、给予肺表面活性物质、预防气漏、气胸引流

持续性肺动脉高压治疗：碱化血液、血管扩张剂、NO吸入、其他如高频震荡和ECMO等

第八节 呼吸窘迫综合征

新生儿呼吸窘迫综合征（RDS）又称肺透明膜病（HMD），主要是由于缺乏肺表面活性物质（PS），生后不久（2～6小时内）出现呼吸窘迫，并进行性加重。多见于早产儿，胎龄越小，发病率越高。

PS是由Ⅱ型肺泡上皮细胞合成并分泌的一种磷脂蛋白复合物，其中卵磷脂是起表面活性作用的重要物质。PS覆盖在肺泡表面，降低其表面张力，防止呼气末肺泡萎陷，以保持功能残气量，稳定肺泡内压和减少液体自毛细血管向肺泡渗出。PS在孕18～20周开始产生，逐渐增加，35～36周迅速增加达肺成熟水平。

一、病因和发病机制

因素	发病机制
早产	PS不足或缺乏
窒息	低氧和代谢性酸中毒
低体温	低灌注和代谢性酸中毒
前置胎盘、胎盘早剥、母亲低血压	胎儿血容量减少
糖尿病母亲婴儿（IDM）	高胰岛素拮抗肾上腺皮质激素
剖宫产	肾上腺皮质激素分泌减少

二、临床表现

主要特点：生后6小时内出现进行性加重的呼吸窘迫。

- 鼻扇和三凹征
- 呼吸快（>60次/分）
- 呼气呻吟
- 发绀

体检：胸廓扁平，肺部呼吸音减弱，可闻及细湿啰音。

恢复期：易出现动脉导管未闭（PDA），病情好转后又突然加重，出现心率增快或减慢，心前区搏动增强，水冲脉，胸骨左缘第2肋间收缩期或连续性杂音；严重者可出现左心衰竭。

病程：一般在生后2～3天病情严重，3天后明显好转。胎龄、体重、是否应用PS治疗、有无合并感染以及动脉导管开放等将影响病情严重程度。

三、辅助检查

1. 实验室检查
   - 羊水或新生儿胃液泡沫试验
   - 羊水卵磷脂/鞘磷脂（L/S）值
   - 血气分析

2. X线检查：为确诊方法。①毛玻璃样改变；②支气管充气征；③白肺；④肺容量减少。动态观察X线片有助于鉴别诊断、病情程度判断和呼吸支持调整及治疗效果评价。

3. 超声波检查：有助于确定动脉导管开放。

四、鉴别诊断

注意与湿肺、B组链球菌肺炎、膈疝等疾病进行动态观察与鉴别。

五、治疗

1. 一般治疗：保温、监测、保证液体和营养供给、纠正酸中毒、合理应用抗生素。
2. 氧疗和辅助通气：重要手段

> 吸氧：目标维持 PaO_2 50～70mmHg 和 SpO_2 90％～95％
> 持续气道正压通气（CPAP）：鼻塞最常用
> 常频机械通气：上述方法无效，经气管插管行机械通气治疗
> 其他：高频通气等

3. PS替代疗法：经动物肺组织提取或人工合成PS，经新生儿气管内给予预防性或治疗用药，可明显改善肺顺应性和通气功能，减少呼吸机的气压伤。目前应用较多的是天然型PS：猪肺磷脂、牛肺磷脂等。

4. 关闭动脉导管
> 严格限制液体入量
> 应用前列腺素合成酶抑制剂：吲哚美辛或布洛芬
> 手术结扎动脉导管

六、预防

> 预防早产：加强高危妊娠监护及治疗
> 促进胎肺成熟：孕母产前应用地塞米松或倍他米松
> 预防性应用PS：胎龄<30周的早产儿，对有气管插管者于生后30分钟内应用

第九节　新生儿黄疸

新生儿血胆红素>5～7mg/dl，致使皮肤、黏膜和巩膜黄染，是新生儿的常见表现。

一、新生儿胆红素代谢特点：不同于成人

> 血清胆红素生成过多
> 血浆白蛋白联结胆红素能力差
> 肝细胞处理胆红素能力差
> 肝肠循环增加

二、新生儿黄疸分类

特点	生理性黄疸		病理性黄疸	
	足月儿	早产儿	足月儿	早产儿
出现时间	2～3 天	3～5 天	生后 24 小时内（早）	
高峰时间	4～5 天	5～7 天		
消退时间	5～7 天	7～9 天	黄疸退而复现	
持续时间	≤2 周	≤4 周	>2 周	>4 周（长）
血清胆红素 $\mu mol/L$ （mg/dl）	<221	<257	>221	>257（高）

续表

特点	生理性黄疸		病理性黄疸	
	足月儿	早产儿	足月儿	早产儿
	<12.9	<15	>12.9	>15
每日血清胆红素升高	<85μmol/L（5mg/dl）		>85μmol/L（5mg/dl）	
每日血清结合胆红素升高			>34μmol/L（2mg/dl）	
一般情况	良好		相应表现	
原因	新生儿胆红素代谢特点		病因复杂	

三、病理性黄疸的病因

$\begin{cases} 胆红素生成过多 \\ 肝胆红素代谢障碍 \\ 胆汁排泄障碍 \end{cases}$

四、诊断流程图

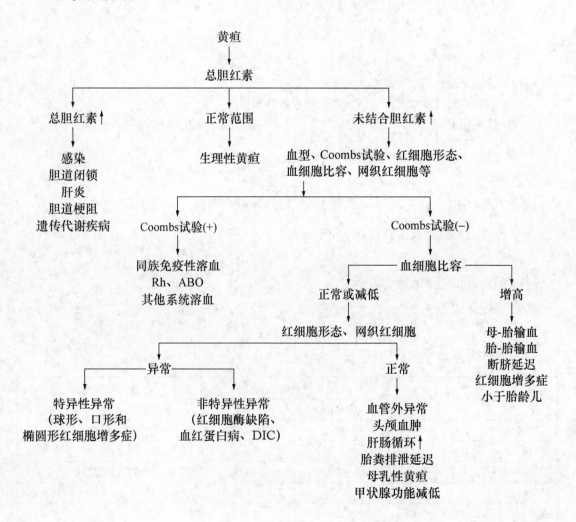

第十节　新生儿溶血病

新生儿溶血病（HDN）系指母、子血型不合引起的同族免疫性溶血。以 ABO 血型不合最常见，其次为 Rh 血型不合。

一、病因和发病机制

胎儿从父亲遗传而来的红细胞抗原恰为母亲所缺少，胎儿红细胞通过胎盘进入母体血循环中，刺激母体产生相应的血型抗体（IgG），抗体又通过胎盘进入胎儿血循环中导致胎儿、新生儿体内特异性抗原抗体反应，使红细胞致敏，被单核-吞噬细胞系统破坏而溶血。

二、临床表现

临床表现主要为高未结合胆红素血症和贫血。症状轻重与溶血程度相关，主要表现为黄疸、贫血和肝脾大。

Rh 和 ABO 溶血病的比较

	Rh 溶血病	ABO 溶血病
临床特点		
频率	不常见	常见
苍白	显著	轻
水肿	较常见	罕见
黄疸	重度	轻～中度
肝脾大	显著	较轻
第一胎受累	很少	约半数
下一胎更严重	大多数	不一定
晚期贫血	可发生	很少发生
实验室检查		
母血型	Rh d、e、c	O（多数）
子血型	Rh D、E、C	A 或 B（多数）
贫血	显著	轻
抗人球蛋白直接法	阳性	改良法阳性
抗人球蛋白间接法	阳性	阳性
红细胞形态	有核红细胞增多	小球形红细胞增多

三、并发症

胆红素脑病是新生儿溶血病最严重的并发症，早产儿更易发生，多于生后 4～7 天出现症状。临床分 4 期。

分期	表　现	持续时间
警告期	嗜睡、反应低下、吮吸无力、拥抱反射减弱、肌张力减低	12～24 小时
痉挛期	抽搐、角弓反张和发热 轻者双眼凝视；重者肌张力增高、呼吸暂停、惊厥	12～48 小时
恢复期	吃奶及反应好转，抽搐减少，角弓反张逐渐消失，肌张力逐渐恢复	2 周
后遗症期	手足徐动、眼球运动障碍、听觉障碍和牙釉质发育不良等四联症	持续存在

四、实验室检查

确定有无溶血：血常规、网织红细胞、血清胆红素

检查母子血型

母子血型交叉免疫试验 ┤ 改良直接抗人球蛋白试验

抗体释放试验

游离抗体试验

鉴别诊断：应与先天性肾病、新生儿贫血、生理性黄疸鉴别。

五、治疗

产前治疗	新生儿治疗
血浆置换	光疗：降低血清胆红素
宫内输血	药物治疗：白蛋白、肝酶诱导剂、纠酸、静脉用丙种球蛋白
药物治疗：肝酶诱导剂	换血疗法：换出抗体和致敏红细胞、胆红素，纠正贫血
提前分娩	其他治疗：对症治疗

第十一节　新生儿感染性疾病

新生儿感染病因

先天性感染	围生期感染	生后感染
TORCH 感染	败血症	败血症
弓形体	单纯疱疹病毒感染	化脓性脑膜炎
风疹	HIV 感染	其他各种感染
巨细胞病毒		
单纯疱疹病毒		
其他：HIV、梅毒等		

一、新生儿败血症

病原体侵入新生儿血液循环，并在其中生长、繁殖、产生毒素而造成的全身炎症反应综合征。

(一) 临床表现

根据发病时间分两型。

	早发型败血症	晚发型败血症
发病时间	生后 7 天内起病	生后 7 天后起病
感染途径	母婴垂直传播	水平传播
病原	以 G^- 杆菌为主	以葡萄球菌为主
临床表现	暴发性多器官受累，病死率高	常有局灶性感染，病死率较低

早期临床表现常不典型，"五不"症状：不吃、不哭、反应不好、体温不升、体重不增。

晚期表现为多器官受损，①黄疸；②肝脾大；③出血倾向；④休克；⑤多系统损害表现：消化道、呼吸道、心血管、神经症状等。

（二）实验室检查

病原学检查：血培养和其他部位体液培养、抗原检测、分子生物学检测方法
常规检查：血常规、C反应蛋白、血清降钙素原（PCT）、白细胞介素6（IL-6）

（三）诊断

临床诊断
　病史高危因素
　临床症状体征
　血常规改变和C反应蛋白增高

确诊：血培养阳性。

（四）治疗

1. 抗生素治疗

用药原则
　早用药
　静脉、联合给药
　疗程足
　注意药物毒副作用

2. 处理严重并发症
　抗休克
　清除感染灶
　纠正酸中毒和低氧血症
　减轻脑水肿

3. 其他治疗
　清除感染灶
　支持治疗：保温、供氧、维持液量
　免疫治疗：静脉用免疫球蛋白、交换输血、成分输血

二、新生儿感染性肺炎

主要有三种类型。

	宫内感染性肺炎	产时感染性肺炎	生后感染性肺炎
病原体	病毒为主，细菌少见	细菌为主	病毒、细菌均可
感染途径	经胎盘感染	吸入污染羊水或分泌物	水平传播
临床表现	多在生后24小时发病，多系统受累，脐血IgM升高	发病时间因不同病原体而异，以肺部病变为主	常有流行病学史，症状不典型

治疗
　呼吸道管理：保持呼吸道通畅，雾化吸入、翻身、拍背
　氧疗：纠正低氧血症
　抗病原体治疗：根据病因选择抗生素
　支持治疗：纠正水、电解质和酸碱失衡，限制入量、保证能量和营养供给等

三、新生儿破伤风

破伤风梭状杆菌侵入脐部，产生痉挛毒素引起牙关紧闭和全身骨骼肌强直性痉挛为特征的急性感染性疾病。多有不洁分娩史，常在生后4～6天发病。

（一）临床表现

俗称"四六风""七日风"，典型表现为牙关紧闭、苦笑面容、角弓反张。痉挛反复发作，发作时神志清楚为其特点。任何刺激均可诱导痉挛发生。

（二）治疗

护理：安静、避光，减少刺激。
抗毒素：破伤风抗毒素脐周封闭注射＋静脉滴注。
控制痉挛：地西泮和苯巴比妥钠交替应用。
抗生素：青霉素或甲硝唑静脉滴注7～10天。

四、新生儿巨细胞病毒感染

（一）分类

	先天性感染	围生期感染	生后感染
感染途径	宫内感染	经产道感染、吸入含病毒的分泌物、输血等	摄入含病毒的母乳
临床表现	90％无症状，10％为多系统受累表现，常见后遗症为神经性耳聋、智力低下等	主要为肝炎和间质性肺炎，足月儿预后良好；早产儿可有多系统损害而致命	主要为间质性肺炎和肝炎，病程迁延
实验室检查特点	脐血 IgM 升高，生后 2 周内排毒	生后 3～12 周排毒	母乳和患儿尿 CMV-DNA 检测阳性

（二）治疗

丙氧鸟苷静脉滴注，疗程6周。注意副作用：白细胞和血小板减少。

五、先天性弓形虫感染

（一）定义

由刚地弓形虫引起的先天性感染，是引起小儿中枢神经系统先天畸形及精神发育障碍的重要病因之一。

（二）临床表现

中枢神经系统受损和眼部症状最突出。
典型三联症：脑积水、视网膜脉络膜炎和颅内广泛钙化灶。

（三）治疗

$$\left\{\begin{array}{l}\text{磺胺嘧啶}\\\text{乙胺嘧啶}\\\text{螺旋霉素}\end{array}\right.$$

六、新生儿衣原体感染

定义：由沙眼衣原体引起的包涵体结膜炎及沙眼衣原体肺炎。主要是在分娩时通过产道获得感染。

治疗：首选红霉素。

七、先天性梅毒

梅毒螺旋体由母体经胎盘进入胎儿血循环所致的全身性感染。

（一）分类

$$\left\{\begin{array}{l}\text{早期梅毒：感染和炎症损害}\\\text{晚期梅毒：遗留畸形或慢性损害}\end{array}\right.$$

（二）临床表现

$$\left\{\begin{array}{l}\text{肝脾和全身淋巴结肿大}\\\text{皮肤、黏膜损害}\\\text{骨损害}\\\text{血液异常}\\\text{其他：早产、小于胎龄儿、神经系统受累等}\end{array}\right.$$

（三）治疗

首选青霉素，注意隔离，上报传染病报告。

第十二节　新生儿寒冷损伤综合征

新生儿寒冷损伤综合征又称为新生儿硬肿症，是由于寒冷、早产、围生期缺氧和感染等多种原因引起的皮肤和皮下脂肪变硬及水肿，常伴有低体温及多器官功能衰竭。

一、病因和病理生理

新生儿易发生低体温和皮肤硬肿的原因为：

$$\left\{\begin{array}{l}\text{体温调节中枢不成熟}\\\text{体表面积相对较大}\\\text{机体储存热量少}\\\text{缺乏寒战反应，棕色脂肪代偿能力有限}\\\text{皮下脂肪中饱和脂肪酸含量高，低温时易凝固}\end{array}\right.$$

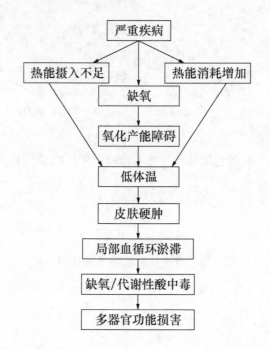

二、临床表现

多发生于寒冷季节或重症感染时，低体温和皮肤硬肿是主要临床特点。

三、诊断分度

	轻度	中度	重度
体温	≥35℃	<35℃	<30℃
硬肿范围	<20％	20％～50％	>50％
器官功能障碍	无	轻	重

四、鉴别诊断

新生儿水肿
新生儿皮下坏疽

五、治疗

复温：缓慢复温，加强监测
补充热量和液体：逐渐增加热量，限制入量
控制感染：应用抗生素
纠正器官功能障碍：治疗心力衰竭、休克、DIC、肺出血、肾衰竭等

第十三节　新生儿坏死性小肠结肠炎

新生儿坏死性小肠结肠炎（NEC）是以腹胀、呕吐、便血为主要临床表现，以肠壁囊样积气和门静脉积气为 X 线特征的新生儿期常见胃肠道急症。

一、病因和发病机制

NEC 是由多因素综合作用所致。其中涉及多个 "i"：

早产 （immaturity）

感染 （infection）

摄食 （ingestion）

缺血 （ischemia）

氧合不足 （insufficient oxygenation）

损伤 （injury）

血管内置管 （intravascular catheter）

免疫因素 （immunological factor）

在肠黏膜屏障功能不良或被破坏和肠腔内存在食物残渣情况下，细菌在肠腔和肠壁繁殖并产生大量炎症介质，最终引起肠壁损伤甚至坏死、穿孔和全身炎症反应甚至休克、多器官衰竭。

二、病理

病变常累及回肠末端和近端结肠，但胃肠道的任何部位甚至整个肠道都可受累。主要损伤包括黏膜和黏膜下层糜烂、出血、坏死。严重者可发生肠壁全层坏死和穿孔。受累节段肠道表现有斑片状病灶。

三、临床表现

①NEC 的临床表现轻重差异很大，可表现为全身非特异性感染症状如呼吸暂停、心动过缓、嗜睡、休克等；②典型胃肠道症状如腹胀、呕吐、腹泻或便血三联症；③病情突然恶化往往提示胃肠道穿孔；④若出现高度腹胀、腹壁红肿或极度腹壁压痛，常提示腹膜炎。

四、辅助检查

腹部 X 线检查为诊断 NEC 的确诊依据。采取右侧卧位摄片，易发现气腹征象。主要表现：

麻痹性肠梗阻

肠壁间隔增宽

肠壁间积气

门静脉积气 } 特征性表现

部分肠袢固定

腹腔积液

气腹征

C 反应蛋白持续升高是反映病情严重程度和进展的重要指标。

伴有难以纠正的酸中毒和严重的电解质紊乱，提示存在败血症和肠坏死。

血培养阳性者仅占 1/3。

五、诊断

同时具备以下三点可确诊：

全身感染中毒表现

胃肠道表现

腹部 X 线表现

六、治疗

禁食，胃肠减压，抗感染，对症支持治疗，外科治疗。

第十四节 新生儿出血症

新生儿出血症（HDN）是由于维生素 K 缺乏导致体内某些维生素 K 依赖性凝血因子活力下降的自限性出血性疾病。

一、病因和发病机制

凝血因子（Ⅱ、Ⅶ、Ⅸ、Ⅹ） $\xrightarrow{\text{维生素 K}}$ 凝血活性因子

新生儿维生素 K 缺乏原因
- ①肝贮存不足
- ②肠道合成不足
- ③摄入不足
- ④吸收不良

二、临床表现

根据发病时间分为三种类型：
- 早发型：在生后 24 小时内发生出血。
- 经典型：生后 2～6 天发病。
- 晚发型：出生 1 个月后发病。

三、辅助检查

- 凝血酶原时间和部分凝血活酶时间明显延长
- 活性Ⅱ/Ⅱ因子总量比值测定
- 前体蛋白 PIVKA（protein induced by vitamin K antagonists）法
- 血浆维生素 K 浓度测定

四、诊断与鉴别诊断

根据病史特点、临床表现和维生素 K 治疗前的实验室检查，尤其是维生素 K 治疗有效可做出诊断。应注意与以下疾病鉴别：
- 新生儿咽下综合征
- 新生儿消化道疾病：如应激性溃疡、胃穿孔、坏死性小肠结肠炎等。
- 新生儿其他出血性疾病：如免疫性血小板减少性紫癜、弥散性血管内凝血、先天性凝血因子缺乏症等。

五、治疗

维生素 K_1 1～5mg 静脉注射，疗程 3～5 天；纠正低血容量和贫血；静脉输入凝血酶原复合物 15～20U/kg，以补充凝血因子。

第十五节 新生儿低血糖和高血糖

一、新生儿低血糖

(一)定义

新生儿血糖<2.2mmol/L（40mg/dl）称低血糖症。

(二)病因和发病机制

分类	暂时性低血糖	持续性低血糖
病因	葡萄糖贮存不足	高胰岛素血症
	葡萄糖利用增加	内分泌缺陷
		遗传代谢病

(三)临床表现

多数无临床症状。少数表现为交感神经兴奋症状，如面色苍白、肌张力低下、心动过速和饥饿感。也可出现中枢神经系统功能紊乱现象如嗜睡、激惹、颤抖、尖叫、呼吸暂停、青紫、昏迷等。

(四)辅助检查

①在生后 24 小时内反复监测血糖。②对反复发作或持续性低血糖应测血胰岛素、高血糖素、T_3、T_4、TSH、生长激素和皮质醇。③必要时测血、尿氨基酸及有机酸。④做腹腔部 B 超或 CT 检查，检查有无胰岛细胞增生或胰岛腺瘤。

(五)治疗

1. 无症状性低血糖：口服 10％葡萄糖液，每次 5～10ml/kg，每 2 小时一次，直到血糖水平稳定。静脉输葡萄糖速度为 6～8mg/(kg·min)，多数 1～2 天内低血糖可纠正，应逐渐减量至停用。

2. 症状性低血糖：立即输 10％葡萄糖 2ml/kg，以每分钟 1ml 速度缓慢静注，然后以 8～10mg/(kg·min) 滴速维持，每 4～6 小时监测血糖，根据血糖值调整输糖速度。如静脉输注葡萄糖>12mg/(kg·min)，血糖仍低者，除进一步查找病因外，可加用氢化可的松 5mg/kg，以诱导糖异生酶活性增加，增加肝糖原分解，使血糖升高，疗程 3～5 天，逐渐减量停药。

3. 持续性低血糖：葡萄糖输注速度需提高至 20～30mg/(kg·min)，还可应用胰高血糖素、二氮嗪等药物，治疗原发性疾病。胰岛细胞增多症的患儿常需外科手术切除胰腺。

二、新生儿高血糖

(一)定义

新生儿全血葡萄糖>7mmol/L（125mg/dl）称高血糖症（hyperglycemia）。

（二）病因和发病机制

$\left\{\begin{array}{l}\text{应激状态}\\\text{医源性因素}\\\text{药物影响}\\\text{新生儿糖尿病}\end{array}\right.$

（三）临床表现

轻者无症状，血糖＞14mmol/L（250mg/dl）或持续时间较长者可发生高渗性利尿、高渗血症，表现为脱水、烦渴、多尿、颅内血管扩张，甚至发生颅内出血。

暂时性糖尿病一般发生在生后 6 周内，出现生长迟缓、消瘦和脱水。此病有自限性，可自愈。

（四）治疗

去除病因，治疗原发病，停用激素，纠正缺氧，控制感染。葡萄糖入量每天不超过 8～12g/kg。如空腹血糖＞14mmol/L（250mg/dl）或控制输液速度后高血糖症状持续存在，需补充胰岛素，并定期监测血糖变化，血糖正常后停用。

第十六节 新生儿低钙血症

新生儿血钙＜1.75mmol/L（7mg/dl）或血清游离钙＜0.9mmol/L（3.5mg/dl）为低钙血症。

一、病因和发病机制

分类	早期低钙血症	晚期低钙血症
发病时间	生后 72 小时内发病	生后 72 小时后发病
高危因素	早产儿、小于胎龄儿、母患糖尿病、妊高征、窒息、感染、产伤等	人工喂养的足月儿、补充碱性液、暂时性或先天性特发性甲状旁腺功能不全
发病机制	细胞大量破坏，导致高血磷所致	配方奶钙磷比例不适宜，钙吸收减少所致，先天异常等

二、临床表现

最常见症状主要是神经肌肉兴奋性增高：易激惹、烦躁、面肌及四肢肌肉小抽动（眼肌、口角肌），伴有阵发性青紫及呼吸暂停，重者表现为全身性惊厥，常伴有心音低钝和双下肢水肿。

三、辅助检查

血钙或游离钙低于正常即可确诊，血磷正常或升高。心电图示 Q-T 间期延长。

四、治疗

镇静止痉，静脉补钙，注意鉴别诊断。10％葡萄糖酸钙 2ml/kg 加等量 5％葡萄糖静脉缓慢注射，每日 1～2 次，最大量不超过 3g/d。注意：①在钙剂静脉注射时要监测心率，保持 80 次/分以上，切忌快速推注，以免引起心动过缓甚至心搏骤停。②钙剂不能和碳酸氢钠、头孢曲松同时静脉滴入。③不能肌内注射，更不能渗漏到皮下。④经过补钙而低钙血症难以纠正，要注意低镁血症，必要时补充镁剂。

第十七节 新生儿脐部疾病

一、脐炎

细菌侵入脐带残端，在其中繁殖所引起的急性炎症。常见病原菌为金黄色葡萄球菌、大肠埃希菌等。轻者脐周红肿，重者为脐周蜂窝织炎，甚至可引发皮下坏疽、腹膜炎、败血症等。

二、脐疝

由于脐环薄弱，腹腔脏器由脐环处向外突出到皮下，形成脐疝。哭闹时脐疝外凸明显，多数可逐渐缩小，自然闭合，疝囊较大需择期手术修补。

三、脐肉芽肿

断脐后脐带创面受异物刺激或感染，局部形成肉芽组织增生，表面湿润，有少量黏液或脓性渗出物，经局部消毒清洁或硝酸银烧灼后可愈合。

第十八节 新生儿产伤性疾病

一、头颅血肿

产伤导致颅骨骨膜下出血，血肿局限于一块头骨（顶骨常见），出血为自限性。其临床特点为不越过颅骨缝，可伴颅骨线性骨折。应与先锋头、帽状腱膜下出血鉴别。血肿常于数周内消退，有时可达数月，血肿边缘可出现钙化。无须治疗，预后好，切忌按摩，以免继发感染。

二、锁骨骨折

是产伤性骨折最常见类型，常见于肩位难产。骨折多发生于右侧锁骨中段外 1/3 处。患儿可无症状或拥抱反射时表现同侧手臂活动减弱。数日后因骨痂形成，在锁骨上可触及团块。无须治疗，预后好。

三、臂丛神经麻痹

是新生儿周围神经损伤中最常见类型，常见于肩位难产，头颈受牵拉，导致上臂丛神经（$C_5 \sim C_6$）损伤，足月、体重大者多见。患儿肩关节不能外展或伸直，肘部伸展，前臂旋后而腕部屈曲，多为暂时性，常在 2～3 个月内恢复，少数为永久性肢体损伤。

四、面神经损伤

由于产钳钳压或胎儿从产道下降过程中受母亲骨盆压迫所致。损伤常为单侧、周围性，眼不能闭合、不能皱眉，哭闹时面部不对称，患侧鼻唇沟浅，口角向健侧歪斜。多数在生后 1 个月内能自行恢复。

轻松应试

一、名词解释

1. Apgar 评分
2. 新生儿窒息
3. 肺表面活性物质
4. 支气管充气征
5. 持续胎儿循环
6. 生理性黄疸
7. 病理性黄疸
8. 胆红素脑病（核黄疸）
9. 光照疗法
10. TORCH 感染
11. 足月儿
12. 早产儿
13. 过期产儿
14. 小于胎龄儿
15. 大于胎龄儿
16. 巨大儿
17. 极低出生体重儿
18. 低出生体重儿
19. 早期新生儿
20. 高危儿
21. 中性温度
22. 足月小样儿
23. 宫内生长迟缓
24. 新生儿坏死性小肠结肠炎

二、选择题

【A 型题】

1. 足月新生儿，心率波动范围是
   A. 60～140 次/分
   B. 90～120 次/分
   C. 90～160 次/分
   D. 100～180 次/分
   E. 以上都不是

2. 新生儿窒息，首先应采取的复苏措施是
   A. 气囊加压给氧
   B. 给地塞米松
   C. 尽量吸尽呼吸道黏液
   D. 用地高辛
   E. 用呼吸机

3. 新生儿轻度窒息，Apgar 评分为
   A. 10 分
   B. 7～10 分
   C. 4～7 分
   D. 2～4 分
   E. 0～3 分

4. 对于新生儿缺氧缺血性脑病，控制惊厥首选

   A. 地西泮
   B. 劳拉西泮
   C. 苯巴比妥
   D. 苯妥英钠
   E. 卡马西平

5. 新生儿缺氧缺血性脑病症状最常出现的时间是
   A. 生后 6 小时内
   B. 生后 12 小时内
   C. 生后 24 小时内
   D. 生后 48 小时内
   E. 生后 72 小时内

6. 关于新生儿窒息，下列说法哪项是**错误**的
   A. 是指生后无呼吸者
   B. 生后无窒息，数分钟后出现呼吸抑制者
   C. 可导致低氧血症
   D. 无二氧化碳蓄积
   E. 可造成多器官受损

7. 关于头颅血肿，下列说法中**错误**的是
   A. 顶部多见
   B. 常为一侧性

C. 超越骨缝

D. 小的血肿不需治疗

E. 可伴高胆红素血症

8. 关于颅内出血，下列说法中**错误**的是

A. 由产伤和缺氧引起

B. 产伤性颅内出血，足月儿多见

C. 小脑出血，足月儿多见

D. 脑室周围-脑室内出血，早产儿多见

E. 硬脑膜下出血多为产伤

9. 诊断新生儿颅内出血，下列哪项是**错误**的

A. 窒息史

B. 产伤史

C. 脑性尖叫

D. 前囟紧张

E. 脑脊液检查正常可除外颅内出血

10. 某新生男婴，1天，生后1分钟 Apgar 评分5分。查体：易激惹，心率150次/分，肌张力稍增强，Moro 反射增强，余（一），最可能的诊断是

A. 低钙惊厥

B. 缺氧缺血性脑病

C. 中枢神经系统感染

D. 胆红素脑病

E. 以上都不是

11. 一足月新生儿，出生体重3.2kg，有胎儿窘迫史，生后1分钟及5分钟 Apgar 评分分别为3分和6分。生后3小时患儿易激惹，肌张力增高，有呼吸暂停。下列各项检查哪项**不是**必需的

A. 血糖

B. 血钙

C. 呼吸、心率、血压监测

D. 头颅超声波检查

E. 血清总胆红素和结合胆红素

12. 一足月儿娩出过程不顺利，生后 Apgar 评分1分钟、5分钟及10分钟分别为2、3、6分，生后8小时小儿肌张力高，有吸吮、咂嘴等动作，阵发性口周发绀。最可能的诊断是

A. 化脓性脑膜炎

B. 低血糖

C. 缺氧缺血性脑病

D. 胆红素脑病

E. 破伤风

13. 一足月新生儿，因脐带绕颈引起胎儿窘迫，娩出时 Apgar 评分1分钟2分、5分钟5分、10分钟7分。由于窒息可致下述表现，**除了**

A. 意识改变，惊厥

B. 肾损害

C. 溶血性贫血

D. 坏死性小肠结肠炎

E. 持续胎儿循环

14. 一新生儿娩出后1分钟时心率为每分钟96次，呼吸不规则而慢，四肢活动好，弹足底能皱眉。躯体肤红，四肢青紫。Apgar 评分为

A. 9分

B. 8分

C. 7分

D. 6分

E. 5分

15. 男婴，38周，出生体重3700g。羊水胎粪污染、黏稠。出生时无呼吸，心率80次/分，全身苍白，四肢软。此时应立即首选哪项措施

A. 用吸球或吸管吸净口鼻黏液

B. 气囊面罩加压给氧

C. 心外按压

D. 气囊面罩加压给氧同时心外按压

E. 气管插管清理气道及加压给氧

（16～17题共用题干）

某足月儿，胎头吸引分娩，有窒息史，转入儿科后一直嗜睡、呕吐，枕部有血肿，前囟3cm×3cm，颅缝略宽。

16. 最可能的诊断是

A. 新生儿败血症

B. 新生儿低血糖

C. 新生儿先天性脑积水

D. 新生儿化脓性脑膜炎

E. 新生儿缺氧缺血性脑病

17. 首选何种检查确诊

A. 血培养

B. 头颅 CT

C. 血糖

D. 血电解质

E. 脑脊液

（18~20 题共用题干）

某新生儿出生时皮肤苍白，心率 60 次/分，无呼吸，四肢略屈曲，弹足底无反应。

18. Apgar 评分为
    A. 0 分
    B. 1 分
    C. 2 分
    D. 3 分
    E. 4 分

19. 诊断可能为
    A. 新生儿重度窒息
    B. 新生儿轻度窒息
    C. 新生儿颅内出血
    D. 新生儿缺氧缺血性脑病
    E. 新生儿败血症

20. 处理中最重要的是
    A. 清理呼吸道
    B. 维持正常循环
    C. 预防感染
    D. 母乳喂养
    E. 记录尿量

21. 早产儿有呼吸暂停，主要是因为
    A. 肺泡数量相对少
    B. 呼吸中枢相对不成熟
    C. 肺泡表面活性物质少
    D. 肋间肌肌力弱
    E. 膈肌位置高

22. 新生儿呼吸窘迫综合征（NRDS）出现呼吸困难的时间是
    A. 生后 6 小时内
    B. 生后 12 小时
    C. 生后 1 天
    D. 生后 2 天
    E. 生后 3 天

23. NRDS 多见于
    A. 足月儿
    B. 早产儿

C. 过期产儿

D. 巨大儿

E. 大于胎龄儿

24. 用于关闭早产儿动脉导管的药物是
    A. 地高辛
    B. 卡托普利
    C. 吲哚美辛
    D. 前列腺素
    E. 妥拉唑啉

25. 预防胎粪吸入综合征（MAS）的关键是
    A. 防止早产
    B. 防止胎儿缺氧
    C. 防止持续肺动脉高压（PPHN）
    D. 防止维生素 K 缺乏
    E. 防止 ABO 溶血

26. 关于 NRDS，下列说法中**错误**的是
    A. 早产儿多见
    B. 生后 3 天出现呼吸困难
    C. 可有呼吸音减低
    D. 早用 CPAP
    E. 可用肺表面活性物质

27. 关于胎粪吸入性肺炎，下列说法中**错误**的是
    A. 多见于早产儿
    B. 有胎儿缺氧
    C. 可有呼吸困难
    D. 可出现 PPHN
    E. 可有呼吸性酸中毒

28. 一足月新生儿，顺产，生后立即出现呼吸快，频率 70 次/分，有三凹征，口周青紫，双肺可闻及湿啰音。生后 1 小时患儿症状明显改善，呼吸频率降至 40 次/分，除有轻度周围青紫外，余均正常。最可能的是
    A. 吸入性肺炎
    B. 产前感染性肺炎
    C. 新生儿呼吸窘迫综合征
    D. 产时感染性肺炎
    E. 正常生理特点

29. 某足月新生儿生后第 3 天，家长见他每隔 10~15 秒后有 5~10 秒"不呼吸"，但无皮肤颜色及心率改变，应做何处理

A. 给咖啡因

B. 给氨茶碱

C. 持续气道正压（CPAP）给氧

D. 供氧

E. 向家长解释，观察

30. 新生儿胆红素代谢特点是

    A. 红细胞数相对多，但生后破坏少

    B. 红细胞寿命比成人长 20～40 天

    C. 来自肝及组织内的血红素蛋白少

    D. 无效造血较多

    E. UDPGT 含量高

31. 生后 24 小时内出现黄疸，应首先考虑

    A. 生理性黄疸

    B. 先天性感染

    C. 新生儿溶血病

    D. 新生儿败血症

    E. 胆道闭锁

32. 确诊 Rh 溶血病的关键是

    A. 是否有胎儿水肿

    B. 黄疸出现时间

    C. 黄疸严重程度

    D. 肝脾肿大程度

    E. 红细胞直接抗人球蛋白试验

33. 下列哪项是胆红素脑病的临床表现

    A. 嗜睡

    B. 肌张力减低

    C. 肌张力增强

    D. 喂养困难

    E. 以上均是

34. 光照疗法降低胆红素最有效的是

    A. 紫外线

    B. 红外线

    C. 绿光

    D. 蓝光

    E. 日光

35. 新生儿高胆红素血症可导致

    A. 败血症

    B. 支气管肺炎

    C. 胆红素脑病

    D. 颅内出血

    E. 破伤风

36. 新生儿 ABO 血型不合溶血病常见于

A. 母血型为 A 或 B，胎儿血型为 O

B. 母血型为 A 或 B，胎儿血型为 AB

C. 母血型为 AB，胎儿血型为 A 或 B

D. 母血型为 O，胎儿血型为 A 或 B

E. 母血型为 O，胎儿血型为 AB

37. 为降低高胆红素血症，防止胆红素脑病的发生，哪种方法最为有效

    A. 口服苯巴比妥

    B. 蓝光照射

    C. 静脉滴注白蛋白

    D. 应用激素

    E. 静脉滴注葡萄糖

38. 下列因素可使新生儿黄疸加重，**除了**

    A. 饥饿

    B. 缺氧

    C. 便秘

    D. 失水

    E. 碱中毒

39. 下列哪项**不是**胆红素脑病后遗症

    A. 手足徐动

    B. 智力落后

    C. 牙釉质发育不良

    D. 眼球运动障碍

    E. 偏瘫

40. 患儿 8 天，早产儿，体重 2000g，生后第 3 天出现黄疸，至今仍重，体温 37℃，一般好，WBC 12×10^9/L，ALT 正常，血清总胆红素 171μmol/L，间接胆红素为主，最可能的诊断是

    A. 新生儿败血症

    B. 生理性黄疸

    C. 新生儿肝炎

    D. G-6PD 缺乏症

    E. 先天性胆道闭锁

41. 新生儿 ABO 溶血病，可发生于第一胎，因为自然界 ABO 抗原因子可使 O 型血妇女的血清中产生

    A. 抗 A、抗 B 的 IgA

    B. 抗 A、抗 B 的 IgG

    C. 抗 A、抗 B 的 IgE

    D. 抗 A、抗 B 的 IgM

    E. 抗 A、抗 B 的 IgD

42. 某足月新生儿生后第 2 天出现黄疸，间接胆红素 220μmol/L。最**不可能**的诊断是
    A. 新生儿 ABO 溶血
    B. 新生儿 Rh 溶血
    C. 新生儿败血症
    D. 先天性胆道闭锁
    E. G-6PD 缺乏症

43. 某出生 3 天男婴，于 2 天前出现黄疸，逐渐加重，1 天来嗜睡、拒奶。查体：反应差，重度黄染，心肺（－），肝肋下 3cm，肌张力低下。化验：血红蛋白 120g/L，红细胞 3.9×10^{12}/L，网织红细胞 9%，胆红素 350μmol/L。诊为
    A. 新生儿败血症
    B. 新生儿肝炎
    C. 先天胆道闭锁
    D. 新生儿溶血病
    E. 新生儿化脓性脑膜炎

44. 某早产儿生后第 2 天出现嗜睡、呕吐、拒奶，时有烦躁及抽搐，偶有尖叫。第 4 天查体：皮肤黄染，心率 150 次/分，两肺（－），腹软，肝脾大，四肢肌张力增强。化验：红细胞 4×10^{12}/L，血红蛋白 130g/L，周围血涂片见有核红细胞 20%，血清胆红素 345μmol/L，血糖 4.3mmol/L。最可能的诊断是
    A. 低血糖
    B. 颅内出血
    C. 溶血病合并胆红素脑病
    D. 重症新生儿肺炎
    E. 败血症合并化脓性脑膜炎

45. 某母乳喂养患儿于生后 6 天出现黄疸，2～3 周达高峰，血清胆红素 278μmol/L，无核黄疸症状，改用人工喂养后，黄疸明显消退。化验：肝功能正常，血胆红素以未结合胆红素为主。应考虑
    A. 新生儿肝炎
    B. 新生儿巨细胞感染
    C. 母乳性黄疸
    D. 新生儿溶血病
    E. 新生儿败血症

46. 某足月新生儿生后 2 天，因黄疸 1 天入院，皮肤重度黄染，心肺腹脐无异常，母血型为 O 型，子为 A 型，血红蛋白 130g/L，网织红细胞 8%。该病机制可能为
    A. 同族免疫性溶血
    B. 红细胞膜缺陷
    C. 红细胞酶缺陷
    D. 异常血红蛋白
    E. 自身免疫性溶血

47. 一新生儿因高胆红素血症，做血清学检查，直接抗人球蛋白试验阳性，释放试验释放出抗 E、C 抗体。其母的 Rh 血型可能是
    A. eCdee
    B. ecDEE
    C. cCDEe
    D. ccDee
    E. CCDEE

48. 一个 Rh 溶血病患儿的血型是 O，CcDEe，其母为 A，ccdee，现需交换输血。下列血型的血液选哪一种最理想
    A. O，CcDE
    B. A，ccdEe
    C. O，CCDEE
    D. O，ccdee
    E. A，CcdEe

49. 一足月顺产儿，母乳喂养，生后 24 小时黄疸明显，血清胆红素 210μmol/L，母血型 O，Rh（＋）。为诊断，首选下列哪项检查
    A. 血培养
    B. 测 G-6PD 活性
    C. 暂停母乳喂养
    D. 网织红细胞计数
    E. 血型及抗人球蛋白试验

50. 一足月顺产儿，25 天，出生体重 3.2kg，母乳喂养，生后第 3 天出现黄疸，至今黄疸不退，小儿吃奶好，体温正常。体检：体重 3.85kg，除皮肤黄染外，无其他异常，血、尿常规均正常，血清胆红素 170μmol/L。请问如何处理
    A. 光照疗法
    B. 交换输血
    C. 口服泼尼松

D. 服用苯巴比妥

E. 停母乳，向家长解释

51. 新生儿出生体重 3.2kg，生后 48 小时血清总胆红素 267μmol/L，未结合胆红素 249μmol/L。在等待化验检查结果期间，首选的治疗方法是

　　A. 光照疗法

　　B. 输注白蛋白

　　C. 口服苯巴比妥

　　D. 交换输血

　　E. 输血浆

52. 某足月新生儿，日龄 5 天，吃奶可，无发热，生后第 3 天出现皮肤黄染来门诊。查体：精神、反应好，面部及全身皮肤黄染，前囟平软，心肺腹脐均无异常。血胆红素 165μmol/L。考虑为

　　A. 新生儿溶血病

　　B. 新生儿败血症

　　C. 新生儿生理性黄疸

　　D. 新生儿肝炎

　　E. 新生儿胆道闭锁

(53～55 题共用题干)

某足月男孩，顺产，出生体重 3.2kg，生后 20 小时开始出现黄疸，胆红素测定为 210μmol/L。

53. 为明确诊断，首选的检查指标是

　　A. 血培养

　　B. 血 ALT 测定

　　C. 抗人球蛋白试验

　　D. G-6PD 测定

　　E. 腹部 B 超

54. 最可能的诊断是

　　A. 母乳性黄疸

　　B. 生理性黄疸

　　C. 新生儿肝炎

　　D. 新生儿溶血病

　　E. 新生儿败血症

55. 最主要的治疗是

　　A. 给予抗生素

　　B. 禁食母乳

　　C. 给予大剂量维生素 C

D. 给予维生素 E

E. 光照疗法

(56～57 题共用题干)

某早产儿，体重 2.2kg，生后 2 天，诊断为新生儿溶血病，化验胆红素 342μmol/L，出现嗜睡、拥抱反射消失、肌张力减低。

56. 最可能的诊断是

　　A. 化脓性脑膜炎

　　B. 颅内出血

　　C. 癫痫

　　D. 破伤风

　　E. 胆红素脑病

57. 首选的治疗是

　　A. 光照治疗

　　B. 换血疗法

　　C. 输白蛋白

　　D. 纠正酸中毒

　　E. 给予苯巴比妥

58. 新生儿血中免疫球蛋白，从母体可经胎盘进入胎儿的是

　　A. IgA

　　B. IgM

　　C. IgG

　　D. IgD

　　E. IgE

59. 新生儿败血症的特点为

　　A. 高热

　　B. 白细胞总数增加

　　C. 有皮肤伤口

　　D. 有胎内、产道感染

　　E. 缺乏特异症状

60. 新生儿败血症最多见的感染途径是

　　A. 宫内感染

　　B. 产道感染

　　C. 脐部感染

　　D. 暖箱

　　E. 雾化器

61. 新生儿坏死性小肠结肠炎（NEC）最常见的临床表现是

　　A. 腹泻

　　B. 便秘

C. 呕血

D. 便血

E. 腹胀

62. NEC 最常侵犯的部位是

A. 回肠

B. 升结肠

C. 横结肠

D. 直肠

E. 盲肠

63. 对于新生儿破伤风，控制惊厥首选

A. 地西泮

B. 水合氯醛

C. 苯巴比妥

D. 苯妥英钠

E. 卡马西平

64. 新生儿衣原体感染首选药物为

A. 红霉素

B. 庆大霉素

C. 青霉素

D. 头孢拉定

E. 氨苄西林

65. 用于治疗新生儿破伤风的药物是

A. 红霉素

B. 庆大霉素

C. 青霉素

D. 头孢拉定

E. 氨苄西林

66. 关于新生儿败血症，下列说法中**错误**的是

A. 缺乏特异性

B. 可出现黄疸消退延迟或退而复现

C. 可伴肝脾大

D. 血培养阳性率低

E. 均有发热

67. 关于新生儿破伤风，下列说法中**错误**的是

A. 生后 4～8 天发病

B. 牙关紧闭

C. 苦笑面容

D. 首选苯巴比妥控制惊厥

E. 用青霉素

68. 某出生 10 天女婴，主因纳差 1 天，发现皮肤黄染伴发热 6 小时入院。查体：脐轮红，有脓性分泌物，精神差，嗜睡。化

验：血白细胞 44.7×10^9/L，中性粒细胞 65%，血红蛋白 132.9g/L，血总胆红素 443.94μmol/L，直接胆红素 30.9μmol/L。最可能的诊断是

A. 新生儿窒息、脐炎、病理性黄疸

B. 新生儿肝炎、脐炎、病理性黄疸

C. 新生儿肺炎、溶血病、脐炎

D. 新生儿颅内出血、败血症、脐炎

E. 新生儿脐炎、败血症、高胆红素血症

69. 某新生儿日龄 4 天，在家出生，近 1 天来拒奶、面灰、手足凉，黄疸迅速加重，白细胞 20×10^9/L，中性粒细胞 75%，淋巴细胞 25%，血总胆红素 222.3μmol/L。最可能的诊断是

A. 新生儿败血症

B. 新生儿低血糖

C. 新生儿硬肿症

D. 胆红素脑病

E. 新生儿破伤风

70. 日龄 7 天新生儿，因拒奶 2 天，半日来惊厥 2 次入院。查体：反应差，全身中度黄染，心肺（－），肝肋下 3cm。脐部少许脓性分泌物，前囟饱满。化验：白细胞 21×10^9/L，中性粒细胞 80%，淋巴细胞 20%，血钙 2.5mmol/L，血糖 3.5mmol/L。诊断可能为

A. 新生儿低钙血症

B. 新生儿低血糖

C. 新生儿颅内出血

D. 新生儿脐炎

E. 新生儿败血症合并化脓性脑膜炎

71. 一足月新生儿生后第 6 天，因少吃、少哭、少动 2 天入院。体检：体温 38.2℃，精神差，前囟饱满，皮肤黄染。呼吸 50 次/分，心肺（－），腹稍胀，肝肋下 2cm，脾肋下刚及，拥抱反射迟钝，已抽血培养。进一步检查应先考虑

A. 胸部 X 线摄片

B. 腰椎穿刺、脑脊液常规及培养

C. 颅脑 CT 检查

D. 膀胱穿刺、尿液培养

E. 血清胆红素测定

（72～74题共用题干）

某5天女婴，家中出生，母乳喂养，2天来皮肤黄染、拒奶、嗜睡、体温不升。查体：面色灰暗，四肢稍凉，脐轮红，可见脓性分泌物，肝肋下3cm，脾肋下2cm。

72. 最可能的诊断是
    A. 新生儿脐炎，生理性黄疸
    B. 新生儿脐炎，母乳性黄疸
    C. 新生儿脐炎，新生儿败血症
    D. 新生儿脐炎，新生儿溶血病
    E. 新生儿脐炎，新生儿肝炎

73. 首选的检查是
    A. 血培养
    B. 网织红细胞计数
    C. 血 ALT 测定
    D. 血气分析
    E. 大便常规

74. 治疗选择**不恰当**的是
    A. 抗生素
    B. 输白蛋白
    C. 纠正酸中毒
    D. 禁食母乳
    E. 保暖

75. 足月儿的定义是
    A. 体重＞2500g 的新生儿
    B. 出生体重在同胎龄体重第 10～90 百分位者
    C. 胎龄＞37 周至＜42 周的新生儿
    D. 胎龄＞40 周的新生儿
    E. 胎龄＞28 周的婴儿

76. 早产儿的定义是
    A. 胎龄＞28 周至＜37 周的新生儿
    B. 胎龄＞37 周至 40 周的新生儿
    C. 体重＜2500g 的新生儿
    D. 体重＜1500g 的新生儿
    E. 胎龄＜28 周的新生儿

77. 关于小于胎龄儿的说法哪项正确
    A. 出生体重＜2500g
    B. 出生体重＜1500g
    C. 出生体重在同胎龄平均体重第 3 百分位以下
    D. 出生体重在同胎龄平均体重第 10 百

分位以下
    E. 胎龄＜260 天

78. 患儿孕 40 周，出生体重 4050 克，四肢末梢凉，胎龄评估 35 周，血红蛋白 240g/L，血红细胞比容 70%。其疾病原因与母亲因素有关的是
    A. 母亲妊娠合并糖尿病
    B. 母亲妊娠合并高血压
    C. 母亲低钙血症
    D. 母亲低糖血症
    E. 母亲有感染性疾患

79. 心电图 QT 间期延长，提示
    A. 新生儿低血糖
    B. 新生儿低钙血症
    C. 新生儿脱水热
    D. 新生儿溶血病
    E. 新生儿高血糖

80. 新生儿出血症常见的出血部位是
    A. 肺出血
    B. 消化道出血
    C. 颅内出血
    D. 血尿
    E. 鼻出血

81. 新生儿易出现溢奶的原因**不包括**
    A. 食管下部括约肌张力低
    B. 胃底发育差
    C. 胃呈水平位
    D. 幽门括约肌较发达
    E. 胃扭转

82. 关于新生儿硬肿症，下列说法**错误**的是
    A. 多发生在寒冷季节
    B. 早产儿多见
    C. 常伴有低体温
    D. 多器官损害
    E. 重症患儿立即快速复温

83. 关于新生儿低血糖，下列说法**错误**的是
    A. 可有惊厥
    B. 血糖＜2.2mmol/L
    C. 血糖低于正常者均应治疗
    D. 可用泼尼松
    E. 可用胰岛素

84. 新生儿呼吸窘迫综合征病因中最重要的因

素是
A. 剖宫产和异常分娩
B. 母有糖尿病
C. 肺表面活性物质缺乏
D. 肺内液体过多
E. 原发性肺不张

【B 型题】

(1~6 题共用备选答案)
A. NRDS
B. MAS
C. PPHN
D. 湿肺
E. B 组链球菌感染

1. 早产儿多见，生后 6 小时内出现呼吸困难
2. 差异性发绀
3. 胎儿缺氧所致
4. 降低肺动脉压力
5. 关闭动脉导管
6. 开放动脉导管

(7~9 题共用备选答案)
A. 生理性黄疸
B. 母乳性黄疸
C. 新生儿溶血病
D. 新生儿败血症
E. 胆道闭锁

7. 生后 24 小时内出现黄疸
8. 大便色白，肝大明显
9. 结合胆红素增高为主

(10~12 题共用备选答案)
A. 青霉素
B. 红霉素
C. 万古霉素
D. 头孢拉定
E. 甲硝唑

10. 新生儿葡萄球菌败血症选用
11. 衣原体肺炎选用
12. 革兰阴性杆菌败血症选用

(13~15 题共用备选答案)
A. 足月儿

B. 早产儿
C. 过期产儿
D. 小于胎龄儿
E. 早期新生儿

13. 出生后 1 周内的新生儿
14. 胎龄＞28 周至＜37 周的新生儿
15. 胎龄＞37 周至＜42 周的新生儿

(16~18 题共用备选答案)
A. 胆红素脑病
B. 新生儿缺氧缺血性脑病
C. 新生儿溶血病
D. 病理性黄疸
E. 新生儿败血症

16. 应进行头颅 B 超检查的是
17. 应进行网织红细胞计数的是
18. 应进行 C 反应蛋白测定的是

(19~21 题共用备选答案)
A. 便秘
B. 腹胀
C. 呕吐
D. 呕血
E. 便血

19. 先天性巨结肠最早期的症状是
20. NEC 最常见的症状是
21. 先天性肥厚性幽门狭窄的早期症状是

【X 型题】

1. 婴儿出生后循环系统的改变有
A. 婴儿循环系统与胎盘分开
B. 体循环压力上升，肺循环压力下降
C. 卵圆孔关闭
D. 动脉导管关闭
E. 体循环和肺循环阻力均下降
2. 新生儿窒息时，继发性呼吸暂停的表现包括
A. 肌肉软弱无力，肤色苍白
B. 心率＜100 次/分
C. 循环不良
D. 心率＞100 次/分
E. 皮肤青紫，但无苍白
3. 新生儿复苏时，正确的方法是

A. 经气管插管人工呼吸后，面色红润，自主呼吸恢复，可拔除气管插管

B. 若心跳停止，可给予肾上腺素静脉注射

C. 心输出量减低可给予葡萄糖酸钙

D. 严重代谢性酸中毒可给予碳酸氢钠

E. 母亲分娩前 4 小时接受过吗啡者可用纳洛酮

4. 提示缺氧缺血性脑病预后不良的指标是

A. 持续存在异常神经系统体征

B. 脑电图显示严重异常

C. 生后第 2 天出现抽搐

D. 生后第 2 周 CT 扫描仍有广泛低密度影

E. 合并一过性低血压

5. 新生儿正常神经行为应该是

A. 大部分时间处于睡眠状态

B. 每日睡眠 12 小时左右

C. 足月儿四肢屈曲，双手握拳，活动自如

D. 早产儿四肢伸展，双手伸开

E. 拥抱反射出生时即有，持续至生后 4 个月

6. 关于新生儿惊厥，**不正确**的认识是

A. 发作常较隐匿，多为微小发作

B. 多表现为高频、对称的手足震颤

C. 约束可控制发作

D. 刺激可诱导发作

E. 治疗常用苯巴比妥

7. 新生儿出生时提示继发性呼吸暂停的表现是

A. 肤色苍白

B. 哭声微弱

C. 心率<100 次/分

D. 四肢肌张力降低

E. 呼吸微弱

8. 新生儿呼吸窘迫综合征的临床表现有

A. 生后 6 小时内出现呼吸窘迫

B. 吸氧不能改善青紫

C. 肺部听诊可有呼吸音减低

D. 胸片可见两肺透过度弥漫性减低，有支气管充气征，严重时呈白肺

E. 血气分析显示低氧血症、二氧化碳潴留、酸中毒

9. MAS 的常见并发症包括

A. 气胸

B. 纵隔气肿

C. PPHN

D. 脑室内出血

E. 新生儿暂时性呼吸困难

10. 关于新生儿大量肺出血，正确的认识是

A. 多见于严重窒息缺氧、低体温时

B. 起病急骤，突然出现青紫、呼吸窘迫

C. 气管插管时发现血性分泌物自气管涌出，可证实诊断

D. 治疗需机械通气，并使用较大 PEEP

E. 新生儿硬肿症复温过快可诱发

11. 胆红素脑病的临床表现有

A. 腹胀

B. 肌张力异常、抽搐

C. 喂养困难

D. 发热

E. 嗜睡

12. 病理性黄疸是指

A. 生后 24 小时内出现黄疸

B. 足月儿血清胆红素＞220.9μmol/L，早产儿＞257μmol/L

C. 黄疸消退时间：足月儿＞2 周，早产儿＞4 周

D. 黄疸退而复现

E. 血清直接胆红素＞26μmol/L

13. 母婴 ABO 血型不合和 Rh 血型不合的**不同点**是

A. ABO 血型不合可影响第一胎，Rh 血型不合一般不影响第一胎

B. 直接 Coombs 试验 ABO 血型不合常呈阴性，Rh 血型不合呈阳性

C. ABO 血型不合引起的溶血较轻

D. 两者皆可导致流产

E. ABO 血型不合多影响男婴，Rh 血型不合多影响女婴

14. 新生儿败血症的常见并发症包括

A. 化脓性脑膜炎

B. 新生儿呼吸窘迫综合征

C. 骨髓炎

D. 肺炎

E. 深部脓肿

15. NEC 的高危因素包括

 A. 早产

 B. 缺氧缺血

 C. 细菌感染

 D. 胃肠道缺血

 E. 高渗奶

16. 关于新生儿体格特点的说法正确的是

 A. 身长平均为 50cm

 B. 体重平均为 3kg

 C. 头围平均为 46cm

 D. 头长占身长的比例为 1/4

 E. 胸围大于头围

17. 新生儿硬肿症的病因包括

 A. 早产

 B. 寒冷

 C. 感染

 D. 皮肤受压

 E. 窒息

18. 对新生儿低血糖，正确的认识是

 A. 低血糖的主要危害是抑制心血管系统

 B. 不会引起永久性脑损伤

 C. 早产儿、小于胎龄儿肝糖原贮备不足，易发生低血糖

 D. 糖尿病母亲的新生儿容易发生一过性低血糖

 E. 临床可无症状，也可表现嗜睡、惊厥等神经系统症状

19. 治疗新生儿硬肿症，正确的是

 A. 轻、中度于 6～12 小时恢复正常体温

 B. 重度于 12～24 小时恢复正常体温

 C. 初期控制液量在 60～80ml/(kg·d)

 D. 初期控制液量在 100～120ml/(kg·d)

 E. 注意纠正器官功能障碍

20. 新生儿低钙血症的临床表现包括

 A. 抽搐

 B. 呼吸暂停

 C. 可无任何症状

 D. 萎靡不振

 E. ECG 示 QT 间期延长

21. 新生儿低糖血症的临床表现包括

 A. 淡漠嗜睡

 B. 惊厥

 C. 无任何症状

 D. 呼吸暂停

 E. 喂养困难

22. 新生儿低糖血症的高危因素包括

 A. 早产

 B. SGA

 C. LGA

 D. 母亲患甲状腺功能低下

 E. 母亲患糖尿病

23. 新生儿孕 41^{+2} 周出生，出生体重 2000g，在同胎龄儿体重的第 3～10 百分位，头围在同胎龄儿的第 50 百分位。该新生儿属于

 A. 足月儿

 B. 低出生体重儿

 C. 适于胎龄儿

 D. 小头畸形

 E. 非匀称型 SGA

24. 一新生儿娩出经过顺利，胎龄 257 天，出生体重 1.6kg，其体重位于同胎龄标准体重的第 3 百分位。下列诊断哪个正确而全面

 A. 足月儿，小于胎龄儿

 B. 早产儿，小于胎龄儿

 C. 低出生体重儿

 D. 极低出生体重儿

 E. 未成熟儿

三、问答题

1. 试述新生儿窒息的复苏具体方案。

2. 试述 Apgar 评分的项目内容和新生儿窒息的诊断标准。

3. 试述新生儿缺氧缺血性脑病的发病机制和治疗原则。

4. 试述危重新生儿监护内容。

5. 新生儿生理性黄疸与病理性黄疸如何鉴别？

6. 试述新生儿胆红素代谢特点。

7. 何为新生儿病理性黄疸。

8. 试述新生儿黄疸换血的指征。

9. 试述新生儿的分类。

10. 简述危重新生儿监护内容。

11. 简述新生儿呼吸窘迫综合征的临床表现和 X 线特征性改变。

12. 简述新生儿败血症的临床表现及诊疗原则。

13. 简述 NEC 的 X 线表现。

选择题参考答案

A 型题：

1. C	2. C	3. C	4. C	5. C	6. D	7. C	8. C	9. E	10. B
11. E	12. C	13. C	14. D	15. E	16. E	17. B	18. C	19. A	20. A
21. B	22. A	23. B	24. C	25. B	26. B	27. A	28. E	29. E	30. D
31. C	32. E	33. E	34. D	35. C	36. D	37. E	38. E	39. E	40. B
41. B	42. D	43. D	44. C	45. C	46. A	47. D	48. D	49. E	50. E
51. A	52. C	53. C	54. D	55. E	56. E	57. B	58. C	59. E	60. A
61. E	62. A	63. A	64. A	65. C	66. C	67. D	68. E	69. A	70. E
71. B	72. C	73. A	74. D	75. C	76. A	77. D	78. A	79. B	80. B
81. E	82. E	83. E	84. C						

B 型题：

1. A	2. C	3. B	4. C	5. A	6. C	7. C	8. E	9. E	10. C
11. B	12. D	13. E	14. B	15. A	16. B	17. C	18. E	19. A	20. B
21. C									

X 型题：

1. ABCD	2. ABC	3. ABDE	4. ABD	5. ACDE	6. BCD	7. ABCDE
8. ACDE	9. ABC	10. ABCDE	11. BCDE	12. ABCD	13. ABC	14. ACDE
15. ABCDE	16. ABCD	17. ABCE	18. CDE	19. ABCE	20. ABCDE	21. ABCDE
22. ABCE	23. ABE	24. BCE				

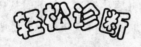

Case 1

主诉：患儿，男，生后 2 小时，因"生后不哭、呻吟 2 小时"入院。

现病史：患儿为 G_6P_1，孕 40 周，因胎儿宫内窘迫、持续性枕后位，胎吸 3 次失败后行剖宫产娩出。生后 1 分钟 Apgar 评分 3 分（心率 2 分，呼吸 1 分），即刻清理呼吸道，从口鼻腔均吸出大量黄绿色分泌物，加压吸氧后 3 分钟评 6 分，继续加压吸氧 5 分钟、10 分钟评 9 分。生后一直不哭，呻吟不止，转入我院。

查体：T 36.4℃，R 50 次/分，P 140 次/分，W 3750g。面色灰白，反应差，易激惹，全身皮肤和指甲呈黄绿色，先锋头，头颅左顶部可见一个 3cm×4cm 肿块，波动感明显，不越过颅骨缝。前囟 1.5cm×1.5cm，张力不高。无鼻扇，口唇轻度发绀。双肺呼吸音粗，未闻及干湿啰音，心率 140 次/分，心律齐，心音有力，未闻及杂音，腹平软，肝肋下 1.5cm，肠鸣音存在，四肢肌张力稍高，刺激后四肢呈伸直状。

辅助检查：

(1) 血常规：Hb 168g/L，RBC $5.08×10^9$/L，WBC $13.6×10^9$/L，N 68%，L 32%，HCT 53%，BPC $22.9×10^9$/L。

(2) 血气分析：pH 7.114，PCO_2 48.2mmHg，PO_2 41.5mmHg，HCO_3^- 15.1mmol/L，BE -14.2mmol/L，SaO_2 60.6%。

(3) 血生化：K^+ 4.92mmol/L，Na^+ 141.6mmol/L，Cl^- 103mmol/L，BUN 5.5mmol/L，GLU 1.2mmol/L，Ca^{2+} 2.35mmol/L。

(4) X 线胸片：两肺有较多粗颗粒阴影，以右肺明显，右上肺有局部透亮区。

病例特点：

(1) 患儿系足月儿，因胎儿宫内窘迫、持续性枕后位，胎吸 3 次失败后行剖宫产娩出。

(2) 生后 1 分钟 Apgar 评分 3 分，经清理呼吸道、加压吸氧后 3 分钟评 6 分，10 分钟评 9 分。

(3) 复苏时从口鼻腔均吸出大量黄绿色分泌物。

(4) 查体发现面色灰白，反应差，易激惹，先锋头，头颅左顶部可见一个 3cm×4cm 肿块，波动感明显，不越过颅骨缝。前囟 1.5cm×1.5cm，张力不高。四肢肌张力较高，刺激后四肢呈伸直状。

(5) 全身皮肤和指甲呈黄绿色，无鼻扇，口唇轻度发绀。双肺呼吸音粗，未闻及干湿啰音。

(6) 血气分析示低氧血症、高碳酸血症和代谢性酸中毒。

(7) 血生化有低血糖症。

(8) 胸片改变符合胎粪吸入性肺炎和间质性肺气肿表现。

诊断与诊断依据：

(1) 缺氧缺血性脑病（中～重度）：患儿固胎儿宫内窘迫、困难产经剖宫产娩出。生后重度窒息，经复苏后 10 分钟恢复。查体发现面色灰白，反应差，易激惹，四肢肌张力高，刺激后四肢呈伸直状。患儿生后 2 小时即出现惊厥表现，说明缺氧缺血性脑病为中～重度，可在生后 3 天左右做头颅 B 超或 CT 以明确诊断。

(2) 胎粪吸入综合征：患儿有胎儿宫内窘迫，复苏时从口鼻腔均吸出多量黄绿色分泌物。查体全身皮肤轻度粪染，指甲黄绿色。口唇轻度发绀，双肺呼吸音粗，未闻及干湿啰音，但胸片有肺炎表现。可诊断为胎粪吸入综合征。

(3) 头颅血肿：患儿因胎儿宫内窘迫、持续性枕后位，胎吸 3 次失败后行剖宫产娩出。查体有先锋头，头颅左顶部可见一个 3cm×4cm 肿块，波动感明显，不越过颅骨缝。

(4) 低血糖症：患儿有胎儿宫内窘迫和生后重度窒息，血糖 1.2mmol/L 低于 2.2mmol/L，诊断明确。

(5) 低氧血症、高碳酸血症、代谢性酸中毒：血气分析示 pH 7.114，PCO_2 48.2mmHg，PO_2 41.5mmHg，HCO_3^- 15.1mmol/L，BE -14.2mmol/L，SaO_2 60.6%，诊断成立。

鉴别诊断：应注意与新生儿败血症、新生儿颅内出血等鉴别。

治疗：

(1) 保持安静、吸氧、保暖，保持呼吸道通畅。

（2）密切监护生命体征包括呼吸、心率、血压，有条件者行 24 小时脑电监护，维持血气值在正常范围内。

（3）维持热卡和限制液量。

（4）镇静止惊，脱水减轻脑水肿。

（5）纠正低氧血症、高碳酸血症、代谢性酸中毒。

（6）预防性应用抗生素。

问题：

（1）羊水有胎粪污染时，新生儿复苏指南规定应注意什么？

答：分娩后哭声响亮或呼吸规则，心率＞100 次/分，肌张力好，不需气管插管。分娩后无呼吸或呼吸抑制，心率＜100 次/分，肌张力低下，需气管插管吸引胎粪。

（2）胎粪吸入性肺炎易发生哪些并发症？

答：合并 PPHN、气漏、ARDS、IVH 及肺出血等。

（3）缺氧缺血性脑病病情分度依据有哪些？

答：①临床诊断依据：意识状态、肌张力、原始反射和有无惊厥等；②影像学检查：头颅 B 超检查和 CT 所见；③EEG 检查；④其他辅助检查如 CK 同工酶、神经元特异性烯醇化酶（NSE）等，根据上述依据进行临床分度：轻、中、重度 HIE。

Case 2

主诉：某新生男婴，生后 7 小时，3 小时来出现进行性呼吸困难。

现病史：患儿系 32 周早产，出生体重 1700g，无特殊原因突然出现分娩，生后无窒息。母亲产前无用药史，无羊水早破。

查体：T 36℃，早产儿外貌，呼吸急促、不规则。R 64 次/分，面色苍白发灰，口周发绀、鼻扇、三四征（＋），呻吟，两肺呼吸音减低，未闻啰音；心音稍低钝，心率 164 次/分，未闻杂音；腹软，肝肋下 1cm，脾未及，四肢肌张力低，前囟 1.5cm×1.5cm，平软。

辅助检查：血常规正常，血气 pH 7.2，PaO_2 5.38kPa（40.35mmHg），$PaCO_2$ 7.76kPa（58.2mmHg），BE −6mmol/L。X线胸片：可见肺野透过度降低，有细粟粒状、毛玻璃样阴影。取气管分泌物做泡沫试验为（一）。

病例特点：

（1）男婴，32 周早产，出生体重 1700g。

（2）无窒息史，无羊水早破，母孕期轻度高血压。

（3）生后 3 小时以来出现进行性呼吸困难。

（4）查体：早产儿外貌，呼吸急促、不规则。面色苍白发灰，口周发绀，鼻扇，三四征（＋），呻吟状，两肺呼吸音减低；心腹查体无明显异常。

（5）血气分析示Ⅱ型呼吸衰竭。

诊断：新生儿肺透明膜病；Ⅱ型呼吸衰竭；早产儿。

诊断依据：

（1）早产儿，发病早。

（2）进行性呼吸困难加重，临床有缺氧体征，双肺部呼吸音低。

（3）血气分析为Ⅱ型呼吸衰竭。

（4）胸片可见肺野透过度降低，有细粟粒状、毛玻璃样阴影。

鉴别诊断：应与湿肺、吸入综合征、B族乙型溶血性链球菌感染鉴别。

治疗：

(1) 置闭式暖箱或辐射式红外线抢救台保温，监测 T、R、P 和血气分析，加强护理。

(2) 供氧和机械通气。

(3) 肺表面活性物质替代疗法。

(4) 恢复期动脉导管未闭的治疗：可用吲哚美辛或布洛芬。

(5) 抗生素治疗：氨苄西林。

(6) 液体治疗：重症总量不宜过多，注意纠正酸中毒（呼酸—通气；代酸—补碱性液）。

问题： 简述肺表面活性物质的来源、生理功能及临床意义。

答：来源：PS 于肺泡 II 型细胞内质网中合成，成熟后由细胞内排出，均匀地分布于肺泡内衬层的表面，形成气-液面。生理功能为：降低肺泡表面张力。意义为：①增强肺的顺应性；②保持肺泡容积的稳定性；③防止肺水肿；④保持小气道开放；⑤促进肺液的吸收。

Case 3

主诉： 某新生女婴，生后 2 天余，皮肤黄染 2 天。

现病史： 患儿系 G_2P_1，孕 40 周，无胎膜早破，自然分娩，无宫内窘迫和生后窒息。生后 17 小时发现颜面部皮肤轻度黄染，并逐渐加重，不伴有嗜睡、拒乳、激惹、眼球凝视、惊厥和尖叫。产科以"新生儿黄疸"转入新生儿病房。

家族史： 母亲 29 岁，血型"O，RhD（＋）"；父亲 30 岁，血型"B，RhD（＋）"。祖籍均为北京，非近亲结婚，母孕期否认疾病及用药史，否认毒物、放射线接触史，无正规产前检查。

查体： T 36.5℃，R 42 次/分，P 120 次/分，W 3050g，发育正常，营养中等。神志清，反应好，哭声响亮，全身皮肤黄染，已达手足心，无水肿，唇色和甲床稍苍白。前囟 1.5cm×1.5cm，张力不高。呼吸平稳，双肺呼吸音清，未闻及干湿啰音，心率 120 次/分，律齐，心音有力，未闻及杂音。腹平软，肝肋下 1cm，质软边锐，脾未触及。四肢肌张力正常，拥抱、握持和吸吮反射对称引出。

实验室检查：

(1) 血常规：RBC $3.91×10^{12}$/L，Hb 132g/L，Rc 0.05，有核红细胞 0.02，PLT $298×10^9$/L，WBC $9.1×10^9$/L，N 0.52，L 0.48。

(2) 血生化：TBil 444.2μmol/L，DBil 8.4μmol/L，TP 51.6g/L，ALB 30.1g/L，GLU 4.33mmol/L，HCO_3^- 21.1mmol/L，ALT 9.0U/L，AST 37.0U/L。

(3) 母血型"O，RhD（＋）"，子血型"B，RhD（＋）"；直接 Coombs 试验：弱阳性；红细胞抗体释放阳性，有抗 B 抗体；血清游离抗体阳性，效价 1：2。

(4) 脑干听觉诱发电位：正常。

诊断及依据：

(1) 新生儿 ABO 血型不合溶血病：母血型"O，RhD（＋）"，子血型"B，RhD（＋）"，生后 24 小时内出现皮肤黄染，进展快，以未结合胆红素增高为主，查体和血常规提示有贫血和网织红细胞增高，新生儿红细胞直接 Coombs 试验弱阳性，红细胞抗体释放和血清游离抗体均阳性。

(2) 新生儿高胆红素血症：患儿生后 3 天，足月儿，皮肤黄染分布达全身，血清总胆红素 444.2μmol/L，超过 220.6μmol/L。

(3) 新生儿贫血，轻度，溶血性：生后 3 天，体检有贫血体征：唇色和甲床苍白，血红蛋白 132g/L，低于 145g/L。有明确的同族免疫性溶血的病因。

鉴别诊断：

（1）新生儿 Rh 血型不合溶血病：患儿生后 24 小时内出现皮肤黄染，但无明显皮肤苍白、水肿、心衰体征，母子血型检查均为 RhD（＋），无其他血型不合结果。

（2）其他原因引起的高未结合胆红素血症：患儿无窒息、感染、产科因素等，母乳喂养，奶量充足，故其他原因引起的发生较早的新生儿黄疸原因依据不足，而 ABO 血型不合溶血病的诊断依据充分，可以明确诊断。

（3）胆红素脑病：在生后 7 天以内发生的新生儿高未结合胆红素血症应注意胆红素脑病的发生。虽然患儿血清总胆红素为 444.2μmol/L，但临床无胆红素脑病的症状与体征如嗜睡、拒乳、激惹、眼球凝视、惊厥和尖叫等，无原始反射减弱、四肢肌张力正常。应密切观察病情变化，警惕核黄疸发生。

治疗：

（1）一般治疗：预防出现并发症如代谢性酸中毒、缺氧、低血糖、低白蛋白血症。维持水、电解质平衡。

（2）预防胆红素脑病：给予白蛋白 1g/kg。

（3）病因治疗：静脉输注丙种球蛋白（IVIG）1g/kg，阻断溶血过程。

（4）对症治疗：在积极准备换血同时给予光疗，采取双面光疗，在光疗同时动态监测胆红素水平。

（5）换血：采用 O 型红细胞和 AB 型血浆混合，换血总量为 150～170ml/kg，换血时间为 2 小时。

（6）药物治疗：酶诱导剂，如苯巴比妥、尼克刹米。

（7）贫血治疗：住院通过换血解决。

Case 4

主诉：某男婴，12 天，因发现不吃、不哭、不动 1 天入院。

现病史：患儿系 G_1P_1，足月顺产，在家新法接生出生。出生体重 3200g，出生即刻哭声响亮。生后人工喂养，每次 20～80ml 不等，入院前 1 天晚间发现患儿不吃、不哭、不动，皮肤凉，其父母急将患儿送入我院。

查体：腋温测不出，肛温 30℃，呼吸 30 次/分，脉搏 72 次/分，血压 45/19mmHg，体重 2610g，刺激后无哭声和动作反应，面色发灰。面颊部、四肢、肩部、臀部和腰骶部皮肤硬如橡皮，不易捏起。四肢肌张力低下。前囟 1.0cm×1.0cm，无膨隆或凹陷。口周发绀。呼吸节律不规整，双肺呼吸音粗，可闻及少量小水泡音；心音低钝，心率 72 次/分，无杂音，毛细血管再充盈时间＞5 秒。腹部膨胀，肝肋下 3cm，脾肋下 3.5cm。觅食、吞咽反射和吸吮反射未引出。

辅助检查：

（1）血常规：Hb 198g/L，RBC 5.88×10⁹/L，WBC 5.6×10⁹/L，N 68％，L 32％，HCT 57.9％，BPC 18×10⁹/L。

（2）血气分析：pH 7.114，PCO_2 48.2mmHg，PO_2 41.5mmHg，HCO_3^- 15.1mmol/L，BE －14.2mmol/L，SaO_2 60.6％。

（3）血生化（mmol/L）：K 5.72mmol/L，Na 142.6mmol/L，Cl^- 103mmol/L，BUN 29.5mmol/L，GLU 4.7mmol/L，Ca 1.35mmol/L。

（4）胸片：两肺纹理粗重，散在片状密度增高影。

（5）ECG：窦性心律，V_5 ST-T 改变。

（6）凝血功能检查：PT 37.4s（对照 11.7s），Fib 178mg/dl，APTT 169s。

（7）血 CRP 3.27mg/dl。

（8）血培养阴性。

病例特点：

（1）患儿为新生儿，冬季突然发病。

（2）以发现不吃、不哭、不动 1 天而入院。

（3）患儿既往出生史无异常，人工喂养，体重较出生时下降。

（4）查体体温测不出，肛温 30℃，刺激后无反应，面色发灰。皮肤硬肿范围＞50％，肌张力低下。双肺呼吸音粗，可闻及少量小水泡音；心音低钝，心率慢，毛细血管再充盈时间＞5 秒。腹部膨胀，肝脾大。生理反射消失。

（5）血常规示 WBC 和 BPC 总数减少。

（6）血气分析示低氧血症、高碳酸血症和代谢性酸中毒。

（7）血生化有高钾血症和低钙血症。

（8）凝血功能检查提示凝血酶原时间和部分凝血活酶时间明显延长，纤维蛋白原减少。

（9）CRP 增高，血培养阴性。

（10）X 线胸片有肺炎和肺出血表现。

（11）ECG 示心肌损害改变。

诊断和诊断依据：

（1）新生儿硬肿症（重度）：患儿为新生儿，冬季突然发病；以发现不吃、不哭、不动，皮肤凉 1 天而入院。查体体温测不出，肛温 30℃，皮肤硬肿范围＞50％。心音低钝，心率慢，毛细血管再充盈时间＞5 秒。

（2）新生儿肺炎：查体发现面色发灰，口周发绀。呼吸节律规整，双肺呼吸音粗，可闻及少量小水泡音，胸片显示有肺炎改变。

（3）肺出血：患儿有新生儿硬肿症（重度）和肺炎，凝血功能检查示凝血酶原时间延长，纤维蛋白原减少，血小板减低。临床应密切注意有无肺出血表现，如肺部啰音突然增多，吸痰发现泡沫血性分泌物，胸片有肺纹理粗乱，应考虑肺出血诊断。

（4）弥散性血管内凝血（DIC）：患儿有新生儿硬肿症（重度），凝血功能检查示凝血酶原时间延长，纤维蛋白原减少，血小板减低，临床应考虑 DIC 诊断，如出现肺出血、针刺部位出血不止，进一步查 3P 试验可确诊。

（5）低钙血症：患儿生后人工喂养，近 1 天来不吃奶，反应差，血 Ca^{2+} 1.35mmol/L。

（6）低氧血症、高碳酸血症、代谢性酸中毒：血气分析示 pH 7.114，PCO_2 48.2mmHg，PO_2 41.5mmHg，HCO_3^- 15.1mmol/L，BE −14.2mmol/L，SaO_2 60.6％，诊断成立。

鉴别诊断：应注意与新生儿败血症、新生儿休克鉴别。

治疗原则：

（1）复温：首选辐射式开放暖箱，快速复温，床面温度从 30℃开始，每 15～30 分钟升高体温 1℃，随体温升高，逐渐提高箱温后通过皮温来控制辐射热。如没有开放暖箱，先以高于患儿体温 1～2℃的暖箱温度（＜34℃）开始复温，每小时提高箱温 1℃，12～24 小时恢复正常体温。

（2）密切监护生命体征包括呼吸、心率、血压等。体温调节状态的判断，监测肛温、腋温、腹壁皮肤温度及环境温度，以肛温为体温平衡指标，腋-肛温差为产热指标，皮肤温-环境温度差为散热指标，记出入量。

（3）纠酸、扩容，应用血管活性药物。

（4）应用肝素，纠正 DIC。

（5）应用呼吸机进行正压通气，治疗肺出血，纠正低氧血症和高碳酸血症。

（6）根据感染情况，选用抗生素。

提问：

（1）新生儿硬肿症的发病因素有哪些？

（2）新生儿硬肿症容易合并哪些器官功能障碍？

（3）复温时应注意哪些事项？

（童笑梅　常艳美）

第八章　遗传性疾病

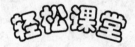

第一节　概　述

一、遗传性疾病的分类

- 染色体病
- 单基因遗传病
  - 常染色体显性遗传
  - 常染色体隐性遗传
  - X-连锁显性遗传
  - X-连锁隐性遗传
  - Y-连锁遗传
- 多基因遗传病
- 线粒体病
- 基因组印记

二、遗传性疾病的诊断

病史：	体格检查：	实验室检查：
先天畸形，生长发育障碍，智力落后，性发育异常 新生儿黄疸不退，呕吐，肝大，惊厥，低血糖，酸中毒，高氨，母孕期疾病，用药史	小头，小下颌，耳位，眼距，眼裂，唇裂，腭裂，毛发 上下身长比例，手指，皮肤，手纹，外生殖器，肝脾大，神经系统体征，特殊气味	染色体核型分析 生物化学检查：酶、蛋白质、代谢产物 基因诊断

三、预防

一级预防—防止发生：遗传咨询。

二级预防—减少出生：产前诊断。

三级预防—出生后的治疗：生后早期诊断。

第二节 染色体病

概述

（一）染色体畸变

染色体数目异常 { 多倍体
非整倍体：超二倍体，亚二倍体
嵌合体

染色体结构异常：缺失、倒位、易位、等臂、环形

（二）染色体畸变的原因

{ 物理因素
化学因素
生物因素
孕妇因素
遗传因素

（三）染色体病的临床特征

常染色体病：	性染色体病：
生长发育迟缓 智能发育落后 多发先天畸形	性发育障碍或异常

（四）染色体核型分析的指征

{ 怀疑染色体病
多发先天性畸形
有明显生长或智能发育障碍
性发育异常或不全
高龄产妇，有不孕或自然流产史
染色体畸变家族史

一、唐氏综合征

（一）遗传学基础

21号染色体呈三体，47，XX（XY），＋21

（二）诊断和鉴别诊断

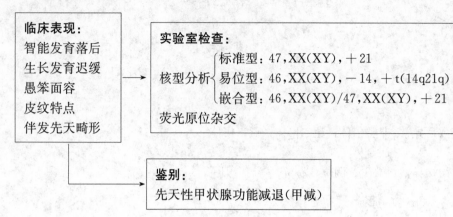

临床表现：
智能发育落后
生长发育迟缓
愚笨面容
皮纹特点
伴发先天畸形

实验室检查：
核型分析 $\begin{cases} 标准型：47，XX(XY)，+21 \\ 易位型：46，XX(XY)，-14，+t(14q21q) \\ 嵌合型：46，XX(XY)/47，XX(XY)，+21 \end{cases}$
荧光原位杂交

鉴别：
先天性甲状腺功能减退（甲减）

（三）预防

$\begin{cases} 遗传咨询 \\ 产前筛查：唐氏筛查 \end{cases}$

（四）治疗

$\begin{cases} 耐心教育 \\ 训练弱智儿 \\ 预防感染 \\ 先天畸形手术治疗 \end{cases}$

二、先天性卵巢发育不全综合征

（一）遗传学基础

X染色体单体—45，X

（二）诊断

临床表现：
女性表型，身材矮小，颈短，颈蹼，后发际低，乳头色素深，无性征发育，不育，其他畸形

实验室检查：
核型分析 $\begin{cases} 单体型：45，X \\ 嵌合型：45，X/46，XX \\ X结构异常：46，Xdel \end{cases}$
FSH↑，LH↑，E_2↓
B超：子宫卵巢发育不良

（三）治疗

$\begin{cases} 改善身高：重组人生长激素 \\ 改善性征发育：青春期雌激素替代疗法 \end{cases}$

三、先天性睾丸发育不全综合征

（一）诊断

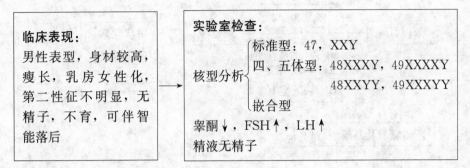

临床表现：
男性表型，身材较高，瘦长，乳房女性化，第二性征不明显，无精子，不育，可伴智能落后

实验室检查：
核型分析
标准型：47，XXY
四、五体型：48XXXY，49XXXXY
　　　　　48XXYY，49XXXYY
嵌合型
睾酮↓，FSH↑，LH↑
精液无精子

（二）治疗

雄激素疗法：11～12岁开始

第三节　遗传性代谢病

概述

（一）定义

　　遗传性代谢病是由于基因突变，引起蛋白质分子结构和功能的改变，导致酶、受体、载体等的缺陷，使生化反应和代谢异常、反应底物或中间产物蓄积，从而导致的一大类疾病。

（二）遗传代谢病的代谢紊乱

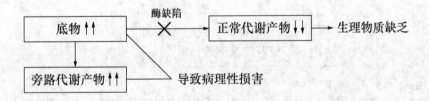

底物↑↑ ——酶缺陷✗—→ 正常代谢产物↓↓ —→ 生理物质缺乏
底物↑↑ —→ 旁路代谢产物↑↑ —→ 导致病理性损害

（三）诊断

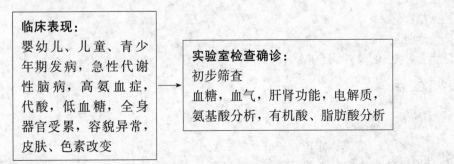

临床表现：
婴幼儿、儿童、青少年期发病，急性代谢性脑病，高氨血症，代酸，低血糖，全身器官受累，容貌异常，皮肤、色素改变

实验室检查确诊：
初步筛查
血糖，血气，肝肾功能，电解质，氨基酸分析，有机酸、脂肪酸分析

一、苯丙酮尿症

（一）发病机制

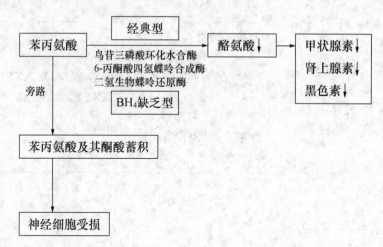

（二）诊断和鉴别诊断

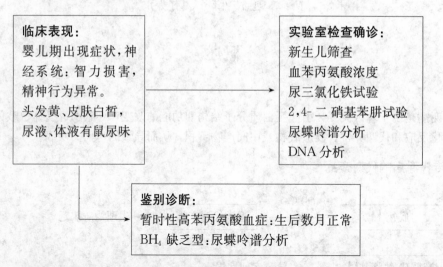

（三）治疗

尽早开始
低苯丙氨酸饮食
母孕前控制饮食
先症者产前诊断
BH_4 缺乏型：补充 BH_4，5-羟色胺，L-DOPA

二、肝豆状核变性

（一）发病机制

基因缺陷导致铜代谢异常 { 基因定位：13q14.3-21.1
经胆汁排泄障碍：铜蓄积
铜和铜蓝蛋白结合障碍，铜蓝蛋白减少

（二）诊断

临床表现：
7～12 岁出现症状
肝损害：肝硬化，慢活肝，
　　急性、急性重型肝炎
神经系统：锥体外系症状，
　　精神行为异常
溶血性贫血，角膜 K-F 环

→

实验室检查：
血清铜蓝蛋白↓
血清铜氧化酶活性↓
24 小时尿铜↑
K-F 环
X 线：骨质疏松

（三）治疗

促进铜排泄：青霉胺，四硫代钼酸胺
减少铜吸收：锌
低铜饮食

三、糖原贮积症

定义：由于先天酶缺陷造成的糖原代谢障碍性疾病，分为 12 型。

糖原贮积症Ⅰa 型

（一）发病机制

基因缺陷导致糖原代谢异常
基因：G6Pase
基因定位：17q2.1
遗传方式：常染色体隐性遗传

（二）诊断

临床表现：
重症：新生儿期严重低血糖，
　　酸中毒，呼吸困难，肝大
轻症：幼儿期矮小，低血糖，
　　肝大，易感染

→

实验室检查：
血糖↓，酮症酸中毒，乳酸↑，
　　血脂↑，尿酸↑
口服糖耐量试验
胰高血糖素试验
肝活检
DNA 分析

（三）治疗

纠正低血糖
饮食：1 岁后玉米淀粉治疗
补充微量元素和矿物质
有先症者：遗传咨询，早期诊断，产前基因诊断

四、黏多糖贮积症

（一）发病机制

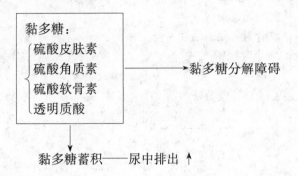

黏多糖:
- 硫酸皮肤素
- 硫酸角质素
- 硫酸软骨素
- 透明质酸

→ 黏多糖分解障碍

↓

黏多糖蓄积——尿中排出 ↑

（二）诊断

临床表现：	**实验室检查：**
体格发育障碍，面容丑陋，角膜混浊，关节畸变，胸廓、脊柱畸形，膝外翻，爪形手，肝、脾大，心脏增大，耳聋，智能落后	尿黏多糖测定 骨骼 X 线 酶学分析 DNA 分析

（三）治疗

- 酶替代治疗
- 遗传咨询，产前诊断

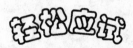

轻松应试

一、名词解释

1. 染色体病
2. 多基因遗传病
3. 单基因遗传病
4. 线粒体病
5. 基因组印记
6. 多倍体
7. 嵌合体
8. 平衡易位
9. 苯丙酮尿症
10. 肝豆状核变性
11. K-F 环
12. 糖原贮积症
13. 黏多糖贮积症

二、选择题

【A 型题】

1. 下列哪种**不属于**染色体病

A. 唐氏综合征
B. 先天性卵巢发育不全综合征
C. 先天性睾丸发育不全综合征

D. 苯丙酮尿症

E. 以上均不是

2. 唐氏综合征患儿的确诊依据为

A. 特殊面容

B. 通贯掌

C. 血、尿氨基酸分析

D. 染色体核型分析

E. 影像学检查

3. 唐氏综合征的临床表现**不包括**

A. 喂养困难

B. 智力低下

C. 特殊面容

D. 体格发育迟缓

E. 免疫力正常

4. 先天性卵巢发育不全综合征的治疗为

A. 确诊后应用雌激素治疗，到成年应用生长激素治疗

B. 单用雌激素治疗

C. 单用生长激素治疗

D. 确诊后即联合应用雌激素及生长激素治疗

E. 确诊后即应用生长激素治疗，12～14岁开始应用雌激素治疗

5. 应用睾酮治疗先天性睾丸发育不全综合征的适合年龄为

A. 生后即应用

B. 确诊后即应用

C. 11～12 岁开始

D. 成年期

E. 任何年龄均可

6. 小儿 5 岁，精神、运动发育均明显落后，只会说简单话，两眼内眦距离宽，鼻梁低平，耳位低，眼外眦上翘，经常伸舌，临床拟诊先天愚型。下列哪项检查具有确诊价值

A. 智能低下

B. 特殊面容

C. 通贯手

D. 染色体核型分析

E. 手皮纹特点

7. 1 岁半女孩，不会独立行走，不会叫爸爸妈妈。两眼距离增宽，两眼外眦上斜，低

鼻梁，舌伸出口外，通贯手。其最大可能的诊断是

A. 呆小病

B. 先天愚型

C. 苯丙酮尿症

D. 软骨发育不良

E. 佝偻病活动期

8. 某 4 岁女孩，为唐氏综合征的易位型，其下列染色体核型中哪项最常见

A. 46XY，−14，+t (14q，21q)

B. 46XX，−14，+t (14q，21q)

C. 46XY，−21，+t (21q，22q)

D. 46XX，−21，+t (21q，22q)

E. 46XX，−22，+t (21q，22q)

9. 某 12 岁女孩，体型矮小，缺乏第二性征，乳房不发育，无腋毛、阴毛，胸宽，双乳头相距较远，且智能障碍，伴有颈蹼，颈短，下颌小，腭弓高，临床拟诊断为先天性卵巢发育不全综合征（Tuner 综合征）。下列哪项最具有诊断价值

A. 体型矮小

B. 性发育幼稚型

C. 原发性闭经

D. 尿中雌激素减少

E. 染色体核型分析

10. 某 12 岁女孩，系 Tuner 综合征，下列核型中哪种最常见

A. 45，XO

B. 45，X/46，XX

C. 46，X del（xp）

D. 46，X del（xq）

E. 46，X I（xp）

11. 某 16 岁男孩，体型瘦长，第二性征不明显，无喉结，睾丸小，阴茎小，阴毛发育差，性格孤僻，临床拟诊断为先天性睾丸发育不全综合征（Klinefelter 综合征）。下列哪项最具有诊断价值

A. 体型瘦长

B. 第二性征不明显

C. 无精子

D. 生化检测

E. 染色体核型分析

12. 某 3 岁女孩，生长发育落后，体型矮小，面容丰满，腹部隆起，生后有 4 次晨起发生惊厥，当时血糖为 2.2mmol/L，血乳酸增高。肝肋下 5cm，质硬，血清 ALT 正常，脾肋下 1cm。X 线见骨质疏松及骨骺出现延迟。其最可能的诊断是
    A. 糖原贮积症
    B. 半乳糖血症
    C. 严重低血糖症
    D. 肝豆状核变性
    E. 尼曼-匹克病

13. 肝糖原贮积症的发病机制最主要在于
    A. 肝细胞内缺乏葡萄糖-6-磷酸酶
    B. 尿苷-二磷酸葡萄糖-糖原转移酶缺乏
    C. 肌磷酸化酶缺乏
    D. 肝磷酸化酶缺乏
    E. 磷酸果糖激酶缺乏

14. 某 3 岁男孩，体格矮小，肥胖，多次发生晨起低血糖、惊厥，肝肋下 5cm，质硬，血清 ALT 正常，无黄疸及脾大。拟诊为肝糖原贮积症，下列哪项可以确诊
    A. X 线见骨质疏松及骨骺出现延迟
    B. 空腹血糖为 2.2mmol/L
    C. 皮下注射 1/1000 肾上腺素 0.02mg/kg，注射后血糖升高甚微
    D. 乳酸性酸中毒
    E. 肝活组织检查肝细胞内葡萄糖-6 磷酸酶活性显著降低，糖原显著增高

15. 某 5 岁男孩，因近 1 个月食欲不振，疲乏、黄疸，肝脾大，血清 ALT 200U，血红细胞计数 3.0×10^{12}/L，血红蛋白 95g/L，网织红细胞 25%，并见肢体震颤、躯干扭转现象，手足徐动，眼 K-F 环阳性，其最可能的诊断是
    A. 半乳糖血症
    B. 急性溶血性贫血
    C. 肝糖原贮积症
    D. 肝豆状核变性
    E. 肝肾综合征

16. 肝豆状核变性的脑部病变主要在
    A. 丘脑黑质
    B. 大脑皮质
    C. 基底神经节
    D. 小脑半球
    E. 脑干网状结构

17. 苯丙酮尿症患儿未经治疗，通常在生后何时出现症状
    A. 1～2 个月
    B. 3～6 个月
    C. 7～12 个月
    D. 12～18 个月
    E. 18～24 个月

18. 典型苯丙酮尿症是由哪种酶缺乏所引起的疾病
    A. 酪氨酸羟化酶
    B. 苯丙氨酸羟化酶
    C. 鸟苷三磷酸环化水合酶
    D. 丙酮酰四氢生物蝶呤合成酶
    E. 二氢生物蝶呤还原酶

19. 典型苯丙酮尿症最主要的治疗方法是
    A. 补充酪氨酸
    B. 给予四氢生物蝶呤
    C. 给予 5-羟色氨酸
    D. 给予低苯丙氨酸饮食
    E. 补充左旋多巴

20. 苯丙酮尿症造成体内苯丙氨酸蓄积的原因是
    A. 酪氨酸缺乏
    B. 苯丙氨酸羟化酶缺陷或四氢生物蝶呤缺乏
    C. 体内铜蓝蛋白缺乏
    D. 磷酸化酶缺陷
    E. 磷酸化酶激酶缺陷

21. 糖原贮积症最常见的类型为
    A. Ⅰ 型
    B. Ⅱ 型
    C. Ⅲ 型
    D. Ⅳ 型
    E. Ⅴ 型

22. 糖原贮积症是一种
    A. 糖原合成代谢障碍性疾病
    B. 体内糖原贮积过多的疾病
    C. 糖原分解代谢障碍性疾病
    D. 体内糖原贮积过少的疾病

E. 上述说法均不全面

23. 黏多糖贮积症的确诊应依据

    A. 尿黏多糖测定

    B. 骨骼 X 线

C. 特异性的酶活性测定

D. DNA 分析

E. PCR 分析

三、问答题

1. 试述遗传性疾病的诊断方法。
2. 试述遗传性疾病的三级预防。
3. 唐氏综合征主要的临床特征有哪些？
4. Turner 综合征主要的临床特征有哪些？
5. Klinefelter 综合征主要的临床特征有哪些？
6. 试述苯丙酮尿症的发病机制。
7. 简述肝豆状核变性的临床表现。
8. 简述糖原贮积症Ⅰa 型的临床表现。
9. 简述黏多糖贮积症的临床表现及诊断。

选择题参考答案

A 型题：

1. D　　2. D　　3. E　　4. E　　5. C　　6. D　　7. B　　8. B　　9. E　　10. A

11. E　　12. A　　13. A　　14. E　　15. D　　16. C　　17. B　　18. B　　19. D　　20. B

21. A　　22. E　　23. C

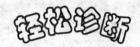

Case 1

患儿，男，生后半小时。

主诉： 生活能力低下半小时。

现病史： 患儿系第一胎第一产，胎龄 35 周，自然分娩。生后 Apgar 评分 1 分钟 7 分，经清理呼吸道、保暖、吸氧等措施，5 分钟、10 分钟评分均为 9 分，胎盘、脐带、羊水无异常。生后即发现口周发绀，吸氧后略缓解，生后活动少、哭声低、反应较差，由产科转入我科。

体格检查： 体温不升，P 140 次/分，R 50 次/分，W 1800g。前囟平，反应较差，口周发绀，无呻吟、吐沫，无鼻扇、三凹征。眼距宽、眼外侧上斜，鼻梁塌陷，低耳位，双肺呼吸音粗，未闻干湿啰音。心律齐，心音有力，胸骨左缘 2～3 肋间闻及 3/6 级收缩期杂音，腹软，脐部无渗出，肝脾肋下未及。通贯掌，肌张力低，关节松弛，原始反射弱。

辅助检查： 超声心动图示心内膜垫缺损。

诊断： 早产儿，唐氏综合征。

患儿为 35 周早产儿，生后活动少、哭声低、反应较差，查体有愚笨面容，心脏杂音，超声心动图示心内膜垫缺损。依据典型面容及伴随先心病，诊断为唐氏综合征，可做染色体检查以确诊。

鉴别诊断：

1. 其他染色体异常：如18-三体综合征等可有特殊面容，伴心脏畸形，可行染色体检查以除外。

2. 先天性代谢性疾病：如黏多糖贮积症可有容貌怪异，但出生时正常，1岁后逐渐出现特殊面容，与此患儿不符。

治疗：对症支持治疗：保证入量，保暖，吸氧。择期手术治疗先心病。

Case 2

患儿，男，1岁。

主诉：间断抽搐4个月。

现病史：患儿入院前4个月无明显诱因出现抽搐，表现为成串出现的点头，四肢屈曲，每次持续约数秒钟至1分钟，自行缓解，发作时意识状态不详，不伴大小便失禁，每日发作数次。于当地医院诊断为"低钙惊厥"，治疗后每日仍有抽搐发作。来我院门诊为进一步诊治收入院。患儿发病以来，精神可，食欲欠佳，大小便正常。

既往史：无特殊。

个人史：第一胎第一产，足月顺产，无窒息史。4个月会抬头，6个月会翻身，尚不能独坐，智力发育较同龄儿落后。

家族史：无特殊。

体格检查：T 36.7℃，P 90次/分，R 24次/分，BP 90/60mmHg，头围43cm。神志清，精神可，可闻及鼠尿味，全身皮肤白皙，头发黄，虹膜色浅，心肺腹无异常。神经系统查体未见异常。

辅助检查：尿三氯化铁试验：阳性。脑电图：高峰节律紊乱，持续高波幅不同步、不对称慢波，杂以多灶性棘波。血苯丙氨酸浓度为30mg/dl。BH_4负荷试验：服用前及服用后4小时、8小时血苯丙氨酸浓度均＞20mg/dl。

诊断：苯丙酮尿症（经典型），癫痫，婴儿痉挛症。

患儿有智力、运动发育落后，有反复惊厥发作，皮肤头发色浅，可闻及鼠尿味，结合化验检查，可确诊为苯丙酮尿症。患儿无热惊厥。依据惊厥发作时的表现及脑电图结果可诊断为婴儿痉挛症。

鉴别诊断：

1. 异型苯丙酮尿症：临床表现与经典型相似，但BH_4负荷试验结果不支持此病，可除外。

2. 一过性高苯丙氨酸血症：见于新生儿及早产儿，血苯丙氨酸浓度应＜20mg/dl，可除外。

3. 白化病：患儿皮肤头发色浅，应考虑此病，但化验检查结果不支持此病，可除外。

治疗：低苯丙氨酸饮食；治疗婴儿痉挛症：泼尼松、托吡酯。

（崔蕴璞）

第九章 免疫性疾病

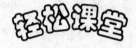

第一节 概 述

小儿免疫系统发育特点

（一）单核/巨噬细胞

| 新生儿单核细胞发育完善，但缺乏辅助因子 | → | 趋化、吞噬、杀菌能力↓
产生细胞因子↓
抗原呈递能力↓ |

（二）中性粒细胞

新生儿
- 生后变化：12 小时较高 → 72 小时下降 → 逐渐上升达成人水平
- 储藏库空虚：重症感染 → 粒细胞减少
- Mac-1 表达不成熟
- 早产儿 FcRⅢ表达下降

（三）T 淋巴细胞及细胞因子

新生儿
- 生后变化：出生时较少 → 6～7 个月时超过中性粒细胞 → 6～7 岁两者相当 → 逐渐下降
- T 细胞表型和功能：CD25↓，CD40↓，辅助 B 细胞能力差
- T_H 亚群：$T_H2 > T_H1$
- 细胞因子：很少
- NK 和 ADCC：很少

（四）B 淋巴细胞及 Ig

新生儿
- B 细胞表型和功能
  - 有产生 IgM 的 B 细胞
  - 无产生 IgG、IgA 的 B 细胞
  - 不能产生荚膜多糖细菌抗体
- IgG 生后变化：由胎盘获得 → 3 个月时最低 → 10～12 个月时自产 → 8～10 岁达成人水平
- IgM 生后变化：胎儿可产生 → 男 3 岁，女 6 岁达成人水平
- IgA 生后变化：青春后期达成人水平

（五）补体和其他免疫分子

新生儿 { 补体：3～6个月时达成人水平
血浆纤连蛋白：浓度低

第二节　原发性免疫缺陷病

一、定义

免疫缺陷病是指因免疫细胞和免疫分子发生缺陷引起的机体抗感染免疫功能低下的一组临床综合征。免疫缺陷病可为遗传性，即由不同基因缺陷导致免疫系统功能损害的疾病，称为原发性免疫缺陷病。

二、原发性免疫缺陷病的分类

{ 联合免疫缺陷病
以抗体为主的免疫缺陷病
已明确基因表型的免疫缺陷病
免疫调节失衡性疾病
先天性吞噬细胞数量和（或）功能缺陷
先天免疫缺陷
自身炎症反应性疾病
补体缺陷

三、我国常见的几种原发性免疫缺陷病

疾病	遗传方式/基因缺陷	免疫异常	临床表现
X连锁无丙种球蛋白血症	X连锁/B细胞胞浆内Bruton酪氨酸激酶基因突变	IgG↓、IgM↓、IgA↓或缺如，外周血B细胞↓或缺如	易发生化脓性和肠道病毒感染
X连锁高免疫球蛋白M血症	X连锁	IgG↓、IgA↓、IgE↓，IgM正常或↑	中性粒↓，plt↓，溶贫，胆管、肝疾病，机会性感染
湿疹、血小板减少伴免疫缺陷综合征	X连锁/WAS蛋白基因突变	IgM↓，多糖抗原特异性抗体反应差，外周血淋巴细胞↓，细胞免疫功能障碍，血小板体积小	婴幼儿湿疹、反复感染、血小板减少
慢性肉芽肿病	X连锁或常隐/吞噬细胞细胞色素基因突变	吞噬细胞不能产生超氧根、单态氧	慢性化脓性感染，形成肉芽肿
严重联合免疫缺陷病	X连锁	T细胞缺陷	婴儿期严重细菌或病毒感染
	常隐	T、B细胞均缺如	婴儿期感染
常见变异型免疫缺陷病	不定	Ig缺如	年长儿、青年人反复呼吸道感染

四、临床表现

反复和慢性感染 { 部位：呼吸道、消化道、皮肤、全身
病原体 { 抗体缺陷：化脓性
T细胞缺陷：病毒、结核、真菌、原虫
过程：反复发作

肿瘤和自身免疫疾病：溶血性贫血、ITP、SLE等

五、诊断

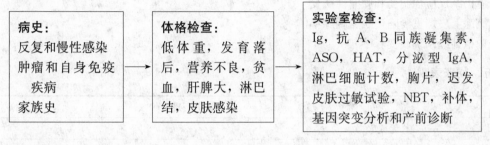

病史：
反复和慢性感染
肿瘤和自身免疫
　疾病
家族史

体格检查：
低体重，发育落
后，营养不良，贫
血，肝脾大，淋巴
结，皮肤感染

实验室检查：
Ig，抗 A、B 同族凝集素，
ASO，HAT，分泌型 IgA，
淋巴细胞计数，胸片，迟发
皮肤过敏试验，NBT，补体，
基因突变分析和产前诊断

六、治疗

一般治疗：预防和治疗感染，隔离，营养
替代治疗：IVIG，SIG，血浆，白细胞，细胞因子，酶
免疫重建：胸腺组织移植，干细胞移植
基因治疗

第三节　继发性免疫缺陷病

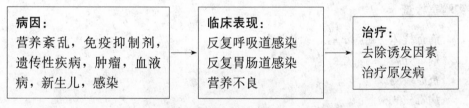

病因：
营养紊乱，免疫抑制剂，
遗传性疾病，肿瘤，血液
病，新生儿，感染

临床表现：
反复呼吸道感染
反复胃肠道感染
营养不良

治疗：
去除诱发因素
治疗原发病

获得性免疫缺陷综合征（艾滋病）

一、病因

HIV：为 RNA 反转录病毒。分为两型：HIV-Ⅰ、HIV-Ⅱ。

二、流行病学

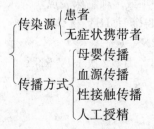

传染源 { 患者
无症状携带者

传播方式 { 母婴传播
血源传播
性接触传播
人工授精

三、发病机制

HIV 病毒 RNA $\xrightarrow{\text{反转录}}$ cDNA $\xrightarrow{\text{整入}}$ 宿主细胞 DNA

芽生脱落 ↓ → CD_4^+ T 淋巴细胞破坏

新的靶细胞

四、病理

- 淋巴结反应性病变和肿瘤性病变
- 胸腺上皮严重萎陷，缺少胸腺小体
- 中枢神经系统改变

五、临床表现

分类	临床表现
N 无临床表现	无或轻微
A 轻微临床表现	具有下列＞2 个：淋巴结病，肝大，脾大，皮炎，腮腺炎，反复呼吸道感染
B 中度临床表现	除 A 外尚有：贫血，中性粒细胞↓，血小板↓；严重感染；鹅口疮；心肌病；慢性腹泻，肝炎；反复单纯疱疹病毒或带状疱疹感染；平滑肌肉瘤伴 EB 病毒感染；肾病；诺卡菌属感染；弓形虫感染；播散性水痘
C 严重临床表现	严重反复多发细菌感染，深部真菌感染，生后 1 个月内巨细胞病毒严重感染，脑病，单纯疱疹病毒感染致肺炎、支气管炎，组织胞浆菌病，卡波西肉瘤，结核病，肺外播散，肺孢子菌肺炎，进行性多发性白质性脑病，沙门菌属感染，脑弓形虫感染，消耗综合征

六、实验室检查

- 病原学
  - 病毒抗体：初筛试验，确认试验
  - 病毒分离
  - 抗原检测
  - 病毒核酸检测
- 免疫缺陷的检测
  - 血淋巴细胞亚群
  - 各种机会性感染病原的检测

七、诊断

小儿无症状 HIV 感染确诊指标：
①≥18 个月，流行病史，无症状，实验室检查一项（＋）
②＜18 个月，流行病史，2 次 HIV RNA（＋）

小儿 AIDS 确诊指标：
具有一项或多项临床表现，
①≥18 个月 HIV 抗体（＋），或 HIV RNA（＋）
②＜18 个月，2 次 HIV RNA（＋）

八、治疗

抗病毒治疗 ⎰ 核苷类反转录酶抑制剂
　　　　　⎨ 非核苷类反转录酶抑制剂
　　　　　⎩ 蛋白酶抑制剂

免疫学治疗

支持及对症治疗

抗感染和抗肿瘤治疗

九、预防

普及 AIDS 知识

HIV 感染者避免妊娠

禁止高危人群献血

HIV 抗体（＋）孕母及其新生儿服用 AZT

严格控制血液制品的质量

疫苗

第四节　风湿性疾病概述

一、定义

风湿性疾病是主要累及不同脏器的结缔组织和胶原纤维的一组病因不明的自身免疫性疾病。

二、分类

经典的风湿性疾病 ⎰ 风湿热
　　　　　　　　⎪ SLE
　　　　　　　　⎨ 皮肌炎
　　　　　　　　⎪ 硬皮病
　　　　　　　　⎩ 类风湿

其他 ⎰ 过敏性紫癜
　　　⎩ 川崎病

第五节　风湿热

一、病因和发病机制

1. 病因：A 族乙型溶血性链球菌感染后的晚期（1～4 周后）并发症。
2. 发病机制：

病原菌与人体组织有交叉抗原：
荚膜——关节、滑膜
M蛋白——心肌、心瓣膜
脂蛋白——心肌膜、丘脑下核

→

自身免疫反应：
免疫复合物沉积于关节滑膜、心肌、心瓣膜，产生炎性病变
细胞免疫反应异常
毒素

二、病理

急性渗出期：受累器官结缔组织变性、水肿、渗出
增生期：风湿小体形成
硬化期：纤维组织增生，瘢痕形成

三、临床表现

前驱感染史：1～6周前咽峡炎
一般表现：发热，疲倦，纳差，关节痛，腹痛
主要表现
  心脏炎：心肌炎、心内膜炎和心包炎
  关节炎：游走性多关节炎
  舞蹈病
  皮下小结和环形红斑

四、辅助检查

1. ASO、Anti-DNaseB、ASK、AH均（＋）。
2. WBC、N％、ESR、CRP、α_2球蛋白、黏蛋白均↑。

五、诊断和鉴别诊断

诊断：
①有链球菌感染证据，有两项主要表现
②有链球菌感染证据，有一项主要表现＋两项次要表现

→

鉴别诊断：

关节炎：
  幼年特发性关节炎
  急性化脓性关节炎
  急性白血病
  非特异性肢痛

心脏炎：
  感染性心内膜炎
  病毒性心肌炎

六、治疗

休息
清除链球菌感染：青霉素
抗风湿治疗
  心脏炎：泼尼松
  无心脏炎：阿司匹林
充血性心力衰竭治疗
舞蹈病的治疗：镇静剂

七、预防和预后

预后：心脏炎易复发

预防风湿热的复发：$\begin{cases} 每 3～4 周注射长效青霉素 120 万 U \\ 手术前后应用抗生素预防感染性心内膜炎 \end{cases}$

第六节　幼年特发性关节炎

一、病因和发病机制

病因 $\begin{cases} 感染因素：细菌、病毒、支原体、衣原体 \\ 遗传因素 \\ 免疫学因素 \end{cases}$

发病机制：

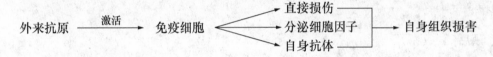

二、分类及临床表现

分类	定义	临床特点
全身型关节炎	每日发热≥2 周，伴有关节炎并伴以下一项以上症状： 短暂的、非固定的红斑样皮疹； 淋巴结肿大；肝脾大；浆膜炎	弛张高热，皮疹随体温升降而出现或消退。关节症状为关节痛或关节炎
多关节型，RF 阴性	发热最初 6 个月有 5 个关节受累，RF 阴性	女孩多见，高峰年龄 1～3 岁，8～10 岁，对称性，大小关节均可受累
多关节型，RF 阳性	发热最初 6 个月有 5 个关节受累，RF 阳性	女孩多见，儿童后期起病，关节症状较重，可影响关节功能
少关节型	发热最初 6 个月有 1～4 个关节受累	女孩多见，<5 岁起病，非对称性大关节受累，虹膜睫状体炎
与附着点炎症相关的关节炎	关节炎合并附着点炎症，或其一伴以下 2 项：骶髂关节压痛；HLA-B27（＋）；>8 岁男性；家族一级亲属有 HLA-B27 相关疾病	男孩多见，>8 岁起病，四肢关节炎为首发症状，骶髂关节病变多于起病后数月至数年
银屑病性关节炎	关节炎合并银屑病，或关节炎合并以下 2 项：指（趾）炎；指甲凹陷或指甲脱离；一级亲属有银屑病	儿童期罕见，女性多见
未定类的幼年特发性关节炎	不符合上述任一项	

三、诊断和鉴别诊断

诊断依据：<16 岁儿童不明原因关节肿胀，持续 6 周以上，可诊断。

> **辅助诊断：**
> 炎症反应的证据：ESR，CRP
> 自身抗体：RF，ANA
> 关节液分析和滑膜组织学检查
> 血常规，影像学

→

> **鉴别诊断：**
> 全身症状：全身感染，恶性病
> 关节症状：风湿热，化脓性关节炎，结核
> 其他风湿性疾病：SLE，MCTD
> JIA：脊髓肿瘤，腰椎感染，椎间盘病变

四、治疗

一般治疗

药物治疗
- 非甾体消炎药：阿司匹林、萘普生、布洛芬、双氯芬酸
- 缓解病情药：羟氯喹、柳氮磺胺吡啶
- 肾上腺皮质激素：严格掌握指征
- 免疫抑制剂：甲氨蝶呤
- IVIG
- 中药

理疗

五、预后

总体预后较好。

并发症：关节功能丧失，视力障碍。

第七节　过敏性紫癜

一、病因和发病机制

病因：尚未明确。

发病机制：各种刺激因子──→有遗传背景的个体──→B 细胞克隆扩增──→IgA 介导的系统性血管炎。

二、病理

广泛的白细胞碎裂性小血管炎。

三、诊断和鉴别诊断

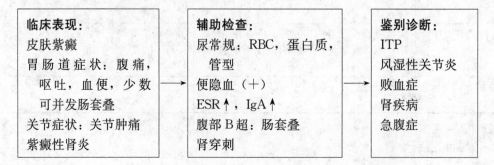

> **临床表现：**
> 皮肤紫癜
> 胃肠道症状：腹痛，
> 　呕吐，血便，少数
> 　可并发肠套叠
> 关节症状：关节肿痛
> 紫癜性肾炎

→

> **辅助检查：**
> 尿常规：RBC，蛋白质，
> 　管型
> 便隐血（＋）
> ESR↑，IgA↑
> 腹部 B 超：肠套叠
> 肾穿刺

→

> **鉴别诊断：**
> ITP
> 风湿性关节炎
> 败血症
> 肾疾病
> 急腹症

四、治疗

一般疗法
- 抗感染
- 抗组胺药
- 钙剂
- 解痉剂：腹痛时

肾上腺皮质激素
免疫抑制剂
抗凝治疗
其他

五、预后

预后一般良好。

第八节　川崎病

一、病因和发病机制

病因：尚未明确。
发病机制：尚不清楚。

二、病理

全身性小血管炎
分四期
- Ⅰ期：1～9 天，小动脉周围炎
- Ⅱ期：12～25 天，冠状动脉主要分支全层血管炎
- Ⅲ期：28～31 天，血栓和肉芽肿形成，纤维组织增生
- Ⅳ期：数月～数年，病变逐渐愈合，心肌瘢痕形成

三、诊断

临床表现：
主要表现:持续发热 5 天以上伴
① 四肢变化:急性期手足硬肿,掌跖充血;恢复期指(趾)端膜样脱皮
② 多形性皮疹
③ 眼球结膜充血
④ 唇红、皲裂、杨梅舌
⑤ 颈部淋巴结肿大
心脏表现:心包炎、心肌炎、心内膜炎

辅助检查：
血液检查:WBC↑,N↑,Hb↓,PLT↑,ESR↑,CRP↑,ALT↑
免疫学检查:IgG、IgM、IgA、IgE 均↑
ECG:ST-T 改变
X 线胸片:肺纹理多,片状影
超声心动图:心包积液,冠状动脉瘤
冠脉造影

诊断标准：
① 符合 5 项主要表现中的 4 项
② 不足 4 项+超声心动图有冠脉损害

鉴别诊断：
幼年特发性关节炎(全身型)
渗出性多形红斑
败血症
猩红热

四、治疗

$$\left[\begin{array}{l}\text{阿司匹林口服}\\\text{大剂量丙种球蛋白静脉滴注}\\\text{糖皮质激素}\\\text{抗凝治疗}\\\text{对症治疗}\\\text{心脏手术：严重冠脉病变}\end{array}\right.$$

五、预后

自限性疾病，多数预后良好。

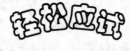

一、名词解释

1. 免疫
2. 染色体病
3. 多基因遗传病
4. 单基因遗传病
5. 线粒体病
6. 基因组印记
7. 原发性免疫缺陷病
8. 联合免疫缺陷病
9. 胸腺发育不全
10. 继发性免疫缺陷病
11. 获得性免疫缺陷综合征
12. 风湿热
13. 风湿性疾病
14. 幼年特发性关节炎
15. 过敏性紫癜
16. 川崎病

二、选择题

【A 型题】

1. 关于新生儿单核/巨噬细胞发育特点，以下**错误**的是
   A. 趋化、黏附、吞噬、杀菌能力差
   B. 产生 G-CSF、IL-8、IL-6、INF-γ、IL-12 能力差
   C. 抗原呈递能力差
   D. 接触抗原或过敏原的种类及剂量，不影响单核/巨噬细胞
   E. 缺乏辅助因子

2. 关于新生儿中性粒细胞发育特点，以下**错误**的是
   A. 生后 12 小时，外周血中性粒细胞计数较高
   B. 生后 3 天以后，外周血中性粒细胞计数逐渐下降
   C. 严重败血症新生儿较少发生中性粒细胞减少
   D. 新生儿趋化和黏附分子 Mac-1 表达不足
   E. 早产儿中性粒细胞 FcRⅢ表达下降

3. 关于淋巴细胞的发育特点，以下正确的是
   A. 出生时淋巴细胞数目较多
   B. 生后 6~7 个月时淋巴细胞百分率低于中性粒细胞百分率
   C. 6~7 岁时淋巴细胞百分率与中性粒细胞百分率相当
   D. 6~7 岁后，随年龄增长，淋巴细胞百分率逐渐增高

E. 老年人淋巴细胞数目较多

4. 关于 B 淋巴细胞和 Ig 的发育特点，以下**错误**的是

   A. 新生儿具有产生 IgM 的 B 细胞

   B. 分泌 IgG 的 B 细胞于 2 岁时达成人水平

   C. IgG、IgM 可通过胎盘主动转运

   D. IgG 生后 3 个月降至最低值，8～10 岁达成人水平

   E. IgA 青春期或成人期达成人水平

5. 有关免疫球蛋白的描述**不正确**的是

   A. IgG 可通过胎盘

   B. 母体 IgM 可进入胎儿血液

   C. IgE 与变态反应相关

   D. 新生儿脐血中 IgD 含量极微

   E. SIgA 是黏膜局部抗感染的重要因子

6. 患儿，男，3 岁，生后多次患肺炎，体检颈部、腹股沟可触及数个单个、质软、黄豆大小淋巴结，肝肋下 3cm，脾肋下 1cm，末梢血淋巴细胞数为 1×10^9/L（1000/mm³）。最可能的初步诊断为

   A. 选择性 IgA 缺乏症

   B. 先天性胸腺发育不全症

   C. 细胞免疫缺陷性免疫球蛋白合成异常

   D. 婴儿暂时性低丙种球蛋白血症

   E. 严重联合免疫缺陷病

7. 患儿，男，6 个月，从新生儿期反复患肺炎、败血症、鹅口疮，常有腹泻，本次因肠炎、重度脱水入院。查体：皮肤弹性差，全身浅表淋巴结未触及，前囟、眼窝明显凹陷，心肺腹无异常，腹稍胀，肠鸣音活跃。化验血：WBC 7.5×10^9/L（7500/mm³），N 90%，E 3%，L 7%，血清免疫球蛋白总量 20mg/dl。X 线胸片未见胸腺阴影。最可能的初步诊断为

   A. 先天性低丙种球蛋白血症

   B. 婴儿暂时性低丙种球蛋白血症

   C. 先天性胸腺发育不全症

   D. 严重联合免疫缺陷病

   E. 选择性 IgA 缺乏症

8. 选择性 IgA 缺乏症为

   A. 细胞免疫缺陷病

   B. 体液免疫缺陷病

   C. 联合免疫缺陷病

   D. 吞噬功能缺陷

   E. 补体缺陷

9. 共济失调毛细血管扩张症为

   A. 细胞免疫缺陷病

   B. 体液免疫缺陷病

   C. 联合免疫缺陷病

   D. 吞噬功能缺陷

   E. 补体缺陷

10. 下列哪一项**不属于**胸腺发育不全（DiGeorge 综合征）的常见伴发畸形和缺陷

    A. 先天性心脏病

    B. 食管闭锁

    C. 眼距宽和下颌骨发育不良等特殊面容

    D. 胸腺发育不全

    E. 甲状旁腺发育不良

11. 发病率最高的原发性免疫缺陷病为

    A. 细胞免疫缺陷病

    B. 体液免疫缺陷病

    C. 联合免疫缺陷病

    D. 补体缺陷病

    E. 吞噬功能缺陷病

12. 以下哪一项**不符合** Wiskott-Aldrich 综合征（WAS）的特征

    A. 常染色体隐性遗传

    B. X 连锁隐性遗传

    C. 湿疹

    D. 血小板减少

    E. 反复感染

13. 下列哪一种**不属于**原发性免疫缺陷病

    A. DiGeorge 综合征

    B. Wiskott-Aldrich 综合征

    C. 选择性 IgA 缺乏症

    D. AIDS

    E. 共济失调和毛细血管扩张症的免疫缺陷病

14. 关于继发性免疫缺陷病的治疗原则，下列**错误**的是

    A. 治疗原发病

    B. 应用免疫抑制药物

    C. 去除其他免疫抑制因子

D. 暂时的免疫替代疗法

E. 以上都不是

15. 男孩，5岁，因患血液病多次输注血制品，近两月来发热、乏力、腹泻、消瘦，钡剂灌肠X线片示溃疡性结肠炎，外周血淋巴细胞计数小于$1.2 \times 10^9/L$，$CD_4/CD_3 < 10\%$。下列哪种情况最为可能

A. 呼吸道合胞病毒感染

B. 轮状病毒感染

C. 人类免疫缺陷病毒感染

D. 巨细胞病毒感染

E. 以上都不是

16. 与急性风湿热发病密切相关的病原是

A. 金黄色葡萄球菌

B. A组乙型溶血性链球菌

C. 大肠埃希菌

D. 柯萨奇病毒

E. 轮状病毒

17. 风湿性心脏炎最常见的心电图变化为

A. 室性期前收缩

B. ST段下降

C. T波平坦或倒置

D. 一度房室传导阻滞

E. 窦性心动过速

18. 下列哪项为风湿热患者的风湿活动指标

A. 扁桃体炎

B. 血白细胞总数增高

C. 心电图ST段变化

D. ASO升高

E. 舞蹈病

19. 下列哪项**不是**风湿病的活动指标

A. ESR增快

B. C反应蛋白阳性

C. 血清黏蛋白>40mg/L

D. 心电图示P-R间期持续延长

E. ASO>625U/L

20. 为了**排除**风湿热，应做下列哪项检查

A. X线胸片

B. 肺功能

C. 心电图

D. 心脏超声和血抗O检查

E. 头颅CT

21. 下列哪项对鉴别小儿风湿热与幼年特发性关节炎最有价值

A. 发热

B. 关节炎

C. 心脏炎

D. ESR增快

E. X线示关节面破坏

22. 幼年特发性关节炎一般**无**下列哪种改变

A. 发热、乏力、纳呆

B. 类风湿因子及抗核抗体阳性

C. 肝脾大、淋巴结肿大

D. 早期X线表现以骨质破坏为主

E. 关节酸痛以小关节为主

23. 如果初诊为幼年特发性关节炎，首先应给予哪种药物治疗

A. 非甾体消炎药

B. 激素

C. 抗风湿药物

D. 静脉用人血丙种球蛋白

E. 胸腺肽

24. 女孩，10岁，发热12天，体温38~39℃，双手指指指关节和掌指关节肿痛伴活动受限，两侧膝关节肿胀，以右侧明显，被动活动受限。无皮疹，浅表淋巴结无肿大，肝脾无明显增大。ESR和C反应蛋白升高，血白细胞$15 \times 10^9/L$，尿常规检查正常。诊断首先考虑

A. 风湿热

B. 过敏性紫癜

C. 幼年特发性关节炎

D. 关节结核

E. 化脓性关节炎

25. 下列哪项**不是**过敏性紫癜的特点

A. 大便隐血试验可呈阳性

B. 毛细血管脆性试验阳性

C. 血清IgA及补体C_3降低

D. 血小板计数、出凝血时间及血块退缩时间正常

E. 尿液检查可有血尿、蛋白尿及管型

26. 男孩，5岁，低热3天，两下肢及臀部有出血性皮疹，突出皮面，伴腹痛及便血一次。可能的诊断为

A. 过敏性紫癜
B. 血小板减少性紫癜
C. 消化性溃疡
D. 流行性脑脊髓膜炎
E. 以上都不是

27. 下列哪项**不是**川崎病的诊断条件
    A. 结合膜充血、口唇干红、草莓样舌
    B. 心电图有广泛 ST-T 改变
    C. 手足硬肿、掌指红斑、指（趾）脱皮及多形红斑
    D. 持续高热 5 天以上
    E. 浅表淋巴结肿大

28. 对川崎病患儿用阿司匹林治疗，下列哪项是**错误**的
    A. 开始剂量为 30～50mg/（kg·d）
    B. 热退后剂量 3～5mg/（kg·d）
    C. 一般用 2～6 个月
    D. 有冠状动脉损害可加用双嘧达莫 3～5mg/（kg·d）
    E. 血沉及血小板正常后，改为每天 5mg/（kg·d）

29. 某 1 岁男孩，确诊川崎病后出院，2 个月后猝死于家中，死前无明显诱因，其死因可能为
    A. 脑出血
    B. 心肌炎
    C. 脑栓塞
    D. 冠状动脉瘤破裂
    E. 心包炎

30. 下列哪项**不属于**严重联合免疫缺陷病
    A. RAG-1/-2 缺陷
    B. 伴腺苷脱氢酶缺陷的 SCID
    C. Wiskott-Aldrich 综合征
    D. X-连锁隐性遗传 SCID
    E. 网状组织发育不全

31. 原发性免疫缺陷病的病因主要与下列哪项有关
    A. 遗传
    B. 恶性肿瘤
    C. 肾病综合征
    D. 营养不良
    E. 放射病

32. 原发性免疫缺陷病最主要的临床特点是
    A. 反复和慢性感染
    B. 肝脾大
    C. 消瘦
    D. 胸腺缺如
    E. 淋巴结肿大

33. 原发性免疫缺陷病的替代治疗中最重要的是哪项
    A. 胸腺肽
    B. 白介素-2
    C. 干扰素
    D. 酶
    E. 静脉注射丙种球蛋白

34. 确诊风湿热的主要表现哪项是**错误**的
    A. 心脏炎
    B. 游走性多发性关节炎
    C. 舞蹈病
    D. 发热
    E. 环形红斑

35. 治疗风湿性心脏炎的首选药物是
    A. 阿司匹林
    B. 洋地黄
    C. 吲哚美辛
    D. 布洛芬
    A. 肾上腺皮质激素

36. 确诊风湿热的次要表现哪一项是**错误**的
    A. 发热
    B. 关节酸痛
    C. 皮下结节
    D. 血沉加快
    E. 有风湿热既往史

37. 风湿热最常见的皮肤损害是
    A. 环形红斑
    B. 结节性红斑
    C. 多形红斑
    D. 蝶状红斑
    E. 圆形红斑

38. 风湿性关节炎的特点中下列哪项是**错误**的
    A. 主要累及大关节
    B. 呈游走性和多发性
    C. 局部可呈红肿热痛和功能障碍
    D. 经治疗后可治愈

E. 但常留有畸形

39. 全身型幼年特发性关节炎临床表现中**错误**的是
   A. 短暂的、非固定的红斑样皮疹
   B. 每月发热至少持续2周以上
   C. 伴有关节炎
   D. 热高疹出、热退疹消
   E. 少有淋巴结肿大、肝脾大

40. 有关幼年特发性关节炎的描述**错误**的是
   A. 分为7个类型
   B. 指16岁以下的儿童持续12周以上不明原因的关节肿胀
   C. 全身型可累及多个脏器
   D. 以关节炎表现为主的幼年特发性关节炎可出现关节畸形、强直
   E. 病情迁延、易复发

41. 幼年特发性关节炎的常见并发症为
   A. 听力障碍
   B. 视力障碍
   C. 肾衰竭
   D. 肺间质纤维化
   E. 肝纤维化

42. 与附着点炎症相关的幼年特发性关节炎的特征性表现为
   A. 关节受累常为对称性
   B. HLA-B27阳性少见
   C. 多于8岁前发病
   D. 不具有遗传倾向
   E. 常累及下肢大关节及脊柱关节

43. 关于多关节型幼年特发性关节炎的描述**错误**的是
   A. 起病高峰为1~3岁
   B. 受累关节多为对称性
   C. 大小关节均可受累
   D. 分为类风湿因子阴性和类风湿因子阳性
   E. 发病最初的6个月5个以上关节受累

44. 女孩，7岁，因膝关节、肘关节痛6个月，伴间断低热入院。眼科检查示虹膜睫状体炎。诊断幼年特发性关节炎，分型为
   A. 多关节型，类风湿因子阳性
   B. 多关节型，类风湿因子阴性

C. 少关节型
D. 全身型
E. 与附着点炎症相关的关节炎

45. 过敏性紫癜患儿的皮肤紫癜多见于
   A. 颈部
   B. 头面部
   C. 腹部
   D. 躯干
   E. 下肢及臀部

46. 过敏性紫癜的首发症状常为
   A. 皮肤紫癜
   B. 腹痛、便血
   C. 恶心、呕吐
   D. 关节肿痛
   E. 血尿

47. 过敏性紫癜与血小板减少性紫癜鉴别的依据为
   A. 发病年龄与性别不同
   B. 紫癜的部位、性质与特点不同
   C. 并发症不同
   D. 出、凝血的功能状态不同
   E. 血小板计数结果不同

48. 川崎病冠状动脉瘤多发生在
   A. 病程第1~9天
   B. 病程第12~25天
   C. 病程第28~31天
   D. 病程半年
   E. 病程1年

49. 川崎病患儿用丙种球蛋白治疗，目前推荐单剂给药剂量为
   A. 400mg/kg
   B. 500mg/kg
   C. 1g/kg
   D. 1.5g/kg
   E. 2g/kg

50. 5个月男孩因高热2天余入院。查体：发育、营养好，浅表淋巴结不大，结膜充血，咽红，唇红，卡疤周边红肿约2cm×3cm，心肺（一）。实验室检查：WBC $20×10^9$/L，N 78%，L 22%，PLT $200×10^9$/L，ESR 50mm/h，CRP 80mg/L。最可能的诊断是

A. 败血症

B. 结核病

C. 咽结合膜热

D. 川崎病

E. 以上都不是

三、问答题

1. 试述小儿免疫系统的发育特点。

2. 试述原发性免疫缺陷病的共同临床表现。

3. 试述 X 连锁无丙种球蛋白铁症（Broton）和婴儿暂时性低丙种球蛋白铁症的区别。

4. 试述获得性免疫缺陷综合征的临床表现及诊断。

5. 试述风湿热的临床表现及诊断。

6. 试述幼年特发性关节炎的分型及各型临床表现。

7. 试述过敏性紫癜的临床表现。

选择题参考答案

A 型题：

1. D	2. C	3. C	4. C	5. B	6. C	7. D	8. B	9. C	10. B
11. A	12. A	13. D	14. B	15. C	16. B	17. D	18. E	19. E	20. D
21. E	22. D	23. A	24. C	25. C	26. A	27. E	28. E	29. D	30. C
31. A	32. A	33. E	34. D	35. E	36. C	37. A	38. E	39. E	40. B
41. B	42. E	43. A	44. C	45. C	46. A	47. E	48. E	49. E	50. D

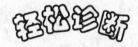

Case 1

患儿，男，4 岁。

主诉：发热、咳嗽 1 个月。

现病史：患儿入院前 1 个月受凉后发热，体温最高达 39℃，伴咳嗽、流涕，为阵发性咳嗽，有痰不易咳出，咳嗽逐渐加重，于当地医院诊断为支气管肺炎，抗感染治疗（具体不详）1 周，体温高峰略下降，咳嗽无缓解，继续口服止咳药及抗生素（具体不详）。今日来我院门诊拍胸片示右下肺炎，为进一步诊治收入院。患儿发病以来，精神、食欲较差，大小便正常。

既往史：7 个月时患水痘，平时易患呼吸道感染，曾患肺炎 4 次。

个人史：足月顺产，人工喂养，营养发育较同龄儿差。按期预防接种。

家族史：父母体健，舅父幼年死于"肺炎"。

体格检查：T 38.5℃，P 126 次/分，R 40 次/分，BP 90/60mmHg，神志清，精神差，自动体位，查体合作。发育、营养欠佳，皮肤无皮疹，全身浅表淋巴结未触及。咽充血，双侧扁桃体（一），胸廓无畸形，无鼻扇，三凹征（一），双肺呼吸音粗，右下肺少量细湿啰音。心率 126 次/分，律齐，心音有力，未闻及杂音。腹平软未触及包块，肝脾未及，肠鸣音正常。脊柱、四肢无异常，神经系统检查无异常。

辅助检查：

血常规：WBC 7.2×10^9/L，N 65%，L 35%，RBC 4.75×10^{12}/L，Hb 118g/L，PLT 187×10^9/L。

肝功能、肾功能、血生化（−）。

ESR 20mm/h，CRP 30mg/dl，ASO（−），RH（−），抗核抗体（−），血培养（−）。

免疫球蛋白：IgG 1.08g/L，IgA 0.01g/L，IgM 0.10g/L。

SmIgG↓，SmIgGA 未检出，SmIgM 未检出，SmIgD 未检出。

T 细胞亚群：正常。

诊断： X-连锁低丙种球蛋白血症，支气管肺炎。

男性幼儿，自 7 个月起出现反复呼吸道感染，此次发病有发热、咳嗽，经抗感染、止咳治疗效果不佳，结合胸片，支气管肺炎可诊断。由于患儿反复呼吸道感染，结合辅助检查各类免疫球蛋白均降低，IgG＜2g/L，且周围血缺少 B 细胞，舅父幼年死于"肺炎"，符合 X-连锁低丙种球蛋白血症诊断。

鉴别诊断：

1. 婴儿暂时性低丙种球蛋白血症：有自限性，3～6 个月发病，2～4 岁可恢复正常，患儿已 4 岁，可能性不大。

2. 常见变异型免疫缺陷病：儿童期发病，可反复感染，但症状较轻，免疫球蛋白轻度降低，IgG＜4g/L，而 IgM 接近正常。与此患儿情况不符，不支持。

治疗：

对症治疗：休息，降温，止咳。

抗感染治疗。

丙种球蛋白替代治疗。

Case 2

患儿，女，4 岁，来自农村。

主诉： 反复腹泻伴消瘦 1 年。

现病史： 患儿 1 年前无明显诱因出现腹泻，为黄色稀便，含泡沫，无脓血，每天大便 2～8 次，每次量中等，于当地医院诊断为腹泻病，给予八面体蒙脱石粉剂（Smecta）、肠道益生菌制剂口服，腹泻暂时好转，数日后再次发作。病后体重进行性减轻。病程中有 3 次发热、咳嗽，均按"肺炎"抗感染及对症治疗（具体不详）后好转。

既往史、个人史无特殊。

家族史： 患儿父亲 1 年前因"慢性腹泻"死亡，确切死因不明。

体格检查： T 36℃，P 90 次/分，R 20 次/分，BP 85/55mmHg，神志清，精神欠佳，慢性病容，发育差，营养差，查体合作。无皮疹，全身浅表淋巴结未触及，口腔有白色膜状物，咽充血，双侧扁桃体Iº肿大，无渗出。胸廓无畸形，双肺散在粗湿啰音。心率 90 次/分，心律齐，心音有力，未闻及杂音，腹平软，无压痛，肝脾未及，肠鸣音活跃。脊柱、四肢无异常。神经系统检查无特殊。

辅助检查：

便常规：见大量真菌。

口腔膜状物涂片：找到真菌菌丝及孢子。

血常规：WBC 4.2×10^9/L，N 54%，L 46%，RBC 3.75×10^{12}/L，Hb 96g/L，PLT $177 \times$

$10^9/L$。

肝功能正常。

腹部 B 超正常。

X 线胸片：双肺纹理紊乱、模糊，肺野呈毛玻璃样改变，中内带有细小网点状影。

肺 CT：双上肺广泛浅淡片状、毛玻璃样改变。

CD_4（＋），T 细胞为 1％，CD_8（＋），T 细胞 72％，$CD_4/CD_8 < 0.01$。

患儿及其母亲 HIV-抗体筛查试验（＋），确诊试验（＋）。

诊断： 获得性免疫缺陷综合征。

4 岁幼儿，慢性病程，慢性腹泻，便真菌（＋），反复肺部感染，营养发育差，轻度贫血，父亲 1 年前因"慢性腹泻"死亡，结合辅助检查患儿及其母亲 HIV-抗体筛查试验（＋）、确诊试验（＋），获得性免疫缺陷综合征诊断明确。

治疗： 抗病毒治疗，抗感染治疗，免疫学治疗，支持及对症治疗。

Case 3

患儿，男，8 岁。

主诉： 低热 14 天，伴关节肿痛 7 天。

现病史： 患儿入院前 14 天无明显诱因出现发热，体温波动于 37～38℃，多汗，疲倦，无咳嗽、流涕，无胸痛、心悸，无呕吐、腹泻，无皮疹，于当地医院诊断为"上呼吸道感染"，给予双黄连口服，病情无缓解。7 天前发现双膝关节肿胀明显，局部红、疼痛，行走困难，今日来我院门诊为进一步诊治收入院。发病前 2 周患"猩红热"，已治愈。此次发病以来，精神、食欲欠佳，睡眠可，大小便正常。

既往史、个人史无特殊。

体格检查： T 38.1℃，P 110 次/分，R 30 次/分，BP 90/60mmHg，神志清，急性热病容，精神欠佳，行走困难，查体合作。全身皮肤无皮疹，双侧颌下各可触及蚕豆大小的淋巴结，活动，质中，无触痛。咽充血，双侧扁桃体 Ⅰ°肿大，无渗出。胸廓无畸形，肺查体（－），心律齐，心音有力，未闻及杂音，腹平软，未触及包块，肝、脾未触及，肠鸣音正常。双膝关节红肿，局部皮温增高，有压痛。神经系统检查无特殊。

辅助检查：

血常规：WBC $15.2 \times 10^9/L$，N 85％，L 15％，RBC $3.75 \times 10^{12}/L$，Hb 11.8g/dl，PLT $267 \times 10^9/L$。

ESR 40mm/h，CRP 30mg/dl，ASO（＋）。

ECG：P-R 间期延长，Ⅱ导联、AVF 导联 T 波低平。

诊断： 风湿热。

学龄男孩，发病前 2 周有链球菌前驱感染史（猩红热），此次发病主要表现为持续低热及关节炎，化验检查 ESR、CRP 升高，ASO（＋），心电图提示一度房室传导阻滞，符合风湿热诊断标准 1 项主要指标＋3 项次要指标＋近期链球菌感染证据，可诊断风湿热。

鉴别诊断：

1. 幼年特发性关节炎：幼儿多见，全身型可长期发热，但常为弛张高热，常伴皮疹，关节症状常侵犯小关节，可伴肝脾大、淋巴结肿大，常无明显前驱感染史，与此患儿情况不符，可查抗核抗体以除外。

2. 系统性红斑狼疮：可长期发热，可伴随关节炎、心脏炎及多系统损害，但患儿无典型皮疹，血常规无贫血，可查 ANA、ENA 及抗双链 DNA 以除外。

3. 化脓性关节炎：患儿低热，感染中毒症状不重，无败血症表现，不支持此病。

4. 结核变应性关节炎：患儿无结核病史，但有持续低热、多汗、疲倦等，应考虑此病可能，但患儿无结节性红斑及疱疹性角膜炎等结核过敏表现，可拍胸片、PPD 试验等除外结核病。

治疗：休息；青霉素治疗 2 周清除残余感染灶；抗风湿：阿司匹林。

Case 4

患儿，男，3 岁。

主诉：发热伴关节疼痛 16 天。

现病史：患儿入院前 16 天无明显诱因出现发热，体温波动于 37～40℃，服退热药体温可降至正常，随即体温再次上升。双下肢关节疼痛，无红肿，无咳嗽、流涕，无胸痛、心悸，无呕吐、腹泻，无皮疹。4 天来高热时面部及前胸可见红色皮疹，热退时皮疹消退。发病以来，精神欠佳，食欲可，睡眠可，大小便正常。

既往史、个人史无特殊。

体格检查：T 39.3℃，P 110 次/分，R 30 次/分，BP 85/55mmHg，神志清，精神欠佳，急性热病容，发育正常，营养中等，行走困难，查体合作。面部及前胸可见散在充血性皮疹，未见环形红斑及皮下小结，双侧颌下各可触及黄豆大小的淋巴结，活动，质中，无触痛。咽充血，双侧扁桃体Ⅰ°肿大，无渗出。胸廓无畸形，肺查体（一），心率 110 次/分，心律齐，心音有力，未闻及杂音，腹平软，肝右肋下 3.5cm，剑下 3.0cm，质软，边锐，脾左肋下 1.5cm，质软，边稍钝，肠鸣音正常。四肢关节无红肿，无压痛。神经系统检查无特殊。

辅助检查：

血常规：WBC 14.2×10^9/L，N 85%，L 15%，RBC 3.75×10^{12}/L，Hb 118g/L，PLT 177×10^9/L。

ESR 50mm/h，CRP 30mg/dl，ASO（一），RF（＋），抗核抗体均质型（＋），滴度1∶320。血培养（一）。

HAV 抗体（一），HCV 抗体（一），HBsAg（一）。

诊断：幼年形特发性关节炎（全身型）。

3 岁幼儿，急性起病，弛张高热 16 天，关节疼痛，高热时一过性充血性皮疹，伴肝脾大，辅助检查示 RF（＋）、抗核抗体均质型（＋），考虑此病可能性大，尚需除外其他疾病方可诊断。

鉴别诊断：

1. 败血症：患儿急性起病，发热，伴皮疹、肝脾大，血常规示白细胞增高、中性粒细胞增高，应考虑败血症可能。但患儿无化脓病灶，无皮肤瘀斑，皮疹为充血性，随热退而消退，血培养结果阴性，不支持此病。

2. 白血病：患儿弛张高热，伴皮疹、肝脾大，应鉴别此病，但皮疹非出血性，末梢血未见幼稚细胞，血小板不低，此病可能性不大。

3. 风湿热：患儿发热 2 周余，伴关节疼痛，应鉴别此病，但为幼儿，无前驱链球菌感染史，ASO（一），不支持此病。

4. 系统性红斑狼疮：患儿弛张高热，伴关节痛、皮疹、肝脾大，应鉴别此病，但患儿无典型皮疹，血常规无贫血，可查 ENA 及抗双链 DNA 以除外。

治疗：休息；非甾体消炎药治疗：阿司匹林；缓解病情药：羟氯喹、柳氮磺胺吡啶。

Case 5

患儿，男，8岁。

主诉： 低热伴双下肢皮疹2天，腹痛1天。

现病史： 患儿2天前无明显诱因出现低热，体温波动于37~38℃，双下肢及臀部出现皮疹，高出皮面，大小不等，开始为淡红色，颜色逐渐加深，1天前出现腹痛，阵发性剧烈绞痛，恶心，未吐，大便1次，黑色，来我院门诊。为进一步诊治收入院。发病以来，患儿精神、食欲欠佳，睡眠可，尿量正常。

体格检查： T 37.6℃，P 116次/分，R 28次/分，BP 90/50mmHg，神志清，精神欠佳，自动体位，查体合作。双下肢及臀部可见高出皮面、大小不等的暗红色出血性皮疹，部分融合成片。全身浅表淋巴结未触及。咽充血，双侧扁桃体Ⅰ°肿大，胸廓无畸形，心肺查体（一），腹平软，未触及包块，肝、脾未触及，脐周压痛（＋），无反跳痛，无肌紧张，移动性浊音（一），肠鸣音正常。双足背及踝关节肿胀，有压痛。神经系统检查无特殊。

辅助检查：

血常规：WBC $11.2×10^9$/L，N 70%，L 20%，M 4%，嗜酸性粒细胞6%，RBC $3.75×10^{12}$/L，Hb 11.8g/dl，PLT $167×10^9$/L。

便常规（一），便隐血（＋）。

诊断： 过敏性紫癜。

学龄儿童，急性起病，有典型的双下肢出血性皮疹，伴腹部症状，化验检查示血嗜酸性粒细胞增高，血小板正常，可诊断过敏性紫癜。

鉴别诊断：

1. 血小板减少性紫癜：表现为全身分布的瘀点、瘀斑，以四肢为重，可伴消化道出血，但血小板正常，不支持此病。

2. 出血性疾病：如血友病、凝血因子缺乏、凝血功能异常、DIC等，暂不支持，可查凝血功能以除外。

3. 急腹症：患儿腹痛1天，为阵发性剧烈绞痛，应注意急腹症可能，腹型过敏性紫癜亦可并发肠套叠，需观察腹痛情况，做腹部B超以除外。

治疗： 禁食，抗感染，糖皮质激素，抑酸，止血，静脉营养。

Case 6

患儿，男，1岁3个月。

主诉： 发热5天，发现皮疹4天。

现病史： 患儿于入院前5天无明显诱因出现发热，呈低热（具体体温不详），伴有流涕，无咳嗽、腹泻、呕吐等，未予治疗。4天前发现全身密集的针尖大小的皮疹（起始部位不明确），伴腹泻，大便呈稀糊状，每日2~3次，不含黏液及脓血，于当地医院静脉滴注头孢类抗生素3天，病情无缓解，今日来我院门诊收入院。发病以来，精神、食欲可，小便正常，睡眠欠佳。既往体健。

入院查体： T 39.7℃，P 108次/分，R 30次/分，W 13.5kg，全身皮肤均可见密集针尖大小红色斑丘疹，疹间皮肤正常，压之退色，双侧颌下均可扪及数个黄豆至蚕豆大小的淋巴结，活动，无触痛，无粘连。双球结膜充血，眼分泌物多，口唇红、皲裂，杨梅舌，咽部充血，双侧扁桃体Ⅰ°肿大，无渗出。心、肺、腹无异常。四肢末端硬肿，未见脱皮，肛周未见脱皮。

辅助检查：

血常规：WBC 33.1×10^9/L，L 15.8％，N 81.8％，M 2.4％，RBC 3.75×10^{12}/L，Hb 9.8g/dl，PLT 367×10^9/L，CRP 14.6mg/dl，ESR 107mm/h。

尿便常规（－）、血培养（－）。

心电图：窦性心动过速。

超声心动图：冠状动脉未见异常，三尖瓣反流（轻度）。

诊断： 川崎病。

男孩，婴幼儿，急性起病，发热5天，伴皮疹，口唇红、皲裂，杨梅舌，球结膜充血，四肢肢端硬性肿胀，多发淋巴结肿大。血常规示：白细胞显著增高，中性粒细胞分类增高，ESR、CRP增高。虽然超声心动图示无冠状动脉扩张改变，但已满足川崎病诊断标准的5项，可诊断川崎病。

鉴别诊断：

1. 出疹性传染病：患儿发热第二天出皮疹，为全身密集的针尖大小的皮疹，有杨梅舌，血常规白细胞显著增高，中性分类增高，ESR、CRP增高，应考虑猩红热的可能性，但头孢类抗生素静脉滴注无效，不支持此病。

2. 病毒感染：患儿发热5天，伴皮疹，多发淋巴结肿大，应考虑传染性单核细胞增多症可能，但无肝脾大，血常规白细胞显著增高，但分类中性增高，未见异形淋巴细胞，不支持此病。肠道病毒感染可有发热、皮疹、腹泻等表现，但血常规白细胞增高不支持。

3. 败血症：患儿为婴幼儿，急性起病，发热伴皮疹，血常规白细胞显著增高，中性分类增高，ESR、CRP增高，应考虑败血症可能，但血培养阴性，不支持。

4. 其他结缔组织病：幼年类风湿全身型（Still病）可长期发热，可伴一过性多形性皮疹，伴有关节痛、淋巴结肿大和肝脾大，与患儿症状不符；SLE学龄儿多见，有多系统损害表现，与此患儿不符。

治疗： 口服阿司匹林，大剂量（2g/kg）丙种球蛋白静脉滴注，糖皮质激素，对症治疗。

（崔蕴璞）

第十章　感染性疾病

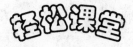

第一节　病毒感染

一、麻疹

（一）概述

麻疹是一种由麻疹病毒引起的急性呼吸道传染病，主要表现为发热、上呼吸道炎、眼结合膜炎和皮疹，主要特殊体征为麻疹黏膜斑。

（二）病原学

麻疹病毒，副黏液病毒科，单一血清型。

（三）流行病学

传染源：病人是唯一的传染源。
传播途径：呼吸道飞沫传播，直接接触。
传染期：出疹前后5天。

（四）发病机制

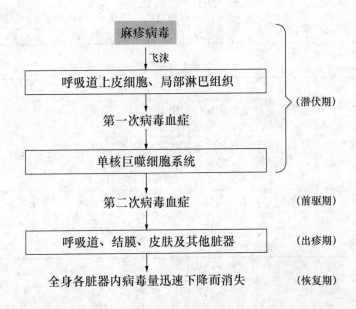

（五）病理

病理特征：单核细胞浸润、增生，形成多核巨细胞。

（六）临床表现

典型麻疹：

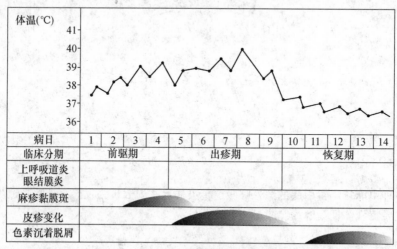

麻疹的病程

分期	时间	各期临床表现
潜伏期	6～18 天（平均 10 天）	无症状
前驱期	3～4 天	中度发热，呼吸道卡他症状，结膜炎，麻疹黏膜斑，非特异症状（神萎、纳差、呕吐、腹泻）
出疹期	发热 3～4 天后出疹，持续 2～5 天	高热，出疹（顺序：耳后发际及颈部──→前额和面部──→从上而下至躯干和四肢；疹型：1～4mm、红色斑丘疹，疹间皮色正常，可融合），呼吸道卡他症状，神萎、纳差加重，肝、脾、淋巴结轻度肿大
恢复期	出疹 3～4 天后	全身症状逐渐减轻、消失，皮疹按出疹顺序消退，细小脱屑，棕色色素沉着斑（7～10 天后消失）

非典型麻疹

分型	特点
轻型麻疹	前驱期短、轻，无麻疹黏膜斑 皮疹稀疏，无脱屑及色素沉着
重型麻疹	中毒症状重，神经系统症状重 心功能不全或循环衰竭 皮疹：出血性瘀斑，融合/出不透、暗红、稀疏、骤退
异型麻疹 （疫苗后再感染）	前驱期短，出疹期长、重 逆行出疹、多型皮疹 并发症多，无麻疹黏膜斑 全身中毒症状重

（七）并发症

$\left\{\begin{array}{l}\text{肺炎：最常见}\\\text{喉炎}\\\text{心肌炎}\\\text{脑炎}\left\{\begin{array}{l}\text{麻疹脑炎}\\\text{亚急性硬化性全脑炎（SSPE）}\end{array}\right.\\\text{结核病恶化}\\\text{营养不良及维生素 A 缺乏症}\end{array}\right.$

（八）实验室检查

$\left\{\begin{array}{l}\text{外周血象：WBC 正常或↓，L↑}\\\text{多核巨细胞检测}\\\text{麻疹病毒特异性 IgM 抗体检测}\\\text{麻疹病毒抗原检测}\\\text{病毒分离}\end{array}\right.$

（九）诊断和鉴别诊断

诊断：依据流行病学资料，典型临床表现较易诊断，麻疹特异性 IgM（＋）或病毒分离（＋）可确诊。

小儿出疹性疾病的鉴别诊断

	病原	全身症状及其他特征	皮疹特点	发热与皮疹关系
麻疹	麻疹病毒	卡他症状，结膜炎，口腔黏膜斑	红色斑丘疹，自头面部——颈——躯干——四肢，退疹后色素沉着及脱屑	发热 3～4 天后出疹，出疹期热更高
风疹	风疹病毒	全身症状轻，耳后、枕后淋巴结肿痛	面部——躯干——四肢，斑丘疹，疹间皮肤正常，退疹后无脱屑	发热后半天至 1 天出疹
幼儿急疹	人疱疹病毒6 型	一般好，耳后、枕后淋巴结亦可肿大	红色斑丘疹，颈及躯干部多见，一天出齐，次日消退	高热 3～5 天，热退疹出
猩红热	乙型溶血性链球菌	高热，中毒症状重，咽峡炎，杨梅舌，帕氏线	皮肤弥漫充血，上有密集针尖大丘疹，3～5 天退疹，大片脱皮	发热 1～2 天，出疹时高热
肠道病毒感染	埃可病毒、柯萨奇病毒	发热，咽痛，腹泻，淋巴结肿大	散在斑丘疹，很少融合，1～3 天消退，不脱屑	发热时或热退后出疹
药物疹		原发病症状	皮疹痒感，与用药有关，皮疹多形性	发热、服药史

（十）治疗

$\left\{\begin{array}{l}\text{一般治疗：保证充足的热量、水、维生素}\\\text{对症治疗：降温、止咳、抗感染、维生素 A 等}\\\text{并发症治疗}\end{array}\right.$

（十一）预防

控制传染源：早发现、早隔离、早报告
切断传播途径：隔离、消毒
保护易感人群 被动免疫：接触麻疹患者后 5 天内注射免疫血清球蛋白
主动免疫：麻疹减毒活疫苗
加强监管

二、脊髓灰质炎

（一）概述

脊髓灰质炎是由脊髓灰质炎病毒引起的急性传染病，是小儿致残的主要疾病之一。

（二）病原学

脊髓灰质炎病毒，小 RNA 病毒科，肠道病毒，三个血清型。

（三）流行病学

传染源：患者、健康带病毒者。
传播途径：粪-口，飞沫。

（四）发病机制

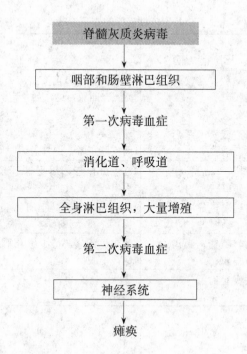

脊髓灰质炎病毒

↓

咽部和肠壁淋巴组织

↓

第一次病毒血症

↓

消化道、呼吸道

↓

全身淋巴组织，大量增殖

↓

第二次病毒血症

↓

神经系统

↓

瘫痪

（五）病理

脊髓前角运动神经元损害，颈段和腰段受损多见。

（六）临床表现

分期		临床表现
前驱期		发热、不适、咳嗽、流涕；恶心、呕吐、腹痛、腹泻
瘫痪前期		高热、头痛、肌痛、多汗、烦躁，查体颈强直、脑膜刺激征阳性，三脚架征，吻膝试验，头下垂征
瘫痪期	脊髓型	最常见，不对称的单侧下肢迟缓性瘫痪，近端重于远端
	延髓型	脑神经麻痹，呼吸、循环受损
	脑型	较少见，脑炎表现
	混合型	同时存在上述两种以上表现
恢复期		从远端至近端肌肉逐渐恢复
后遗症期		肌群萎缩，马蹄足内翻或外翻，脊柱弯曲

（七）并发症

```
呼吸肌麻痹──→吸入性肺炎、肺不张
尿潴留──→尿路感染
              ┌ 褥疮
              │ 肌萎缩
长期卧床──→│ 骨质脱钙
              │ 尿路结石
              └ 肾衰竭
```

（八）实验室检查

```
┌ 脑脊液：瘫痪前期及瘫痪早期，细胞蛋白分离
│ 脊髓灰质炎病毒特异性 IgM 抗体的检测
└ 便病毒分离
```

（九）诊断和鉴别诊断

诊断：出现典型瘫痪临床表现较易诊断，血清学检查和便病毒分离（＋）可确诊。

```
          ┌ 吉兰-巴雷综合征
          │ 家族性周期性麻痹
鉴别诊断│ 周围神经炎
          └ 假性瘫痪
```

（十）治疗：对症、支持治疗

```
            ┌              ┌ 卧床，隔离 40 天
前驱期和瘫痪前期│ 维生素 C、丙种球蛋白、干扰素
│           └
│            ┌ 肢体置于功能位
│ 瘫痪期    │ 地巴唑、加兰他敏能、维生素 B₁₂
│           └ 呼吸机、鼻饲
└ 恢复期及后遗症期：主动和被动锻炼，矫正手术
```

（十一）预防

主动免疫：口服脊髓灰质炎减毒活疫苗糖丸。
被动免疫：注射免疫球蛋白。

三、水痘

（一）概述

水痘是由水痘-带状疱疹病毒引起的急性传染性出疹性疾病。临床特点为全身相继出现和同时存在斑疹、丘疹、疱疹、痂疹，全身症状轻微。

（二）病原学

水痘-带状疱疹病毒，DNA病毒，疱疹病毒科，单一血清型。

（三）流行病学

传染源：患者。
传播途径：呼吸道飞沫，直接接触。

（四）发病机制

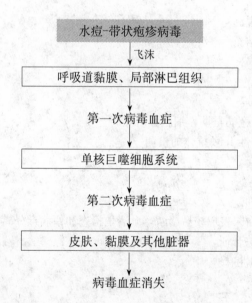

（五）病理

多核巨细胞和核内包涵体形成。

（六）临床表现

典型水痘 ｛ 出疹时间：发热1～2天出疹
出疹顺序：头、面、躯干——→四肢，向心性分布
疹型：分批出现，斑疹、丘疹、疱疹、痂疹同时存在

重症水痘：高热，中毒症状重，皮疹多、易融合成大疱
先天性水痘：先天畸形

（七）并发症

皮肤感染、肺炎、脑炎等。

（八）实验室检查

外周血象：WBC↓或正常
疱疹刮片
水痘病毒特异性 IgM 抗体
病毒分离

（九）诊断和鉴别诊断

诊断：典型水痘可通过临床诊断，非典型水痘可通过实验室检查辅助诊断。

鉴别诊断
丘疹性荨麻疹
肠道病毒感染
金黄色葡萄球菌感染
药物和接触性皮炎

（十）治疗

一般治疗：加强护理，保证充足的热量、水
对症治疗：止痒、镇静、治疗继发细菌感染等
抗病毒：阿昔洛韦

（十一）预防

控制传染源：隔离至皮疹全部结痂
保护易感人群
　　被动免疫：免疫功能低下、孕妇在接触水痘患者 72 小时内
　　　　　　　注射水痘-带状疱疹免疫球蛋白
　　主动免疫：水痘减毒活疫苗

四、传染性单核细胞增多症

（一）概述

传染性单核细胞增多症是由 EB 病毒引起的急性传染性疾病。临床特点为发热、咽峡炎、肝脾和淋巴结肿大，外周血出现异型淋巴细胞。

（二）病原学

EB 病毒，疱疹病毒属，DNA 病毒，有 5 种抗原成分：

抗原名称	产生的抗体	出现时间	持续时间	临床意义
衣壳抗原（VCA）	VCA-IgM	早期	1～2 个月	新近感染
	VCA-IgG	稍迟	多年或终生	不能区别新近与既往感染
早期抗原（EA）	EA-IgG	3～4 周	3～6 个月	EBV 活跃增殖
核心抗原（EBNA）	EBNA-IgG	3～4 周	终生	既往感染
淋巴细胞决定的膜抗原（LYDMA）	LYDMA-抗体	3～4 周	终生	既往感染
膜抗原（MA）	MA-抗体	3～4 周	终生	既往感染

（三）流行病学

传染源：患者、隐性感染者。

传播途径：口-口传播，输血。

（四）发病机制

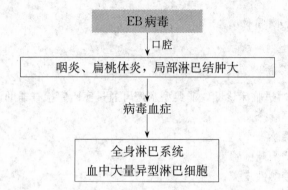

（五）病理

非化脓性淋巴结肿大，淋巴细胞及单核-吞噬细胞高度增生。

（六）临床表现

典型临床表现：发热，咽峡炎，淋巴结肿大，肝、脾大，多形性皮疹。

（七）并发症

神经系统疾病：吉兰-巴雷综合征、脑膜脑炎、周围神经炎
心肌炎、心包炎
噬血细胞综合征

（八）实验室检查

外周血象：WBC 早期正常或↓、后期↑，L↑，异型淋巴细胞＞10％
嗜异性凝集试验（HAT）
EBV 抗体：VCA-IgM 及 EA-IgG 阳性提示新近感染
EBV-DNA

（九）诊断和鉴别诊断

诊断：依据流行情况、典型临床表现、结合实验室检查可确诊。

鉴别诊断
巨细胞病毒
腺病毒
肺炎支原体
甲肝病毒
风疹

（十）治疗

> 对症治疗
> 抗病毒：阿昔洛韦、更昔洛韦、干扰素
> 丙种球蛋白
> 重型：肾上腺皮质激素

（十一）预防

EB 病毒疫苗正在研制。

五、流行性腮腺炎

（一）概述

流行性腮腺炎是由腮腺炎病毒引起的急性呼吸道传染病，以腮腺肿痛为主要临床特征。

（二）病原学

腮腺炎病毒，副黏病毒科，RNA 病毒，单一血清型。

（三）流行病学

传染源：患者，健康带病毒者。
传播途径：呼吸道飞沫，直接接触。

（四）发病机制

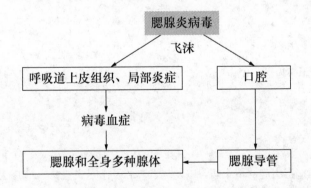

（五）病理特征

腺体出现非化脓性炎症。

（六）临床表现

> 潜伏期：14～25 天，平均 18 天
> 腮腺肿大
> > 外观：以耳垂为中心肿胀，边界不清，表面灼热，不红，有触痛
> > 部位：先一侧，1～2 日后对侧肿胀
> > 腮腺管口红肿
> > 其他腺体：颌下腺及舌下腺也可肿大

（七）并发症

脑膜脑炎：最常见
睾丸炎：男孩最常见
卵巢炎
胰腺炎
其他：心肌炎较常见

（八）实验室检查

血清及尿淀粉酶测定
腮腺炎病毒特异性 IgM 抗体
病毒分离

（九）诊断和鉴别诊断

诊断：典型病例可临床诊断，可疑病例可行实验室检查辅助诊断。

鉴别诊断
化脓性腮腺炎
其他病毒性腮腺炎
其他原因引起腮腺肿大

（十）治疗

对症治疗：退热、清热解毒、外敷
抗病毒：利巴韦林

（十一）预防

控制传染源：隔离至腮腺肿胀完全消退
保护易感人群：主动免疫
腮腺炎减毒活疫苗
麻疹-腮腺炎-风疹三联减毒活疫苗

六、手足口病

（一）概述

手足口病是由肠道病毒引起的传染病，以发热、口腔及手足斑丘疹、疱疹为主要临床特征，重者可出现脑炎、肺水肿和循环障碍。危重患儿死因主要为脑干脑炎和神经源性肺水肿。

（二）病原学

肠道病毒，柯萨奇病毒 A 组 16 型和肠道病毒 71 型多见，RNA 病毒。

（三）流行病学

传染源：患者、隐性感染者。
传播途径：粪-口，接触（患者呼吸道分泌物、疱疹液及污染的物品）传播。

（四）发病机制

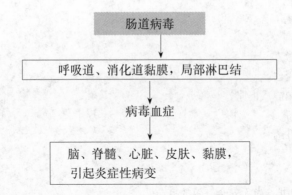

（五）临床表现

普通病例：发热，手足、臀部斑丘疹、疱疹，1 周痊愈

重症病例 ⎰ 神经系统：意识障碍、肢体抖动、眼球震颤、惊厥、脑膜刺激征、病理征
　　　　　⎱ 呼吸系统：呼吸增快、呼吸困难、肺部湿啰音、咳嗽、咳粉红色泡沫痰
　　　　　　 循环系统：心率增快或减慢、休克

（六）实验室检查

血常规：WBC 正常或↓，危重者↑
血生化：部分 ALT↑、AST↑、CK-MB↑，危重者 cTnI↑、Glu↑
血气分析：呼吸系统受累时——呼吸衰竭和酸中毒
脑脊液：神经系统受累时——病毒性脑炎改变
病毒分离
病毒特异性 IgM 抗体
胸片：肺纹理增多，网格状、斑片状阴影
MRI：脑干、脊髓灰质受损

（七）诊断和鉴别诊断

诊断：典型病例可临床诊断，可疑病例可结合病原学检查辅助诊断。
注意：应早期发现危重患儿，积极救治：

3 岁以下患儿 ⎰ 持续高热
　　　　　　　 精神差、易惊、肢体抖动、无力、呕吐
　　　　　　　 呼吸、心率增快
　　　　　　　 出冷汗、末梢循环不良
　　　　　　　 高血压
　　　　　　　 血 WBC↑↑，PLT↑↑
　　　　　　　 Glu↑

鉴别诊断 ⎰ 其他发热、出疹性疾病
　　　　　 其他病毒性脑炎、脑膜炎
　　　　　 肺炎
　　　　　 暴发性心肌炎

（八）治疗

普通病例：对症治疗

重症病例：
- 降颅压
- 糖皮质激素
- 免疫球蛋白
- 降温、镇静、止惊
- 呼吸支持
- 血管活性药

（九）预防

控制传染源：隔离患儿；尚无安全有效的疫苗。

第二节　细菌感染

一、败血症

（一）定义

败血症是指微生物进入血循环并在其中繁殖，产生毒素，并发生全身炎症反应综合征（SIRS）。

（二）病因

各种致病菌：
- G^+ 球菌
- G^- 杆菌
- 厌氧菌

条件致病菌

（三）发病机制

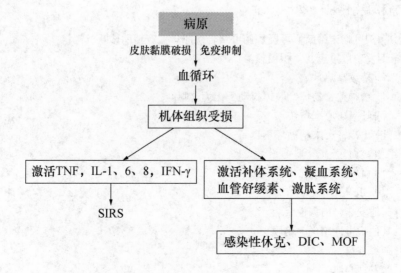

（四）病理特征

毒血症引起的中毒改变。

（五）临床表现

> 原发感染灶
> 感染中毒症状
> 皮疹
> 肝脾大
> 迁徙性病灶

（六）实验室检查

> 外周血象：WBC↑，N↑，核左移
> 病原学检查：血、骨髓、脓液培养，瘀点涂片
> 病原 DNA

（七）诊断和鉴别诊断

诊断：依据局部感染史、发热、2 个以上系统感染、双份血培养阳性，可确诊。

> 鉴别诊断
> > 伤寒
> > 粟粒性肺结核
> > 恶性组织细胞病
> > 结缔组织病

（八）治疗

> 一般治疗
> 抗菌治疗：二联或三联，疗程至热退后 2～3 周，或血培养转阴后 1～2 周
> 并发症的防治

二、感染性休克

（一）定义

感染性休克是发生在严重感染的基础上，由致病微生物及其产物所引起的急性微循环障碍，有效循环血容量减少，组织血液灌流不足而致的复杂综合征。

（二）病因

G^- 杆菌、严重 G^+ 球菌感染。

（三）发病机制

> 微循环障碍
> 免疫炎症反应失控
> 神经体液、内分泌机制

（四）临床表现

临床分期	临床表现
休克代偿期	烦躁，苍白，口唇、甲床轻度发绀，肢端湿冷，呼吸、心率增快，血压正常或略低
休克失代偿期	意识不清，面色青灰，四肢厥冷，发绀，心音低钝，血压下降
休克不可逆期	血压明显下降，心音极度低钝，合并 MOF

（五）实验室检查

外周血象：WBC↑，N↑，核左移
病原学检查：血、体液、渗出液培养
尿常规和肾功能
血生化及血气
凝血功能
ECG、胸片

（六）诊断

1. 代偿期：意识改变、皮肤改变、心率↑、毛细血管再充盈时间↑、少尿、代谢性酸中毒，符合其中 3 项。

2. 失代偿期：症状加重伴血压↓。

3. 分型
暖休克：面色潮红、四肢暖、脉搏无减弱、毛细血管再充盈时间正常
冷休克：皮肤苍白、四肢凉、脉搏细弱、毛细血管再充盈时间↑

（七）治疗

目标：维持正常心肺功能，恢复正常灌注及血压。

药物		用法
液体复苏	第 1 小时快速输液	NS，20ml/kg，10～20 分钟静脉推注
	继续输液	1/2～2/3 张，6～8 小时内 5～10ml/（kg·h）
	维持输液	1/3 张，24 小时内 2～4ml/（kg·h）
血管活性药物	多巴胺	5～10μg/（kg·min），持续静脉泵注
	肾上腺素	0.05～2μg/（kg·min），持续静脉泵注
	去甲肾上腺素	0.05～3μg/（kg·min），持续静脉泵注
	莨菪碱	
	多巴酚丁胺	5～10μg/（kg·min），持续静脉泵注
	硝普钠	0.5～8μg/（kg·min），持续静脉泵注
抗感染		
肾上腺皮质激素		小剂量、中疗程
肝素		5～10μg/kg

三、中毒型细菌性痢疾

（一）概述

中毒型细菌性痢疾为急性细菌性痢疾的危重型，特点是以感染中毒症状为主，发病急骤，迅速恶化并出现惊厥、昏迷、休克。

（二）病因和发病机制

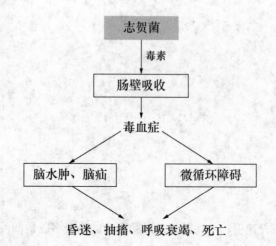

（三）病理

大脑、脑干水肿，神经细胞变性及点状出血，多脏器微血管痉挛及通透性增加。

（四）临床表现

起病急骤，高热，可无消化道症状，迅速发生呼吸衰竭、休克或昏迷。

临床分型	临床表现
休克型	感染性休克
脑型	反复惊厥、昏迷和呼吸衰竭
肺型	呼吸窘迫综合征
混合型	两型或三型同时或先后出现

（五）实验室检查

便常规：脓细胞、RBC 成堆
便培养
外周血象：WBC↑，N↑，核左移
免疫学检测
特异性核酸

（六）诊断和鉴别诊断

诊断
　　好发人群：2～7 岁健壮儿
　　好发季节：夏秋季
　　典型表现：突起高热、反复惊厥、昏迷、休克
　　便常规（灌肠）：大量脓细胞、RBC

鉴别诊断
　　高热惊厥
　　乙脑

（七）治疗

降温止惊
感染性休克的治疗
降颅压
抗菌治疗

第三节 结核病

一、概述

（一）定义

结核病是由结核分枝杆菌引起的一种累及以肺为主的全身多脏器的慢性感染性疾病。

（二）病因

结核分枝杆菌：分枝杆菌属、抗酸性、生长缓慢，共有 4 型。其中，人型是人类结核病的主要病原体。

（三）流行病学

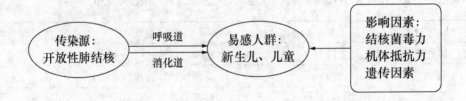

（四）发病机制

1. 细胞免疫

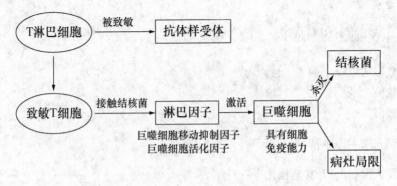

2. 迟发变态反应

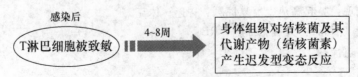

（五）诊断

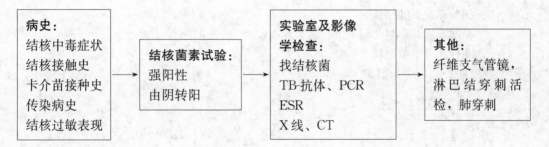

（六）治疗

1. 一般治疗：饮食，休息，户外活动，注意复查。
2. 抗结核药物治疗

目的	原则	抗结核药	化疗方案
杀灭病灶中的结核菌，防止血行播散	早期治疗 适宜剂量 联合用药 规律用药 坚持全程 分段治疗	全杀菌药：异烟肼、利福平	标准疗法
		半杀菌药：链霉素、吡嗪酰胺	分阶段疗法： 强化治疗阶段＋巩固治疗阶段
		抑菌药物：乙胺丁醇、乙硫异烟胺	
		新型药：rifamate、rifater、利福喷丁、帕司烟肼	短程疗法

（七）预防

控制传染源
普及接种卡介苗
预防性抗结核治疗 { 适应证：结核感染
预防药物：异烟肼 10mg/(kg·d)，疗程 6～9 个月

二、原发型肺结核

（一）病理

渗出：（炎症细胞、单核细胞、纤维蛋白）
增殖：（结核结节、结核性肉芽肿）
坏死：（干酪样）

（二）诊断

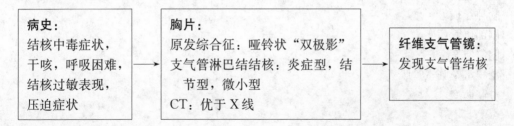

（三）治疗

①无症状原发型肺结核

标准疗法：INH＋RFP 和（或）EMB，疗程 9～12 个月

②活动性原发型肺结核

DOTS：2HRZ/4HR

三、急性粟粒性肺结核

（一）病理

全身脏器结核结节浸润

结核结节 { 类上皮细胞
淋巴细胞
郎格汉斯细胞
中心干酪坏死病灶

（二）诊断

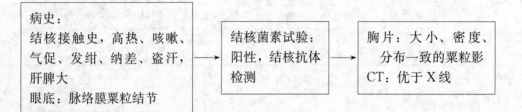

病史：
结核接触史，高热、咳嗽、气促、发绀、纳差、盗汗，肝脾大
眼底：脉络膜粟粒结节 → 结核菌素试验：阳性，结核抗体检测 → 胸片：大小、密度、分布一致的粟粒影
CT：优于 X 线

（三）治疗

抗结核药物：分阶段疗法——强化治疗阶段＋巩固治疗阶段。
糖皮质激素：严重中毒症状及呼吸困难者。

四、结核性脑膜炎

（一）发病机制

{ 全身性粟粒性结核的一部分
原发结核直接蔓延

（二）病理

{ 脑膜病变
脑神经损害
脑部血管病变
脑实质病变
脑积水及脑室管膜炎
脊髓病变

（三）临床表现

分期	早期 （前驱期 1～2 周）	中期 （脑膜刺激期 1～2 周）	晚期 （昏迷期 1～3 周）
症状	性格改变，结核中毒症状，呕吐，便秘，头痛，婴儿皱眉、凝视及嗜睡	剧烈头痛，喷射性呕吐；昏睡或惊厥	完全昏迷；惊厥发作频繁，极度消瘦，明显脑积水，脑疝而死亡
体征	多无阳性体征	脑膜刺激征，前囟膨隆、颅缝裂开； 脑神经受累：面神经、动眼神经、展神经瘫痪；部分患儿肢体瘫痪或偏瘫，失语，手足徐动

（四）诊断

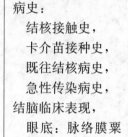

病史：
　结核接触史，
　卡介苗接种史，
　既往结核病史，
　急性传染病史，
　结脑临床表现，
　眼底：脉络膜粟粒结节

脑脊液检查：
　压力↑，细胞↑，淋巴细胞为主，蛋白质↑，糖和氯化物↓，留膜，结核菌培养。结核菌抗原检测，抗结核抗体检测，ADA，PCR

胸片：肺结核，粟粒性肺结核
脑 CT：早期正常，病情进展后有改变

（五）并发症及后遗症

并发症	后遗症
脑积水，脑实质损害 脑出血，脑神经障碍	肢体瘫痪，偏瘫，智力低下 失明，失语，癫痫，脑积水等

（六）治疗

一般治疗

抗结核药物 {
　强化治疗阶段：3 个月，INH＋SM＋RFP＋PZA
　巩固治疗阶段：INH＋RFP 或 EMB
　总疗程 ≥12 个月或脑脊液正常后 6 个月
}

降颅压 {
　糖皮质激素
　脱水剂：20％甘露醇
　利尿剂：乙酰唑胺
　侧脑室引流
　腰椎穿刺减压及鞘内注射
　分流术
}

对症治疗 {
　抗惊厥
　纠正水电解质紊乱
}

治愈标准：症状消失，脑脊液正常，停药 2 年无复发

五、潜伏结核感染

（一）诊断要点

$$\left\{\begin{array}{l}\text{结核接触史}\\\text{PPD 阳性}\\\text{无症状、体征}\\\text{胸片（—）}\end{array}\right.$$

（二）预防性治疗指征

PPD 试验 $\left\{\begin{array}{l}\text{2 年内硬结增大}\\\text{由阴转阳}\\\text{强阳性}\\\text{阳性，伴结核中毒症状}\\\text{阳性，应用免疫抑制剂}\\\text{阳性，患急性传染病}\\\text{阳性，患 AIDS}\end{array}\right.$

第四节 深部真菌病

	念珠菌病	隐球菌病	曲霉菌病	组织胞浆菌病
病因	白色念珠菌	新型隐球菌	烟曲霉菌 黄曲霉菌	荚膜组织胞浆菌
病理	黏膜：菌丝，假膜 内脏：肉芽肿	早期：渗出性 晚期：肉芽肿	早期：渗出性 晚期：坏死、肉芽肿	肉芽肿，结核样结节，坏死，钙化，空洞
临床表现	皮肤黏膜型 消化道念珠菌病 呼吸道念珠菌病 泌尿道念珠菌病 念珠菌菌血症	隐球菌脑膜炎 肺隐球菌病 皮肤黏膜隐球菌病	曲霉菌性支气管肺炎 球型肺曲霉菌病 变态反应性曲霉菌病 全身性曲霉菌病	急性肺组织胞浆菌病 慢性肺组织胞浆菌病 播散性组织胞浆菌病
诊断	真菌检查，病理，眼底	墨汁染色，真菌培养，乳胶凝集试验	涂片，培养，病理	涂片，培养，皮肤试验，抗体，抗原
治疗	一般治疗原则：治疗原发病，合理应用抗生素、激素、免疫抑制剂，支持治疗			
	制霉菌素 两性霉素 B 5-氟胞嘧啶 酮康唑 氟康唑	两性霉素 B 5-氟胞嘧啶 氟康唑	两性霉素 B 5-氟胞嘧啶 伊曲康唑	两性霉素 B 酮康唑 氟康唑

一、念珠菌病

临床表现
- 皮肤黏膜型
  - 皮肤擦伤、糜烂
  - 鹅口疮
- 消化道念珠菌病：腹泻、豆腐渣样便
- 呼吸道念珠菌病：支气管肺炎
- 泌尿道念珠菌病：尿路刺激症状，肾功能改变
- 念珠菌菌血症：长期发热，多器官受累

二、隐球菌病

临床表现
- 隐球菌脑膜炎
  - 进行性加重的头痛
  - 颅压高症状
  - 脑神经受累表现
- 肺隐球菌病
  - 类似肺结核表现
  - 胸片：单侧或双侧块状病变
- 皮肤黏膜隐球菌病：痤疮样皮疹、丘疹、硬结、肉芽肿

三、曲霉菌病

临床表现
- 曲霉菌性支气管肺炎
  - 发热，咳嗽，绿色脓痰
  - 胸片：弥漫性斑片模糊影
- 球型肺曲霉菌病
  - 发热，咳嗽，黏液脓痰含绿色颗粒
  - 胸片：新月体透亮影
- 变态反应性曲霉菌病：吸入曲霉孢子后喘息、咳嗽、发热
- 全身性曲霉菌病：发热，全身中毒症状，栓塞

四、组织胞浆菌病

临床表现
- 急性肺组织胞浆菌病
  - 发热、咳嗽、呼吸困难
  - 胸片：弥漫性多个浸润区，愈后多个钙化点
- 慢性肺组织胞浆菌病
  - 类似肺结核表现
  - 胸片：肺实变
- 播散性组织胞浆菌病：全身中毒症状，多系统受累

第五节　寄生虫病

	蛔虫病	蛲虫病	钩虫病
病因	蛔虫	蛲虫	钩虫
传染源	蛔虫病患者	蛲虫病患者	钩虫病患者
传播途径	生吃带有虫卵的食物	吞食衣裤、玩具、食物上的虫卵	皮肤接触污染的土壤，进食感染期蚴污染的食物
临床表现	幼虫引起的症状 成虫引起的症状 并发胆道蛔虫 肠梗阻、肠穿孔、腹膜炎	局部症状 全身症状	钩蚴引起的症状 成虫引起的症状 婴儿钩虫病

续表

	蛔虫病	蛲虫病	钩虫病
诊断	排蛔虫史，便找虫卵，血嗜酸性粒细胞↑	夜间观察肛周，凌晨粘取虫卵	便找虫卵，或孵化出钩蚴，痰找钩蚴 钩虫虫体抗原皮内试验
治疗	甲苯咪唑，枸橼酸哌嗪，左旋咪唑，阿苯达唑，并发症的治疗	恩波维铵，噻嘧啶，甲苯咪唑，外用蛲虫软膏	甲苯咪唑，阿苯达唑，噻嘧啶，左旋咪唑，纠正贫血

一、蛔虫病

临床表现
- 幼虫引起的症状
  - 蛔幼性肺炎
    - 咳嗽、胸闷、血丝痰
    - 胸片：点、片或絮状影，易变
  - 严重感染，侵入多器官
- 成虫引起的症状：纳差，腹痛，磨牙，营养不良
- 并发胆道蛔虫：阵发性右上腹绞痛
- 并发蛔虫肠梗阻：右下腹阵发剧痛，条索状包块，肠梗阻体征
- 并发肠穿孔、腹膜炎：腹膜炎体征

二、蛲虫病

临床表现
- 局部症状：肛周、会阴瘙痒，睡眠不安
- 全身症状
  - 胃肠激惹：恶心、呕吐、腹痛、腹泻
  - 焦虑、失眠、夜惊、注意力不集中
  - 侵入邻近器官：阑尾炎、阴道炎、盆腔炎、腹膜炎

三、钩虫病

临床表现
- 钩蚴引起的症状
  - 钩蚴皮炎：丘疹、小疱疹，奇痒
  - 呼吸道症状
    - 咽痒，咳嗽，发热，痰带血丝
    - 胸片：短暂浸润性病变
- 成虫引起的症状
  - 贫血
  - 消化道症状：多食易饥，胃肠功能紊乱，便血
- 婴儿钩虫病：急性便血性腹泻，苍白，发热，肝脾大，发育迟缓，严重贫血

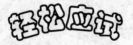

一、名词解释

1. 柯氏斑
2. 全身炎症反应综合征
3. 感染性休克

4. 原发综合征
5. 潜伏结核感染
6. Loffler 综合征

二、选择题

【A 型题】

1. 脊髓灰质炎的临床表现**不包括**
   A. 病程中有 2 次发热
   B. 呼吸衰竭
   C. 肾衰竭
   D. 热退后肢体瘫痪
   E. 循环衰竭

2. 关于手足口病的病原学，**错误**的是
   A. 主要为肠道病毒
   B. 我国柯萨奇病毒 A16 型和肠道病毒 71 型较常见
   C. 适合在寒冷环境中生存
   D. 为微小 RNA 病毒
   E. 对乙醚、来苏、氯仿等消毒剂不敏感

3. 重症手足口病的临床表现**不包括**
   A. 嗜睡、易惊、惊厥、昏迷
   B. 肌无力、弛缓性瘫痪
   C. 呼吸增快、呼吸困难
   D. 手足、口腔疱疹
   E. 循环障碍、心率增快或减慢

4. 以下何种表现提示可能在短期内发展为重症手足口病例
   A. 急性起病
   B. 手、足、口腔皮疹
   C. 年龄小于 5 岁
   D. 易惊、肢体抖动
   E. 外周血白细胞减少

5. 小儿败血症出现黄疸的原因为
   A. 肝坏死
   B. 溶血
   C. 胆石症
   D. 中毒性肝炎
   B. 胆囊炎

6. 导致中毒型细菌性痢疾中毒症状的原因是
   A. 痢疾杆菌的内毒素
   B. 痢疾杆菌的外毒素
   C. 痢疾杆菌的核酸
   D. 痢疾杆菌的变态反应
   E. 痢疾杆菌的复制

7. 结核菌是
   A. 革兰阳性球菌
   B. 革兰阴性球菌
   C. 革兰阳性杆菌
   D. 革兰阴性球菌
   E. 革兰阴性球杆菌

8. 患下列疾病可导致 PPD 试验呈阴性反应，**除了**
   A. 麻疹
   B. 水痘
   C. 获得性免疫缺陷综合征
   D. 粟粒性肺结核
   E. 结核性胸膜炎

9. 肺隐球菌病的病变为
   A. 变性
   B. 坏死性
   C. 增生性
   D. 溶解性
   E. 浸润性

10. 球型肺曲霉病的肺部 X 线检查可见
    A. 大片状实变
    B. 弥漫性间质浸润
    C. 粟粒样改变
    D. 新月体透亮区
    E. 多发性小空洞

11. 宿主对蛔虫抗原发生反应，可引起
    A. 肾炎
    B. 便秘
    C. 腹泻
    D. 哮喘
    E. 休克

12. 蛲虫成虫主要寄生于
    A. 空肠
    B. 回肠
    C. 直肠
    D. 盲肠、结肠及回肠下段
    E. 十二指肠

13. 蛲虫病的传染源是
    A. 蛲虫病患者
    B. 猪

C. 狗

D. 牛

E. 羊

14. 典型麻疹的出疹时间与发热的关系是

   A. 发热1～2天，出疹时热退

   B. 发热1～2天，出疹时热更高

   C. 发热2～3天，出疹时伴低热

   D. 发热3～4天，出疹时热更高

   E. 发热3～4天，热退疹出

15. 麻疹前驱期的主要诊断依据是

   A. 发热3～5天后出现结膜炎

   B. 有上呼吸道卡他症状

   C. 出现Koplik斑

   D. 可见少数斑丘疹

   E. 有麻疹接触史

16. 典型麻疹的出疹顺序为

   A. 耳后-四肢-躯干-手掌-足底

   B. 耳后-额面部-躯干-四肢-手掌-足底

   C. 躯干-四肢-头面部

   D. 额部-面部-躯干-四肢

   E. 前胸-背部-四肢-手掌-足底

17. 水痘的病原体为

   A. 单纯疱疹病毒

   B. 水痘-带状疱疹病毒

   C. 人类疱疹病毒6型

   D. 柯萨奇病毒

   E. 埃可病毒

18. 下列哪项符合水痘的表现

   A. 发热1～2天后出疹

   B. 皮疹多见于四肢及头部

   C. 同时存在多种形态皮疹

   D. 皮疹于3～5天内分批出齐

   E. 皮疹有痒感，结痂后不留下瘢痕

19. 脊髓灰质炎瘫痪的特点有

   A. 上行性对称性弛缓型瘫痪

   B. 伴感觉缺失

   C. 不对称性弛缓型瘫痪

   D. 近端重于远端

   E. 全身强直性瘫痪

20. 患儿，3岁，拟诊为传染性单核细胞增多症。为确诊，其主要依据为下列哪项

   A. 发热、咽痛、躯干部皮疹

   B. 全身浅表淋巴结肿大

   C. 外周血出现异常淋巴细胞

   D. 嗜异性凝集试验

   E. 血清VCA-IgM阳性

21. 女孩，2岁，发热2天，呕吐1次，稀便1～2次，烦躁。当地有脊髓灰质炎流行。当该患儿出现下列哪些症候时，应怀疑脊髓灰质炎（瘫痪前期）可能

   A. 发热、头痛，无明显神经系统阳性体征

   B. 发热、皮疹、咽痛、呕吐、腹泻或便秘

   C. 发热、咽痛、呕吐、感觉障碍、腱反射减弱

   D. 再次发热、头痛、烦躁不安或嗜睡、全身肌痛、拒抱

   E. 呼吸浅速、声音低微、肌张力降低

22. 男孩，10岁，发热39℃左右已10天，伴咽痛、呕吐、头痛。检查：咽充血，颈、腋下、腹股沟淋巴结肿大，心率120次/分，律齐，心尖区收缩期杂音Ⅱ级，两肺无异常，肝肋下3cm，质中，脾肋下刚及。血白细胞数$24×10^9/L$，异常淋巴细胞20％。血清VCA-IgM阳性。其诊断考虑为

   A. 伤寒

   B. 副伤寒

   C. 肺结核

   D. 全身型类风湿病

   E. 传染性单核细胞增多症

23. 小儿败血症确诊的主要依据是

   A. 高热持续不退伴神萎

   B. 高热伴肝脾大

   C. 高热伴周围血象中白细胞升高

   D. 血培养阳性

   E. 体内抗体在恢复期为早期的4倍以上

24. 小儿败血症抗菌治疗的疗程应为

   A. 至体温正常，周围血象中白细胞正常

   B. 体温正常，局部感染控制后再继续用药7～10天

   C. 体温正常，血培养阴性2次

   D. 体温正常，周围血象中白细胞正常，再用药14天

E. 体温正常后 7～10 天，肝脾不大

25. 日龄 10 天新生儿。近 2 日哭声低弱，拒奶，黄疸加深。体检：体温不升，面色发灰，前囟平，心肺无异常体征，脐部有脓性分泌物。其最可能的诊断是
    A. 化脓性脑膜炎
    B. 败血症
    C. 母乳性黄疸合并脐炎
    D. 宫内感染
    E. 生理性黄疸合并脐炎

26. 女婴，1 岁，发热伴呕吐 2 天入院。体检无异常发现，尿液分析示白细胞满视野，诊断为尿路感染。入院后体温呈弛张热型，精神差，面色皮肤苍白，口周发绀，R 60 次/分，HR 170 次/分，BP 70/40mmHg，肢端湿冷。如果疾病继续进展，该患儿可能为下列哪种情况
    A. 迁徙性化脓性病灶
    B. 感染性休克
    C. 肺炎
    D. 低血糖
    E. 水电解质紊乱

27. 下列哪项**不是**急性细菌性痢疾中毒型的临床特征
    A. 急起高热，反复惊厥
    B. 迅速发生休克与呼吸衰竭
    C. 常有脑膜刺激征
    D. 多见于 2～7 岁儿童
    E. 起病时肠道症状可不明显

28. 4 岁患儿于夏季突然发病，高热 5 小时，体温 39.6℃，惊厥 2 次，无呕吐、腹泻，血压降低，脑脊液中 WBC 7×10^6/L，蛋白质（－）糖 3.2mmol/L。外周血 WBC 23.0×10^9/L，N 85%。病前有可疑不洁饮食史。最可能的诊断是
    A. 流行性脑脊髓膜炎
    B. 中毒性细菌性痢疾
    C. 乙型脑炎
    D. 结核性脑膜炎
    E. 高热惊厥

29. 1 岁小儿，PPD 试验第 3 天，注射局部见硬结直径为 15mm，判断标准为

A. （－）
B. （＋）
C. （＋＋）
D. （＋＋＋）
E. （＋＋＋＋）

30. 下列哪项**不是**原发型肺结核的特点
    A. 是指结核菌初次侵入肺部后发生的原发感染
    B. 病灶局部反应轻微，以渗出性病变为主
    C. 原发灶及淋巴结不发生干酪坏死
    D. 原发病灶的愈合主要为钙化
    E. 可产生血行播散

31. 下列哪项**不是**结核性脑膜炎脑脊液的特点
    A. 脑脊液外观呈毛玻璃状，静置 24 小时有薄膜形成
    B. 脑脊液中细胞数增多，一般＞1000×10^6/L，分类以中性粒细胞为主
    C. 脑脊液中糖和氯化物通常同时降低
    D. 脑脊液中可查到结核分枝杆菌
    E. 脑脊液中蛋白质含量增高

32. 早期结核性脑膜炎的主要临床特点是
    A. 急性发热伴头痛
    B. 结核中毒症状
    C. 性格与精神状态改变
    D. 嗜睡、双眼凝视
    E. 感觉过敏

33. 4 岁男孩，患原发性免疫缺陷病，有结核接触史。近 2 个月来出现咳嗽、盗汗、低热，但 PPD 试验（－）。下列哪种情况最有可能
    A. 结核菌素（PPD）试剂失效
    B. PPD 试验方法不准确
    C. 尚未感染结核
    D. 已感染结核，但尚未产生免疫反应
    E. 已感染结核，但因机体免疫缺陷而出现假阴性反应

34. 1 岁男孩，阵发性痉挛性咳嗽 20 余日，出生时接种卡介苗，PPD 试验硬结直径 20mm，胸片示右肺门淋巴结增大，诊断为
    A. 百日咳
    B. 百日咳合并肺炎
    C. 支气管淋巴结核
    D. 原发综合征

E. 支原体肺炎

35. 若患儿于新生儿期内曾接种过卡介苗，现做结核菌素试验，结果为：红肿硬结 >20mm，7 天未消，应考虑
    A. 有活动性肺结核
    B. 属接种卡介苗后反应
    C. 为假阳性反应
    D. 曾有结核感染
    E. 非典型分枝杆菌感染

36. 在我国，小儿真菌感染最常见的病原菌是
    A. 隐球菌
    B. 曲霉菌
    C. 组织胞浆菌
    D. 白色念珠菌
    E. 以上都不是

37. 小儿机体在何种状况下易发生真菌感染
    A. 体液免疫功能低下
    B. 细胞免疫功能低下
    C. 呼吸道感染
    D. 急性腹泻
    E. 手术

38. 在小儿，白色念珠菌引起的最常见的感染为
    A. 手足癣
    B. 肺炎
    C. 肠炎
    D. 手足口病
    E. 鹅口疮

39. 女孩，28 天，其母亲近日发现该儿口腔黏膜上覆有不易拭去的白色斑块，无发热、流涎，奶量正常。其最可能的诊断是
    A. 溃疡性口炎
    B. 疱疹性口炎
    C. 病毒性口炎
    D. 白喉
    E. 鹅口疮

40. 男孩，10 岁，低热伴阵发性头痛 1 个月，视力减退 2 天。体检：神志清，表情淡漠，颈抵抗，心肺无异常，克氏征、布氏征（＋）、巴氏征（－）。脑脊液 WBC 400×10⁶/L，L 75％，N 25％，蛋白质 100mg/L，糖 1.0mmol/L，氯化物 105mmol/L。PPD 试验 72 小时后硬结直径为 8mm。最可能

的诊断是
    A. 结核性脑膜炎
    B. 化脓性脑膜炎
    C. 病毒性脑膜炎
    D. 隐球菌性脑膜炎
    E. 乙型脑炎

41. 治疗隐球菌性脑膜炎的首选药物为
    A. 咪康唑
    B. 氟康唑
    C. 两性霉素 B
    D. 酮康唑
    E. 依曲康唑

42. 4 岁，男孩，平时入幼儿园，近几日发现夜间哭闹，经常抓挠肛周，家长发现其肛周有白色线样成虫。最可能的诊断是
    A. 肠道蛔虫症
    B. 绦虫病
    C. 钩虫病
    D. 蛲虫病
    E. 会阴瘙痒症

43. 男孩，10 岁，近 4 日感手足指（趾）间皮肤瘙痒，并发现有斑丘疹和小丘疹，此前有赤足下田玩耍史。首先考虑诊断为
    A. 荨麻疹
    B. 接触性皮炎
    C. 钩蚴性皮炎
    D. 虫咬性皮炎
    E. 钩端螺旋体病

44. 男孩，8 岁，因阵发性右上腹痛 2 天收治入院。既往有排蛔虫史。入院诊断考虑胆道蛔虫症。请问胆道蛔虫症的临床特点是
    A. 腹痛症状与体征均较轻微
    B. 腹痛症状及体征明显
    C. 腹痛伴发热及黄疸
    D. 腹痛症状严重而体征少
    E. 腹痛伴黄疸及腹部包块

45. 女孩，4 岁，发热伴咳喘 6 天，体温 38℃。体检：呼吸稍促，两肺可闻及少量哮鸣音。X 线诊断为支气管肺炎。外周血白细胞 10.0×10⁹/L，中性粒细胞 30％，淋巴细胞 25％，嗜酸性粒细胞 45％。近期有排蛔虫史。其诊断应考虑

A. 喘息性支气管炎

B. 支气管哮喘

C. 肺炎

D. 蛔蚴性肺炎

E. 气管异物

【B型题】

(1~3题共用备选答案)

A. 流行性腮腺炎

B. 化脓性腮腺炎

C. 化脓性淋巴结炎

D. 腮腺炎病毒引起的颌下腺炎

E. 其他病毒性腮腺炎

1. 男孩，5岁，发热伴左腮腺肿大2天。体检：体温39.5℃，左腮腺局部红、肿、压痛明显，腮腺导管开口可见黄白色分泌物。血白细胞18×10^9/L，中性粒细胞85％。3天前有流行性腮腺炎接触史。考虑诊断为

2. 男孩，3岁，发热伴双耳垂下肿痛3天。2周前幼儿园中有类似病例。体检：体温38.2℃，双侧腮腺2.5cm×3cm，局部皮肤不红，轻压痛，腮腺导管开口略红肿，未见分泌物。血白细胞7.5×10^9/L，中性粒细胞30％。考虑诊断为

3. 女孩，9岁，发热伴右颌下肿痛2天。体检：体温39℃，右颌下可及3cm×4cm大小肿块，

触痛明显，局部软组织红肿，腮腺导管开口未见红肿。血白细胞14×10^9/L，中性粒细胞85％。考虑诊断为

(4~6题共用备选答案)

A. 败血症

B. 重症败血症

C. 病毒血症

D. 脓毒血症

E. 全身炎症反应综合征

4. 致病菌侵入血液并繁殖，产生内、外毒素，引起全身严重感染

5. 败血症患者出现低灌注和脏器功能失调

6. 人体对各种损害，包括细菌所引起的全身性炎症反应

(7~8题共用备选答案)

A. 异烟肼

B. 链霉素

C. 对氨基水杨酸钠

D. 利福平

E. 乙胺丁醇

7. 可致听力损害的是

8. 可致周围神经炎的是

9. 可致球后视神经炎的是

三、问答题

1. 试述小儿常见出疹性疾病的鉴别诊断。

2. 试述急性弛缓性麻痹的鉴别诊断。

3. 试述小儿败血症的典型临床表现。

4. 试述感染性休克的主要治疗措施。

5. 中毒型细菌性痢疾依据临床表现可分为哪几型？请叙述各型临床表现。

6. 结核菌素试验阴性反应有何临床意义？

7. 试述结核性脑膜炎早期的临床表现。

8. 试述小儿原发型肺结核的治疗。

9. 试述肺曲霉菌病的临床表现。

10. 试述组织胞浆菌病的临床表现及诊断。

11. 试述蛔虫病的临床表现及治疗。

12. 试述蛲虫病的临床表现及治疗。

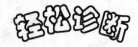

A型题：

1. C　　2. C　　3. D　　4. D　　5. D　　6. A　　7. C　　8. E　　9. E　　10. D

11. D　　12. D　　13. A　　14. C　　15. C　　16. B　　17. B　　18. B　　19. C　　20. E

21. D　　22. E　　23. D　　24. B　　25. B　　26. C　　27. C　　28. B　　29. E　　30. C

31. B　　32. C　　33. E　　34. C　　35. A　　36. D　　37. B　　38. E　　39. E　　40. D

41. C　　42. D　　43. C　　44. D　　45. D

B型题：

1. B　　2. A　　3. C　　4. A　　5. B　　6. E　　7. B　　8. A　　9. E

轻松诊断

Case 1

患儿，男，10岁，2007年5月10日入院。

主诉： 发热、咽痛7天。

现病史： 患儿入院前7天无明显诱因出现发热，体温最高达39℃，伴咽痛、鼻塞，无咳嗽、流涕，无呕吐、腹泻，无皮疹，于当地医院就诊，查血常规WBC 5.2×10⁹/L，N 65％，L 35％，诊断为上呼吸道感染，给予阿莫西林、咽扁颗粒口服，病情无明显缓解，仍高热。服退热药可降至37～38℃，间隔4～5小时体温即升高，精神萎靡，2天前躯干部出现红色皮疹，压之退色，无痒感，今日来我院门诊，查血常规WBC 14.2×10⁹/L，N 23％，L 65％，异型淋巴细胞12％，为进一步诊治收入院。患儿发病以来，精神、食欲较差，大小便正常。

既往史无特殊。

体格检查： T 38.5℃，P 110次/分，R 24次/分，BP 100/60mmHg，神志清，精神可，自动体位，查体合作。发育、营养可，躯干皮肤散在红色充血性斑丘疹，压之退色。双颈部可触及1cm×1cm大小淋巴结5个，双颌下可及1.5cm×1.5cm大小淋巴结2个，均活动，质中，无粘连，无触痛。咽充血，双侧扁桃体Ⅱ°肿大，无渗出。胸廓无畸形，无鼻扇，三凹征（－），双肺呼吸音清，未闻及干湿啰音。心率110次/分，律齐，心音有力，未闻及杂音。腹平软，未触及包块。肝右肋下2.5cm，质软，缘锐，无触痛。脾左肋下2.0cm，质软，边略钝，无触痛。肠鸣音正常。脊柱、四肢无异常，神经系统检查无异常。

诊断： 传染性单核细胞增多症。

学龄男孩，急性起病，主要临床表现为发热、咽峡炎、皮疹、淋巴结肿大、肝脾大，血常规白细胞增高，分类以淋巴为主，异型淋巴细胞＞10％，故可临床诊断为传染性单核细胞增多症。

鉴别诊断：

1. 细菌感染：患儿血常规白细胞增高，但本病例分类以淋巴为主，不支持细菌感染。

2. 病毒性肝炎：患儿发热，肝大，食欲欠佳，应考虑此病可能，但无恶心、厌油腻、呕吐、腹泻、黄疸等症状，可做病原学检查以除外。

3. 结缔组织病：患儿有发热、皮疹、淋巴结肿大、肝脾大，应注意结缔组织病如幼年特发性关节炎全身型的可能，但热程尚短，且无关节肿痛表现，暂不支持。

4. 恶性病：患儿血常规出现异型淋巴细胞，应查骨髓象除外白血病、淋巴瘤等。

治疗：

1. 对症治疗：卧床休息，降温，保肝。

2. 抗病毒治疗：阿昔洛韦、更昔洛韦、干扰素。

Case 2

患儿，男，5 岁，2007 年 7 月 20 日入院。

主诉：发热、腹泻 1 天，抽搐 1 次。

现病史：患儿入院前 1 天在小摊贩处食用冷饮及羊肉串，当天出现发热，体温最高达 39.5℃，无寒战，伴腹泻，为黄色稀水便，含黏液，无脓血，腹泻 5~6 次，每次量中等，阵发性下腹痛，恶心，无呕吐，家长予患儿黄连素口服，病情无缓解，持续高热，精神萎靡，入院前半小时突然出现双眼上翻，呼之不应，双手握拳，四肢抽动，口周发绀，持续约 2 分钟，家长按压人中后抽搐缓解。抽搐后患儿意识模糊，嗜睡，为进一步诊治收入院。患儿发病以来，精神、食欲较差，尿量略减少。

既往史无特殊。

体格检查：T 38.8℃，P 160 次/分，R 36 次/分，BP 70/40mmHg，意识模糊，呼之不应，压眶有反应。发育、营养可，全身皮肤略干燥，弹性可，全身浅表淋巴结未触及。口腔黏膜略干燥，咽略充血，双侧扁桃体 I°肿大。双瞳孔等大等圆，对光反射迟钝。颈无抵抗，胸廓无畸形，无鼻扇，三四征（一），双肺呼吸音清，未闻及干湿啰音。心率 160 次/分，律齐，心音尚有力，未闻及杂音。腹平软未触及包块，肝、脾未触及，叩鼓音，移动性浊音（一），肠鸣音活跃。四肢末端凉，皮肤发花。腹壁反射未引出，双侧膝腱反射、跟腱反射对称引出，巴氏征（一），布氏征（一），克氏征（一）。

辅助检查：

血常规：WBC 15.2×10^9/L，N 85%，L 15%。

便常规：黄色黏液便，WBC 满视野，RBC 每高倍镜下 20~30 个。

诊断：中毒型细菌性痢疾，混合型。

学龄前男孩，急性起病，夏季发病，有不洁饮食史，主要症状为发热、腹泻、精神萎靡、抽搐，1 天内病情进行性加重，查体有意识障碍，血压偏低，皮肤发花，提示存在脑病及休克，结合便常规结果可明确诊断中毒型细菌性痢疾，混合型。

鉴别诊断：

1. 热性惊厥：患儿为学龄前儿童，发热 24 小时内出现抽搐，高热，抽搐持续时间短，应考虑热性惊厥可能，但患儿无热性惊厥病史，抽后有意识障碍及休克表现，不支持此病。

2. 化脓性脑膜炎：学龄前男孩，急性起病，持续高热，伴抽搐、意识障碍，病情进展快，应考虑化脓性脑膜炎可能，查体无病理征和脑膜刺激征，不支持。腹泻症状突出，也不支持。必要时可行脑脊液检查以除外。

3. 急性食物中毒：无集体发病现象，不支持。

治疗：

1. 液体复苏：扩充有效循环血量。

2. 应用血管活性药：东莨菪碱、多巴胺。

3. 降颅压：甘露醇。

4. 抗感染：三代头孢菌素。
5. 对症治疗：降温、止惊。

Case 3

患儿，男，7岁。

主诉：咳嗽1个月，加重伴发热3天。

现病史：患儿1个月前无明显诱因出现咳嗽，为阵发性，痰少不易咳出，不伴喘憋，无痉挛性及犬吠样咳嗽，无发热，有时伴头痛，前额为著，无呕吐、腹泻，起病后3天于当地医院就诊，诊断为"上呼吸道感染"，口服阿莫西林及止咳药7天，咳嗽未见明显缓解，伴乏力、懒动，20天前于当地医院摄胸片示左肺炎症、左胸腔积液，先后给予头孢曲松7天、阿奇霉素7天抗感染，患儿咳嗽逐渐加重，伴憋气，3天前发热，体温最高达38.5℃，复查胸片左侧胸腔积液明显加重，液量较多，心脏向右侧移位，左上肺浸润阴影片被胸腔积液掩盖显示不清，为进一步诊治收入我院。患儿发病以来，精神、食欲较差，多汗，夜间为重，起病以来较发病前消瘦，大小便正常。

体格检查：T 38.2℃，P 126次/分，R 28次/分，BP 90/40mmHg，身高123cm，体重20kg，神志清，精神欠佳，自动体位，查体合作。双眼结膜无疱疹，双上臂未见卡巴，全身未及皮下结节，全身浅表淋巴结未触及。咽无充血，双侧扁桃体Ⅰ°肿大，胸廓无畸形，无鼻扇，三凹征（－），左肺叩浊音，左肺呼吸音减低，双肺呼吸音粗，未闻及干湿啰音；心率126次/分，律齐，心音略低钝，未闻及杂音；腹平软未触及包块，肝、脾未触及，移动性浊音（－），肠鸣音正常。脊柱、四肢无特殊，神经系统检查无特殊。

辅助检查：

血常规：WBC 11.2×10^9/L，N 75%，L 20%，M 5%。

PPD试验（＋＋＋），CRP：30.4mg/dl，ESR：25mm/h，ENA、ANA（－）。

胸腔积液：常规：红色稍浑浊，比重1.029↑，细胞数30 500，白细胞数1200/ml，多核0.7，单核0.3；胸腔积液LDH/血LDH＝982/421＞1；生化：蛋白定量为35g/L，ANA 38.9U/L，CEA 2ng/L；涂片未找到结核菌，未找到肿瘤细胞。

诊断：原发型肺结核，结核性胸膜炎。

患儿病程迁延，咳嗽、发热，有多汗、纳差、消瘦等结核中毒症状，未接种卡介苗，胸片示一侧肺部炎症，伴胸腔积液，血常规白细胞增高，中性为主，而头孢类及大环内酯类抗感染治疗无效，胸腔积液加重，结合PPD试验强阳性，血沉、CRP阳性，支持"肺结核，结核性胸膜炎"诊断，胸腔积液检查结果符合渗出液，也支持此诊断。

胸腔积液性质鉴别

	渗出液	漏出液
外观	黏稠，易凝固	稀薄、不凝
比重	＞1.016	＜1.016
WBC	＞0.5×10^9/L	＜0.1×10^9/L
蛋白质	＞25～30g/L	＜25～30g/L
蛋白质胸腔积液/血	＞0.5	＜0.5
LDH	＞200U	＜200U
LDH胸腔积液/血	＞0.6	＜0.6

鉴别诊断：

1. 肺炎：支原体、衣原体感染可引起一侧肺炎，可伴有渗出性胸膜炎，但大环内酯类抗感染无效，胸腔积液加重，不支持；病毒性肺炎如腺病毒可伴胸腔积液，但辅助检查血常规、血沉、CRP 等结果不支持；细菌性肺炎可伴脓胸，但抗感染治疗无效，不支持；若为耐药菌如耐药金黄色葡萄球菌感染，则应感染中毒症状更重，与患儿病情不符。

2. 结缔组织病：常有多系统损害表现，可有肺浸润和胸腔积液，但多为双侧积液，患儿无多系统损害表现，ENA、ANA（－），不支持此病。

3. 肿瘤：儿童少见，隐匿起病，常无发热，可有血性胸腔积液，患儿病史及胸腔积液检查不支持此病。

治疗：给予异烟肼、利福平、乙胺丁醇抗结核治疗，同时服泼尼松防止胸膜粘连。

Case 4

患儿，男，10 岁。

主诉：发热伴头痛、眼痛 1 个月，加重伴呕吐 14 天。

现病史：患儿 1 个月前无明显诱因出现发热，为低热，体温波动于 36.5～37.5℃，伴头痛、眼痛、恶心，无呕吐。头痛为双颞区轻度胀痛，呈阵发性，每次持续数分钟，局部按摩可缓解，每日发作 3～4 次，以夜间为著。头痛同时伴眼部胀痛。于当地医院诊断为"上感"，输液抗感染治疗 3 天（具体不详），症状无好转。14 天前头痛加重，为持续性全头胀痛，难以忍受，伴呕吐，为胃内容物，无咖啡样物及胆汁，非喷射性，伴恶心，每日 3～4 次。于当地医院给予抗感染、补液及止吐处理，病情仍无缓解，头痛、眼痛进行性加重。今日来我院门诊，为进一步诊治收入院。患儿发病以来，精神差，食欲及睡眠欠佳，大小便正常。

既往史、个人史、家族史无特殊。

体格检查：T 37.5℃，P 86 次/分，R 20 次/分，体重 30kg，BP 130/90mmHg。神志清，精神差，表情痛苦。心肺腹未见异常。双眼外展受限。四肢肌力、肌张力正常，双侧腹壁及提睾反射对称引出，双侧膝腱、跟腱反射对称引出，感觉无异常，颈抵抗（＋），双布氏征（＋），双克氏征（＋），双巴氏征（＋）。

辅助检查：

血常规：WBC 13.2×10^9/L，N 70%，L 18%。

脑脊液：压力 300cmH₂O，外观清亮，潘氏实验（＋），白细胞 95/mm³，单核 85%，多核 15%，糖 2.05mmol/L，氯化物 124.2mmol/L，蛋白质 2.52g/L，涂片：（－），培养：（－），抗酸染色（－），墨汁染色：新型隐球菌（＋）。

诊断：新型隐球菌性脑膜炎。

学龄男孩，病程迁延，低热、头痛、眼痛、呕吐，并进行性加重，常规抗感染及对症治疗无效，入院查体病理征、脑膜刺激征（＋），且有脑神经受累，考虑为中枢神经系统感染，结合脑脊液检查结果可诊断新型隐球菌性脑膜炎。

鉴别诊断：

1. 结核性脑膜炎：亚急性病程，低热、头痛、眼痛、呕吐，并进行性加重，病理征、脑膜刺激征（＋），且有脑神经受累，虽无结核接触史，但不能除外结核性脑膜炎可能，但脑脊液检查结果不支持，暂不考虑此病。

2. 化脓性脑膜炎：病程较长，但无意识障碍，生命体征尚平稳，不符合化脓性脑膜炎的发病特点，脑脊液检查结果亦不支持，可除外。

3. 颅内占位：可表现为进行性加重的头痛、呕吐，可做头颅 CT 以除外。

治疗：

1. 抗真菌治疗：两性霉素 B。
2. 降颅压：甘露醇。
3. 对症治疗：纠正水电解质紊乱，加强营养。

Case 5

患儿，男，4 岁。

主诉：间断腹痛 3 个月，加重伴呕吐半天。

现病史：患儿入院前 3 个月无明显诱因出现腹痛，为阵发性脐周痛，每次持续时间数分钟至 10 余分钟，可自行缓解，伴恶心，无呕吐，大便略稀，无黏液、脓血，于当地医院诊断为"肠痉挛"，未予特殊处理。半天前，患儿腹痛加重，为剧烈绞痛，伴呕吐 3～4 次，开始为胃内容物，之后吐黄绿色液体，来我院门诊为进一步诊治收入院。患儿发病以来，精神可，食欲可，睡眠欠佳，夜间磨牙，尿量正常。

既往史：半年前有大便排蛔虫病史。

个人史：出生史无特殊，生于河北农村，按期预防接种，卫生习惯差。

体格检查：T 37℃，P 100 次/分，R 26 次/分，BP 85/50mmHg，神志清，精神差，发育可，营养欠佳，全身浅表淋巴结未触及，咽无充血，双侧扁桃体（－），双瞳孔等大等圆，对光反射灵敏，颈无抵抗，胸廓无畸形，双肺呼吸音清，未闻及干湿啰音，心率 100 次/分，律齐，心音有力，未闻及杂音，腹胀，无肌紧张，无压痛，无反跳痛，右下腹可及一条索状包块，活动，质中等，无压痛，肝、脾未触及，叩鼓音，移动性浊音（－），肠鸣音亢进。脊柱、四肢无特殊，神经系统检查无特殊。

辅助检查：

便常规：WBC 每高倍镜下 0～1 个，便找虫卵：（＋）。

诊断：蛔虫病，蛔虫性肠梗阻。

学龄前男孩，病程迁延，主要症状为间断腹痛，生于河北农村，卫生习惯差，曾有大便排蛔虫病史，便找虫卵（＋），可诊断蛔虫病。入院前病情急性加重，频繁呕吐，腹部条索状包块，肠鸣音亢进，应考虑蛔虫性肠梗阻，可做腹部 B 超、立位腹平片等以明确。

鉴别诊断：

1. 肠套叠：患儿腹痛急性加重，查体可及右下腹包块，应考虑肠套叠可能，但无果酱样便或血样便，不支持。

2. 阑尾炎伴周围脓肿：患儿病史较长，无明显转移性右下腹痛，无发热，肿块局部无压痛，不支持此病，可查血常规、腹部 B 超等以除外。

3. 结核性腹膜炎：多见于学龄儿，有结核中毒症状，可伴有腹痛、腹胀、腹泻、呕吐表现，可出现腹部包块，应予鉴别，此患儿无明显结核中毒症状，无接触史，暂不支持，可做结核病相关检查以除外。

治疗：

1. 解痉止痛，纠正电解质紊乱，抗感染。
2. 驱虫治疗：枸橼酸哌嗪。
3. 内科治疗 24 小时病情无缓解，应外科手术治疗。

（崔蕴璞）

第十一章 消化系统疾病

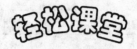

第一节 儿童消化系统解剖生理特点

器官及功能	解剖特点	生理特点	临床联系
口腔	黏膜薄嫩，腺体不发达	功能多样，易于感染	生理性流涎
食管	逐年延长、增宽 黏膜薄，腺体少	括约功能差	胃食管反流 溢乳
胃	容量逐年增大 平滑肌不完善	水平胃，酶低下 易胃扩张、易呕吐	幽门痉挛 胃潴留
肠	肠管相对长 肠壁薄	通透性高 胃-结肠反射	肠扭转，肠套叠，腹泻 全身感染，变态反应 便次多
肝	再生能力强 易受损害	胆汁分泌少	肝大 脂肪吸收差
胰腺	腺体逐年发育	分泌逐年增长 蛋白酶先，淀粉酶后	易于消化不良
肠道细菌		母乳喂养双歧杆菌多 非母乳喂养菌类混杂	菌群失调
健康儿童粪便			母乳喂养便稀酸、次多 人工喂养便稠臭、次少 混合喂养介于二者之间

第二节 口 炎

疾病	鹅口疮	疱疹性口腔炎
病原	白色念珠菌	单纯疱疹病毒Ⅰ型
易患者	新生儿，婴幼儿，营养不良、腹泻、长期 广谱抗生素或激素等免疫力低下者	1~3岁
临床表现	白色乳凝块样，可融合 不易拭去，剥离后粗糙渗血 全身症状轻 重症可危及生命	发热在先，疱疹在后 分布广泛，疼痛拒食 一二周愈，淋巴肿痛
鉴别		柯萨奇病毒引起的疱疹性咽峡炎

续表

疾病	鹅口疮	疱疹性口腔炎
治疗	2%碳酸氢钠涂口腔 制霉菌素涂口腔 微生态制剂 维生素 B_2 和维生素 C	对症为主
抗生素	加重病情	仅用于有继发感染者

第三节　胃食管反流病

一、定义及分类

胃食管反流（gastroesophageal reflux，GER）是指胃内容物，包括从十二指肠流入胃的胆盐和胰酶等反流入食管甚至口咽部。

- 生理性：溢乳：食管下段括约肌（lower esophageal sphincter，LES）不成熟，神经功能不协调，日间餐时或餐后多见
- 病理性：胃食管反流病（GERD）：LES 功能障碍和（或）组织结构异常，压力低下
  睡眠、仰卧位及空腹时多见，引起临床症状和并发症
  2～4 岁后多缓解，脑瘫、唐氏综合征、发育迟缓者更多见

二、病因和发病机制

- 抗反流屏障功能低下：LES 压力降低——主要原因
  LES 周围组织薄弱或缺陷
- 食管廓清能力降低：蠕动减弱或消失，病理性蠕动
- 食管黏膜的屏障功能破坏
- 胃、十二指肠功能失常

三、临床表现

- 呕吐：新生儿和婴幼儿的主要表现，早期发生，轻重不一
- 反胃、嗳气、反酸：年长儿的主要表现
- 反流性食管炎
  - 烧心：年长儿可诉
  - 咽下疼痛：年长儿可诉，婴幼儿表现为喂养困难
  - 呕血和便血，严重时可致缺铁性贫血
- Barrette 食管
- 食管外症状
  - 与 GERD 相关的呼吸系统疾病
    - 呼吸道感染
    - 哮喘
    - 窒息和呼吸暂停
  - 营养不良：体重不增，生长发育迟缓，贫血
  - 其他
    - 声嘶，中耳炎，鼻窦炎，口腔溃疡，龋齿
    - 精神、神经症状：Sandifer 综合征、婴儿哭吵综合征

四、辅助检查

食管钡餐造影
食管 pH 动态监测：最可靠的诊断方法
胃-食管放射性核素扫描
食管内镜检查及黏膜活检：0～Ⅲ级，Barrette 食管
食管胆汁反流动态监测
食管动力功能检查

五、诊断和鉴别诊断流程

不明原因反复呕吐、咽下困难、反复发作慢性呼吸道感染、难治性哮喘、生长发育迟缓、营养不良、原因不明的哭吵、贫血、反复出现窒息、呼吸暂停

↓

选择必要的辅助检查

↓

鉴别以下疾病：
1. 贲门失迟缓症（贲门痉挛）
2. 消化道器质性病变（先天性幽门肥厚性狭窄、胃扭转、肠旋转不良、肠梗阻）
3. 伴并发症者注意排除物理性、化学性、生物性因素引起的组织损伤

六、治疗

体位治疗：抬高床头，前倾俯卧，左侧卧位，预防误吸
饮食疗法：稠厚饮食，少量多餐，高蛋白、低脂肪，睡前 2 小时禁食，减少胃酸分泌
药物治疗
　　促胃肠动力药：多潘立酮
　　抗酸和抑酸药：H_2 受体拮抗剂、质子泵抑制剂、中和胃酸药
　　黏膜保护剂：硫糖铝、硅酸铝盐
外科治疗
　　内科治疗无效，并发症严重者（消化道出血、营养不良、生长发育迟缓）
　　严重食管炎伴溃疡、狭窄或发现有食管裂孔疝
　　严重呼吸道并发症
　　严重神经系统并发症

第四节　胃炎和消化性溃疡

一、胃炎

指由各种物理性、化学性或生物性有害因素引起的胃黏膜或胃壁炎性病变。

分类	急性胃炎	慢性胃炎
病因和发病机制	应激反应，毒物药物 细菌毒素，食物过敏，胃内异物，精神因素，变态反应	感染：幽门螺杆菌（Hp） 胆汁反流 长期服用刺激性食物和药物 精神神经因素 全身慢性疾病 其他：环境、遗传、免疫、营养
临床表现	急性起病，轻重不一，可有全身症状	反复发作的无规律的腹痛 进食中或餐后多见，上腹或脐周为主 性质以隐痛、钝痛为多 重者影响营养状况及生长发育 可伴呕血、黑便
辅助检查	1. 胃镜检查：最可靠的诊断手段 2. Hp 检测 　　侵入性：快速尿素酶试验，组织学检查，Hp 培养 　　非侵入性：^{13}C 尿素呼吸试验，粪便 Hp 抗原检测，血清 Hp 抗体检测	
病理	上皮、腺体细胞变性坏死 中性粒细胞浸润	非萎缩性胃炎： 　上皮细胞变性，淋巴、浆细胞浸润 萎缩性胃炎： 　腺体萎缩，肠腺化生，炎细胞浸润
诊断	病史、体检、临床表现、胃镜、病理学	
鉴别诊断	急性腹痛：急腹症，肝胆胰肠疾病，过敏性紫癜；慢性腹痛：肠道寄生虫，肠痉挛，功能性（再发性）腹痛	
治疗	去除病因，对症治疗	去除病因 饮食治疗 药物治疗　黏膜保护剂 　　　　　H_2 受体拮抗剂 　　　　　胃肠动力药 　　　　　抗 Hp 治疗

二、消化性溃疡

指发生在胃和十二指肠的慢性溃疡。

1. 病因和发病机制

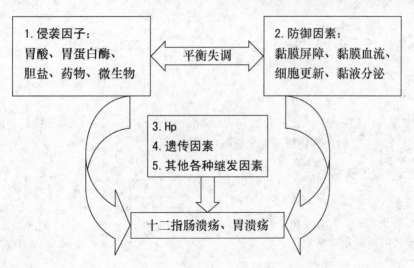

2. 临床表现

年龄分期	主要类型	主要症状	少见类型和表现
新生儿	继发性溃疡	急性起病，呕血，黑便	原发性溃疡
婴儿	继发性溃疡	消化道出血和穿孔首发	原发性胃溃疡
幼儿	胃和十二指肠溃疡均等	呕吐、间歇发作性腹痛	烧灼感、呕血、黑便、穿孔
学龄前和学龄	原发性十二指肠溃疡	反复发作脐周和上腹痛，饥饿痛，夜间痛	呕血、便血、贫血、穿孔

3. 并发症

出血（首发症状）、穿孔、幽门梗阻
失血性休克
穿孔后：腹膜炎、胰腺炎
幽门水肿广泛：急慢性梗阻

4. 辅助检查

上消化道内镜检查：诊断溃疡病的首选方法
　　　　　　　活动期（A）、愈合期（H）、瘢痕期（S）
胃肠 X 线钡餐造影：胃镜禁忌者适用
　　直接征象：胃和十二指肠壁龛影可确诊
　　间接征象：溃疡对侧切迹、十二指肠球部痉挛、畸形有诊断参考价值
幽门螺杆菌检测

5. 诊断和鉴别诊断（见 164 页轻松诊断有关内容）。

6. 治疗

治疗目的：缓解症状，促进溃疡愈合，防止复发，预防并发症。

一般治疗：调整生活习惯，饮食定时定量，避食有害物质，积极对症处理

药物治疗
　　抑制胃酸药物：H_2 受体拮抗剂、质子泵抑制剂、中和胃酸的抗酸剂
　　胃黏膜保护剂：硫糖铝、枸橼酸铋钾、米索前列醇
　　抗幽门螺杆菌治疗：联合用药（枸橼酸铋钾、克拉霉素、甲硝唑、呋喃唑酮）

手术治疗
　　急性穿孔
　　难以控制的大量出血
　　瘢痕性幽门梗阻

第五节 先天性肥厚性幽门狭窄

一、定义

先天性肥厚性幽门狭窄（congenital hypertrophic pyloric stenosis）是由于幽门环肌增生肥厚，使幽门管腔狭窄而引起的上消化道不完全梗阻性疾病。

二、病因和发病机制

遗传因素：多基因遗传
胃肠激素及其他生物活性物质紊乱
先天性幽门肌层发育异常

三、临床表现

典型症状和体征：无胆汁的喷射性呕吐，胃蠕动波，右上腹肿块				
呕吐 （主要症状）	胃蠕动波 （常见，非特有）	右上腹肿块 （具有诊断意义的 特有体征）	黄疸	营养及代谢
生后2~4周 渐加重，喷射性，奶后均吐，带凝块，无胆汁，吐后饥饿欲食	左季肋下向右上腹移动，幽门处止	右季肋下腹直肌外缘深部可及；橄榄形，光滑，质硬，可移动	间接胆红素增高	消瘦 脱水 低氯性碱中毒 乳酸血症 低钾血症 代谢性酸中毒

四、辅助检查

腹部B超	X线钡餐
幽门肥厚肌层为环形低回声区 黏膜层为高密度回声 诊断：幽门肌厚度≥4mm 　　　幽门直径≥13mm 　　　幽门管长度≥17mm	胃扩张，钡剂排出时间延长 特有征象：幽门管延长，向头侧弯曲 　　　　　幽门胃窦呈鸟嘴样改变 　　　　　管腔狭窄如线状 　　　　　十二指肠球部压迹"覃征""双肩征"

五、诊断和鉴别诊断

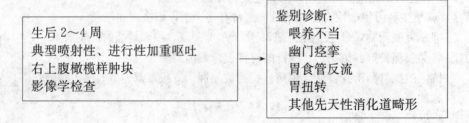

生后2~4周
典型喷射性、进行性加重呕吐
右上腹橄榄样肿块
影像学检查
→
鉴别诊断：
喂养不当
幽门痉挛
胃食管反流
胃扭转
其他先天性消化道畸形

六、治疗

及早行幽门环肌切开术，纠正营养不良。

第六节　肠套叠

一、定义

肠套叠（intussusception）是指部分肠管及其肠系膜套入邻近肠腔所致的一种肠梗阻，是 3 个月～6 岁期间肠梗阻最常见的原因。

二、病因和发病机制

原发性占95%	继发性占5%
结构性因素： 婴幼儿多见 　肠系膜不固定，活动度大	年长儿多见 　器质性病因 　Merkel 憩室、肠息肉、肠肿瘤、重复畸形、腹型紫癜
促发因素： 　饮食改变、病毒感染、腹泻等	

三、病理

多为近端肠管套入远端肠腔：①回盲型，最常见；②回结型；③回回结型；④小肠型；⑤结肠型；⑥多发型。

四、临床表现

急性
- 腹痛：剧烈阵发性、规律性肠绞痛，间歇发作
- 呕吐：初为胃内容物，后可含胆汁，肠梗阻后含粪便
- 血便：8～12 小时排果酱样大便——**重要症状**
- 腹部包块：右上腹季肋下有触痛的腊肠样肿块
- 全身表现：轻重不一

慢性：阵发腹痛，腹痛时上腹或脐周肿块，不易梗阻坏死，呕吐、便血少见

五、辅助检查

腹部 B 超	横断扫描：同心圆或靶环状肿块 纵断扫描：套筒征
B 超监视下水压灌肠	诊断同时治疗
空气灌肠	X 线透视见杯口征，可同时复位
钡剂灌肠	可见充盈缺损和杯口征，线条状或弹簧状阴影 只用于慢性疑难病例

六、诊断和鉴别诊断

> 诊断：健康婴幼儿突然发生阵发性、规律性腹痛或哭闹、呕吐、便血、腹部腊肠样肿块
> 早期诊断：直肠指检

鉴别除外

细菌性痢疾	Merkel 憩室出血	过敏性紫癜
夏季多见 黏液脓血便，里急后重 感染中毒症状 大便检查异常，培养阳性 偶可并发肠套叠	无痛性大量血便 偶可并发肠套叠	阵发性腹痛、呕吐、便血 出血性皮疹 关节肿痛 肾损害 偶可并发肠套叠

七、治疗

确诊后立即进行复位治疗。

- 灌肠复位
  - 适应证：48 小时内，全身状况好
  - 禁忌证
    - 病程超过 48 小时，全身状况差
    - 高度腹胀，腹膜刺激征
    - X 线见多个液平
    - 套叠头部达脾区，肿物硬，张力大
    - 多次复发疑有器质性病变
    - 小肠套叠
  - 方法：B 超监视下水压灌肠，空气灌肠，钡剂灌肠
  - 成功标志
    - 拔管后大量排便
    - 患儿安静入睡，停止哭闹、呕吐
    - 腹软，包块消失
    - 口服活性炭可排出
- 手术治疗
  - 适应证：48～72 小时以上，病情严重，小肠型梗阻
  - 方法：手法复位，肠切除吻合术，肠造瘘术

第七节　先天性巨结肠

一、定义

先天性巨结肠（congenital megacolon），或称先天性无神经节细胞症（aganglionosis）、赫什朋病（Hivsch sprung disease，HD），是由于直肠或结肠远端的肠管持续痉挛，粪便淤滞在近端结肠，使肠管肥厚、扩张。

二、病因和病理生理改变

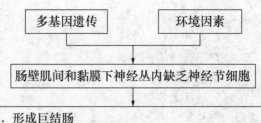

```
┌─────────────┐    ┌─────────────┐
│  多基因遗传   │    │  环境因素    │
└──────┬──────┘    └──────┬──────┘
       └──────────┬───────┘
                  ▼
  ┌────────────────────────────────────┐
  │ 肠壁肌间和黏膜下神经丛内缺乏神经节细胞  │
  └────────────────┬───────────────────┘
                   ▼
```

┌──┐
│ 1．形成巨结肠   │
│　　⎧ 分为三段：痉挛段，移行段，扩张段   │
│　　⎩ 分为四型：常见型，短段型，长段型，全结肠型 │
│ 2．排便反射消失   │
└──┘

三、临床表现和并发症

临床表现	并发症
胎便排出延迟、顽固性便秘和腹胀 呕吐、营养不良和发育迟缓 直肠指检	小肠结肠炎：新生儿常见 肠穿孔：新生儿常见，乙状结肠和盲肠 继发感染：如败血症、肺炎等

四、辅助检查

X线检查 ⎧ 腹部立位平片：低位结肠梗阻
　　　　⎩ 钡剂灌肠检查：诊断率90％，"漏斗状"改变
直肠、肛门测压（2周内新生儿不适用）
直肠黏膜活检
直肠肌层活检
肌电图检查

五、诊断和鉴别诊断

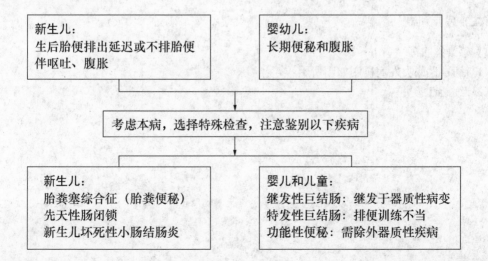

┌─────────────────────────┐　┌─────────────────────────┐
│ 新生儿：   │　│ 婴幼儿：   │
│ 生后胎便排出延迟或不排胎便 │　│ 长期便秘和腹胀   │
│ 伴呕吐、腹胀   │　│   │
└─────────────────────────┘　└─────────────────────────┘

┌──────────────────────────────────────┐
│ 考虑本病，选择特殊检查，注意鉴别以下疾病 │
└──────────────────────────────────────┘

┌─────────────────────────┐　┌──────────────────────────────┐
│ 新生儿：   │　│ 婴儿和儿童：   │
│ 胎粪塞综合征（胎粪便秘） │　│ 继发性巨结肠：继发于器质性病变 │
│ 先天性肠闭锁   │　│ 特发性巨结肠：排便训练不当   │
│ 新生儿坏死性小肠结肠炎   │　│ 功能性便秘：需除外器质性疾病   │
└─────────────────────────┘　└──────────────────────────────┘

六、治疗

并发症多在 2 个月内发生，应尽早治疗。

保守治疗：帮助排便

手术治疗
- 结肠造瘘术：合并小肠结肠炎
  - 不能耐受根治术
  - 保守治疗无效
- 根治术：切除无神经节细胞肠段和部分扩张结肠
  - 体重＞3kg，无并发症者主张早期进行

第八节 腹泻病

一、定义

一组由多病原、多因素引起的以大便次数增多和性状改变为特点的消化道综合征。

二、病因和发病机制

（一）易感因素与病因

感染因素：	非感染因素：	易感因素：	
肠道内感染	饮食因素	消化系统发育不成熟	渗透性腹泻
病毒（最常见）	喂养不当	生长发育快	分泌性腹泻
细菌	过敏性腹泻	防御功能差	渗出性腹泻
真菌	双糖酶缺乏	肠道菌群失调	肠道功能异
寄生虫	气候因素	人工喂养	常性腹泻
肠道外感染			
抗生素相关腹泻			

（二）发病机制

1. 感染性腹泻
（1）病毒性肠炎发病机制如图所示：
（2）细菌性肠炎

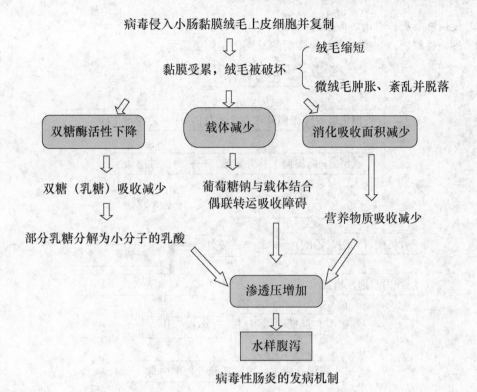

病毒性肠炎的发病机制

1）肠毒素肠炎发病机制（以产毒性大肠埃希菌为例）如图所示：

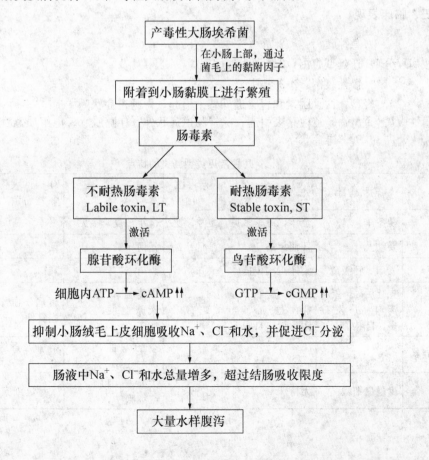

2）侵袭性肠炎：渗出、溃疡、全身中毒、肠毒素致病。

2. 感染性腹泻　饮食不当引起腹泻的发病机制如图所示：

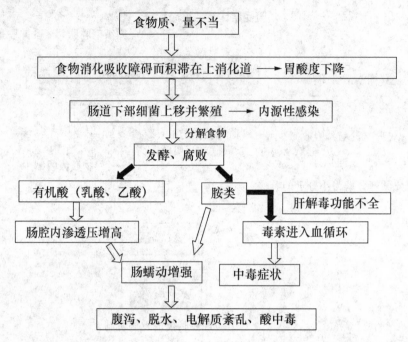

三、临床表现

按病程分型 {
急性腹泻：<2 周
迁延型腹泻：2 周～2 个月
慢性腹泻：>2 个月
}

急性腹泻 {
轻型：饮食因素和胃肠道外感染引起，胃肠道症状为主
重型：肠道内感染引起，除胃肠道症状外，伴随脱水、电解质紊乱和全身感染中毒症状
}

几种常见类型肠炎的特点

	轮状病毒	诺如病毒	产毒性细菌	侵袭性细菌	出血性大肠埃希菌	抗生素相关
季节	秋冬季	全年，冬季多见	夏季多见	全年，夏季多见	夏季多见	金黄色葡萄球菌（中毒症状，暗绿色黏液血便，G⁺球菌）；难辨梭状芽胞杆菌（肠毒素致病，假膜排出，厌氧培养）；真菌（白色念珠菌，黄稀泡沫豆渣便，可见孢子菌丝）
年龄	婴幼儿	任何年龄	任何年龄	任何年龄	任何年龄	
途径	粪口、呼吸道	集体机构传播	粪口	粪口	粪口	
发病	先吐后泻，蛋花汤样，并发症多，自限好转	暴发流行，腹痛、恶心、吐泻，较快自限	轻重不一可自限	中毒症状重，黏液脓血便，并发症多	腹痛，血水腥臭便	
特殊联系				空肠弯曲菌——吉兰-巴雷综合征	溶血尿毒综合征	
便检	少量白细胞	无特殊	无特殊	大量白细胞，有红细胞	大量红细胞	

四、诊断和鉴别诊断（见 165 页轻松诊断有关内容）

五、治疗

治疗原则：调整饮食，防治脱水，合理用药，加强护理，预防并发症。

1. 急性腹泻的治疗

（1）饮食疗法：继续饮食，合理调整，呕吐禁食，乳糖慎重。

（2）纠正水电解质及酸碱失衡。

（3）药物治疗

- 控制感染，抗生素慎用
- 肠道微生态疗法
- 肠黏膜保护剂
- 避免止泻剂
- 补锌治疗

2. 迁延性和慢性腹泻的治疗

调整饮食	静脉营养
去双糖饮食	药物治疗（同急性）
低敏或无敏饮食	补充维生素，微量元素
要素饮食	中医

第九节　婴儿肝炎综合征

一、定义

婴儿肝炎综合征（infantile hepatitis syndrome）是指一组于婴儿期（包括新生儿期）起病，具有肝细胞性黄疸、肝病理体征（肝大、质地异常和肝功能损伤，主要为血清谷丙转氨酶升高）的临床综合征。

二、病因

感染	先天性代谢异常	先天性胆道疾病	其他
TORCH 病毒	糖代谢异常	先天性胆道闭锁	药物、毒物
细菌	氨基酸代谢异常	先天性胆管扩张症	肠外营养
梅毒螺旋体	脂质代谢异常	先天性肝内胆管扩张症	肝内占位
HIV	胆汁酸代谢异常	（Caroli 病）	全身恶性疾病
	抗胰蛋白酶缺乏	Alagille 综合征等	

三、病理

非特异的多核巨细胞形成。

四、诊断和治疗

临床表现：
黄疸（延迟不退，退而复现）
大便色浅，尿色加深，肝脾大
并发症表现
先天畸形

→

血常规
肝功能
病原学
遗传代谢、内分泌检查
影像学
肝胆核素扫描
胆汁引流
肝活组织病理

→

治疗：
对症治疗
 利胆退黄
 保肝护肝
 补充疗法
外科手术

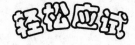

一、名词解释

1. Barrette 食管
2. Sandifer 综合征
3. 婴儿哭吵综合征
4. 再发性腹痛
5. 抗生素相关性腹泻
6. 生理性腹泻
7. TORCH 综合征

二、选择题

【A 型题】

1. 母乳喂养儿肠道主要的细菌是
   A. 肠链球菌
   B. 大肠埃希菌
   C. 双歧杆菌
   D. 变形杆菌
   E. 嗜酸杆菌

2. 鹅口疮是下列哪种病原所致的
   A. 细菌
   B. 单纯疱疹病毒
   C. 白色念珠菌
   D. 螺旋体
   E. 柯萨奇病毒

3. 2 岁男孩，发热（38～39℃），2 天后口角、舌面及齿龈处出现成簇小疱疹，部分溃破成溃疡，颌下淋巴结肿大，咽充血，心肺（一）。最可能的诊断为

   A. 鹅口疮
   B. 疱疹性口炎
   C. 溃疡性口炎
   D. 疱疹性咽峡炎
   E. 以上都不是

4. 下列哪项**不是**胃食管反流病的临床表现
   A. 呕吐
   B. 反复呼吸道感染
   C. 营养不良
   D. 咽下困难
   E. 上腹部包块

5. 1 个月女婴，生后第 1 周出现呕吐，多数发生在进食后，呕吐物为胃内容物，经胃-食管同位素闪烁扫描检查，确诊为胃食管反流病，下列哪项与该病发病因素**无关**
   A. 抗反流屏障功能低下
   B. 食管廓清能力降低
   C. 胃、十二指肠功能失常

D. 食管黏膜的屏障功能破坏

E. 食管下括约肌松弛障碍

6. 慢性胃炎最为主要的病因为

   A. 病毒感染

   B. 幽门螺杆菌感染

   C. 胆汁反流、胆盐刺激

   D. 长期服用刺激性食物和药物

   E. 精神、神经因素

7. 关于消化性溃疡的实验室检查，下列哪项**没有必要**

   A. 胃液分析

   B. 幽门螺杆菌检查

   C. 胃肠 X 线钡餐造影

   D. 纤维胃镜检查

   E. 腹部平片

8. 5 岁女孩，反复发作腹痛，疼痛经常出现于进食过程中或餐后，位于上腹部，常伴食欲不振，恶心、呕吐。最可能的诊断为

   A. 急性胃炎

   B. 慢性胃炎

   C. 十二指肠溃疡

   D. 肠痉挛

   E. 腹型癫痫

9. 7 岁男孩，反复发作上腹部胀痛、烧灼感，饥饿时或夜间多发，经纤维胃镜检查诊断为十二指肠溃疡，下列哪项**不是**此病的并发症

   A. 出血

   B. 穿孔

   C. 幽门梗阻

   D. 失血性休克

   E. 肠梗阻

10. 下列哪项**不是**先天性肥厚性幽门狭窄的临床表现

   A. 生后 2～3 周出现呕吐，先为溢乳，继而呈喷射性

   B. 胃蠕动波从左季肋向右上腹移动

   C. 呕吐物为黄绿色胆汁

   D. 可伴黄疸

   E. 右上腹橄榄状肿块

11. 1 个月男婴，生后 3 周出现溢乳，继后喷射性呕吐，多于喂奶后不到半小时即吐，

吐出物为带凝块奶汁，呕吐后哭吵、欲食。体检：可见胃蠕动波，右季肋下触到橄榄大小肿块，可以移动。最可能的诊断为

   A. 幽门痉挛

   B. 先天性肥厚性幽门狭窄

   C. 胃食管反流

   D. 先天性巨结肠

   E. 胃扭转

12. 肠套叠最常见的发病年龄为

   A. 新生儿

   B. 2～4 个月

   C. 4～10 个月

   D. 16～24 个月

   E. 1～3 岁

13. 6 个月男婴，哭吵不安 6 小时伴血便就诊，诊断肠套叠。下列哪项一般**不在**发病早期出现

   A. 腹痛

   B. 呕吐

   C. 发热

   D. 血便

   E. 腹块

14. 2 个月男婴，生后胎便排出延缓，顽固性便秘，腹胀，常需灌肠才能排便，经检查证实为先天性巨结肠。该病最常见的并发症为

   A. 肠穿孔

   B. 小肠结肠炎

   C. 肠梗阻

   D. 继发感染

   E. 营养不良

15. 感染性腹泻最主要的病原是

   A. 病毒

   B. 致病性大肠埃希菌

   C. 空肠弯曲菌

   D. 沙门菌

   E. 真菌

16. 冬秋季节的腹泻病最常见的病原是

   A. 脊髓灰质炎病毒

   B. 腺病毒

   C. 埃可病毒

D. 柯萨奇病毒

E. 轮状病毒

17. 金黄色葡萄球菌肠炎典型大便为

A. 黄色水样

B. 蛋花汤样

C. 黏液血便

D. 豆腐渣样

E. 暗绿色海水样

18. 口服补液盐（ORS）含钠液是

A. 1/2 张液

B. 1/5 张液

C. 1/3 张液

D. 2/3 张液

E. 等张液

19. 婴儿腹泻，中度脱水，失水量约为体重的

A. 5%

B. 5%～10%

C. 10%～15%

D. >15%

E. 以上都不是

20. 婴儿腹泻，等渗脱水，第一天补液时应选用哪一种含钠液最恰当

A. 1/2 张液

B. 1/3 张液

C. 2/3 张液

D. 等张液

E. 1/5 张液

21. 下列哪一种混合液为 1/3 张

A. 6 份生理盐水，2 份 5% 葡萄糖，1 份 1.4% $NaHCO_3$

B. 2 份生理盐水，1 份 5% 葡萄糖，6 份 11.2% NaCl

C. 1 份生理盐水，2 份 5% 葡萄糖，6 份 1.4% $NaHCO_3$

D. 2 份生理盐水，6 份 5% 葡萄糖，1 份 1.4% $NaHCO_3$

E. 2 份生理盐水，6 份 5% 葡萄糖，1 份 11.2% NaCl

22. 等渗性脱水血清钠浓度为

A. <130mmol/L

B. 130～140mmol/L

C. 130～150mmol/L

D. >150mmol/L

E. 140～150mmol/L

23. 下列哪项**不是**腹泻病低钾血症的主要表现

A. 腱反射迟钝或消失

B. 腹胀、肠鸣音减弱

C. 心音低钝

D. EKG 示 ST 段降低，T 波平坦

E. EKG 示 T 波高尖

24. 新生儿的胃容量为

A. 30～60ml

B. 90～150ml

C. 250～300ml

D. 700～850ml

E. 1000～1500ml

25. 鹅口疮**不多见**于哪类人群

A. 新生儿和婴幼儿

B. 营养不良

C. 腹泻

D. 长期使用抗生素

E. 长期使用生长激素

26. 胃食管反流的体位治疗中，小婴儿睡眠时应采取的体位是

A. 前倾俯卧位

B. 仰卧位及左侧卧位

C. 右侧卧位

D. 俯卧位

E. 上体抬高的半卧位

27. 与吉兰-巴雷综合征关系较密切的病原体是

A. 轮状病毒

B. 诺如病毒

C. 大肠埃希菌

D. 空肠弯曲菌

E. 耶尔森菌

28. 9 个月女婴，腹泻、呕吐 4～5 天，大便水样，每日 10 来次，量中，尿量少。查体：神稍萎，口唇樱红，皮肤、黏膜较干，弹性差，前囟、眼窝凹陷，心音较低，腱反射迟钝。该病儿最可能的诊断为

A. 腹泻病，轻度失水，低钾

B. 腹泻病，中度失水

C. 腹泻病，中度失水，低钾，代谢性酸中毒

D. 腹泻病，电解质紊乱

E. 腹泻病，重度失水，代谢性酸中毒

29. 腹泻病，中度失水、低钾、代谢性酸中毒患儿入院时最主要的处理是

    A. 给止泻药

    B. 给止吐药

    C. 纠正水、电解质紊乱，纠正代酸

    D. 调整饮食

    E. 控制感染

30. 10个月男婴，因腹泻3天就诊，大便每日10余次，量中，蛋花汤样，有时呕吐。体检：精神稍萎，皮肤弹性差，哭泪少，心肺（一），腹软。大便常规：少量白细胞。其病原体最可能为

    A. 轮状病毒

    B. 致病性大肠埃希菌

    C. 真菌

    D. 痢疾杆菌

    E. 铜绿假单胞菌

31. 1岁男婴，腹泻、呕吐4～5天，12小时无尿，体检：神志模糊，面色苍灰，口唇樱红，呼吸深快，前囟、眼窝深凹，哭无泪，皮肤弹性差，有花纹，四肢冰冷，脉细弱，心肺（一），腹稍胀。紧急应给的治疗为

    A. 1∶1液20ml/kg，静脉推注

    B. 3∶2∶1液180ml/kg，静脉滴注

    C. 3∶1液150ml/kg，静脉滴注

    D. 2∶1等张含钠液20ml/kg，静脉推注

    E. 1.4%$NaHCO_3$ 50ml/kg，静脉推注

32. 重型腹泻伴低钾血症治疗中，补钾方法哪项是**错误**的

    A. 静脉输液中KCl浓度一般不得超过0.3%

    B. 全天静脉滴注时间不应少于6～8小时

    C. 持续给钾4～6天

    D. 每日口服氯化钾3～4mmol/kg

    E. 补充氯化钾总量每天40～60mmol/kg

33. 10个月女婴，因腹泻就诊，诊断为轮状病毒肠炎。下列哪项**不是**此病的主要临床表现

    A. 发热

B. 大便蛋花汤样

C. 鼻塞和流涕

D. 大便脓血样

E. 脱水和酸中毒

34. 8个月男婴，腹泻、呕吐3～4天。体检：神萎，面色苍灰，口唇樱红，前囟、眼窝凹陷，皮肤弹性差，心肺（一），腹软。入院诊断：腹泻病，中度失水，代谢性酸中毒，予补液纠酸后出现抽搐，最可能为下列哪项并发症

    A. 低血钾

    B. 低血钠

    C. 中毒性脑病

    D. 低血钙

    E. 低血糖

（35～37题共用题干）

16个月男孩，腹泻、呕吐3天，大便黄色水样，少量黏液，量多，10余次/日，进食后吐，伴发热、尿少。体检：T 38.8℃，BP 60/30mmHg，神萎、嗜睡状，呼吸促，前囟、眼眶明显凹陷，口唇樱红，皮肤干燥，伴花纹，弹性差，心肺（一），腹稍胀。

35. 此例最重要的处理是

    A. 扩容、纠正酸中毒及水电解质紊乱

    B. 降温

    C. 纠正酸中毒

    D. 控制感染

    E. 纠正电解质紊乱

36. 口服补液盐所含葡萄糖的适宜浓度及主要作用为下列哪项

    A. 10%，补充一定热量

    B. 5%，使液体具有一定渗透压

    C. 2%，使液体具有一定渗透压

    D. 2%，增加小肠对水钠的重吸收

    E. 10%，增加小肠对水、钠的重吸收

37. 腹泻病，轻度失水病儿拒食口服补液盐，需进行静脉补液。开始24小时，液量为每公斤

    A. 50～80ml

    B. 100ml

C. 120ml

D. 180ml

E. 160ml

（38～40题共用题干）

13个月女孩，腹泻4天于2000年10月入院，每日大便10次左右，蛋花汤样，水分多，伴有呕吐、尿少、轻咳。体检：T 38.5℃，前囟、眼窝凹陷，皮肤弹性差，四肢稍凉。血白细胞$6.0×10^9$/L，血Na^+ 128mmol/L，K^+ 3.6mmol/L，BE -15mmol/L。

38. 最可能的诊断是
    A. 腹泻病，轻度失水，代谢性酸中毒
    B. 腹泻病，中度等渗失水，代谢性酸中毒
    C. 致病性大肠埃希菌肠炎，高渗性失水，代谢性酸中毒
    D. 重型腹泻病，中度低渗性失水，代谢性酸中毒
    E. 腹泻病，代谢性酸中毒

39. 最可能的病原体是
    A. 金黄色葡萄球菌
    B. 产毒性大肠埃希菌
    C. 侵袭性大肠埃希菌
    D. 轮状病毒
    E. 念珠菌

40. 患儿失水、代酸纠正后突然抽搐，此时应做哪项检查
    A. 脑脊液
    B. 头颅CT
    C. 血糖
    D. 血钠
    E. 血钙

（41～43题共用题干）

7个月女婴，腹泻3天，大便水样，10余次/日，半天无尿。体检：呼吸深，前囟、眼眶深度凹陷，皮肤弹性极差，有花纹，四肢凉。血Na^+ 135mmol/L，血K^+ 3.8mmol/L，BE -20mmol/L。

41. 开始24小时静脉补液总量应为
    A. 80ml/kg
    B. 120ml/kg
    C. 180～200ml/kg

D. 120～150ml/kg

E. 200～220ml/kg

42. 首批应输入的液体为
    A. 1/3张含钠液
    B. 2：1等张含钠液
    C. 1/5张含钠液
    D. 2/3张含钠液
    E. 1/2张含钠液

43. 脱水、酸中毒纠正后，尿量中等，出现腹胀，肠鸣音减弱，心音低钝，腱反射消失。应考虑
    A. 低钙血症
    B. 低镁血症
    C. 低钠血症
    D. 高钠血症
    E. 低钾血症

（44～47题共用题干）

8个月男婴，腹泻3天伴呕吐于6月20日入院。大便稀薄，10余次/日。昨起口干，尿少，发热，T 38.3℃。体检：神萎，哭泪少，前囟、眼窝凹陷，唇干、皮肤弹性较差，心肺（－），腹软。大便常规：色黄，少量黏液，白细胞每高倍镜下0～4个。患儿为人工喂养，乳具较少消毒。

44. 最可能的诊断是
    A. 细菌性痢疾
    B. 急性胃肠炎
    C. 病毒性肠炎
    D. 致病性大肠埃希菌肠炎
    E. 金黄色葡萄球菌肠炎

45. 开始24小时的补液总量及所选用液体应为
    A. 60～80ml/kg，1/3张液
    B. 80～100ml/kg，1/2张液
    C. 150～180ml/kg，2/3张液
    D. 180～200ml/kg，1/3张液
    E. 120～150ml/kg，1/2张液

46. 第2天脱水纠正，大便2～3次，有时吐，尿量可，纳差。补液原则为
    A. 予口服补液盐
    B. 继用开始24小时的补液量

C. 补生理需要量

D. 补生理需要量＋继续丢失量

E. 补继续丧失量

47. 患儿经补液、纠酸后出现腹胀，肠鸣音减弱，心音低，腱反射消失。此时应考虑哪项诊断

　　A. 低钠血症

　　B. 高钠血症

　　C. 低钾血症

　　D. 低钙血症

　　E. 水中毒

48. 患儿若发生低血钾，应如何处理

　　A. 10%KCl 静脉输入

　　B. 每日口服氯化钾 30～40mmol/kg

　　C. 静脉输入 KCl，浓度一般不超过 0.3%

　　D. 补充 KCl，持续 14～16 天

　　E. 全天静脉滴注时间＜ 6～8 小时

【B 型题】

（1～5 题共用备选答案）

　　A. 慢性胃炎

　　B. 先天性肥厚性幽门狭窄

　　C. 胃食管反流

　　D. 肠套叠

　　E. 十二指肠溃疡

1. 1.5 个月男孩，生后第 1 周始反复呕吐胃内容物，多发生在进食后，曾患 2 次吸入性肺炎

2. 5 岁女孩，反复发作中上腹痛，经常出现于进食过程中或餐后，伴有恶心、呕吐、纳差

3. 7 岁男孩，反复发作上腹部胀痛，饥饿时或夜间多发，曾发生过呕血和黑便

4. 2 个月男孩，生后 4 周出现溢乳，继后喷射性呕吐，多于喂奶后不到半小时即吐，吐物为乳凝块，吐后欲食

5. 6 个月男婴，反复发作哭吵不安，面色苍白，伴有呕吐而就诊，给予开塞露通便后排出果酱样大便

（6～10 题共用备选答案）

　　A. 空肠弯曲菌肠炎

　　B. 金黄色葡萄球菌肠炎

　　C. 真菌性肠炎

　　D. 致病性大肠埃希菌肠炎

　　E. 轮状病毒肠炎

6. 10 个月男孩，因腹泻 3 天，于 7 月份就诊，大便每日 10 余次，量中，蛋花汤样，有时呕吐。体检：神萎、皮肤弹性差，哭泪少。大便常规有少量白细胞

7. 1 岁女孩，腹泻 2 天于 10 月份就诊，大便每日 10 次左右，黄色水样，量多，伴有呕吐、发热和流涕

8. 1.5 岁男孩，因营养不良、肺炎住院治疗 3 周，出现呕吐、腹泻，大便暗绿色，每日 7～8 次。体检：营养不良貌，神萎，皮肤黏膜干，皮肤弹性差

9. 14 个月男孩，因反复咳嗽、气喘 20 余天，用多种抗生素及肾上腺素皮质激素治疗，近 2 天腹泻、呕吐，大便每日 6～7 次，稀薄，有黏液及豆腐渣样块物

10. 1.5 岁女孩，腹泻伴恶心、呕吐，哭吵不安 1 天，大便黏液，脓血样，有腥臭味，每日 7～8 次。大便镜检白细胞及少量红细胞

（11～15 题共用备选答案）

　　A. 3 份 5% 葡萄糖，1 份生理盐水

　　B. 3 份 5% 葡萄糖，2 份生理盐水，1 份 1.4% $NaHCO_3$

　　C. 2 份生理盐水，1 份 1.4% $NaHCO_3$

　　D. 2 份 5% 葡萄糖，1 份生理盐水

　　E. 1 份 5% 葡萄糖，2 份生理盐水

11. 2/3 张含钠液

12. 1/3 张含钠液

13. 2:1 等张含钠液

14. 1/2 张含钠液

15. 1/4 张含钠液

（16～20 题共用备选答案）

　　A. 轻型腹泻

　　B. 重型腹泻，轻度失水

　　C. 重型腹泻，重度失水，代谢性酸中毒

　　D. 重型腹泻，中度失水

　　E. 重型腹泻，中度失水，低血钾

16. 10 个月男孩，腹泻 2 天，大便稀，每日 7～8 次，有时吐，小便量稍减少。体检：

皮肤稍干，弹性可，眼窝、前囟稍凹陷

17. 1岁男孩，腹泻、呕吐2~3天，大便水样，10余次/日，哭泪少，尿少。体检：精神萎，皮肤干燥，弹性较差，眼窝、前囟明显凹陷，呼吸稍快，口唇樱红，腹软，肌力、肌张力正常

18. 8个月女孩，腹泻、呕吐伴纳差4~5天，大便蛋花汤样，8~9次/日，有呕吐、尿少。体检：精神萎，皮肤干燥，弹性较差，眼窝、前囟明显凹陷，呼吸稍快，腹胀、肠鸣音减弱，腱反射迟钝

19. 1.5岁女孩，腹泻3~4天，大便水样，量多，10余次/日，有呕吐，12小时无尿。体检：重病容，精神萎，表情淡漠，面色苍灰，眼窝凹陷，眼闭不合，哭无泪，呼吸深大，皮肤干燥，弹性极差，四肢冷，腹软

20. 6个月男孩，因调换奶粉后出现腹泻，大便稀5~6次/日，无吐、无失水征

(21~23题共用备选答案)
A. 低钾血症
B. 代谢性酸中毒
C. 低镁血症
D. 低钠血症
E. 低糖血症
F. 高糖血症
G. 低钙血症
H. 水中毒

21. 6个月女婴，腹泻水样便，10余次/日，12小时无尿，呼吸深大，前囟、眼眶凹陷，

皮肤弹性差。BE −15mmol/L。经静脉补液纠酸后，脱水、代酸纠正，但出现心音低钝，腹胀，肠鸣音减弱，腱反射消失

22. 8个月男婴，因腹泻、中度失水、代谢性酸中毒入院，在酸中毒纠正后突然出现抽搐

23. 8个月男婴，因腹泻、中度失水、代谢性酸中毒入院，在酸中毒纠正后突然出现抽搐，经补充钙剂后，血钙恢复正常但仍有抽搐

【X型题】

1. 小儿急性腹泻病的治疗是
A. 饮食疗法
B. 液体疗法
C. 洗胃
D. 控制感染
E. 对症处理

2. 失代偿性代谢性酸中毒的血气分析和pH改变为
A. HCO_3^-：$H_2CO_3 < 20：1$
B. PH↓
C. HCO_3^-↓
D. BE＋↑
E. $PaCO_2$↑

3. 以下哪项是先天性肥厚性幽门狭窄具有诊断意义的X线征象
A. 罩征
B. 双肩征
C. 鸟嘴样改变
D. 双气泡征
E. 三气泡征

选择题参考答案

A型题：

1. C	2. C	3. B	4. E	5. E	6. B	7. E	8. B	9. E	10. C
11. B	12. C	13. C	14. E	15. A	16. E	17. E	18. D	19. B	20. A
21. D	22. C	23. E	24. T	25. E	26. B	27. D	28. C	29. C	30. B
31.	32. E	33. D	34. E	35. A	36. D	37. C	38. D	39. D	40. E
41. C	42. B	43. C	44. D	45. E	46. D	47. C	48. C		

B型题：

| 1. C | 2. A | 3. E | 4. B | 5. D | 6. D | 7. E | 8. B | 9. C | 10. A |

11. E　12. D　13. C　14. B　15. A　16. B　17. D　18. E　19. C　20. A
21. A　22. G　23. C

X 型题：
1. ABDE　2. ABC　　3. ABC

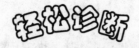

Case 1

患儿，男，14 岁，主因"2 天来呕吐咖啡样物 1 次，黑便 2 次"入院。

现病史： 两天前无明显诱因呕吐 1 次，为咖啡渣样物质，约 50ml，柏油样便 2 次，每次约 100ml。伴有乏力、苍白。无腹痛、腹胀、腹泻、里急后重等，无特殊不洁饮食史。外院就诊过程中晕厥一次，很快自行缓解。起病后精神、食欲欠佳，睡眠可，小便正常。

既往史： 平素体健，生长发育顺利。饮食欠规律，有时自感反酸，无偏食、挑食，无纳差、腹痛、呃逆、嗳气等。

家族史： 其父有便血史，病因不详。

查体： 精神差，心率 120 次/分，呼吸 18 次/分，血压 110/60mmHg，面色苍白，双肺呼吸音清，心律齐，心音有力，腹软，无压痛、反跳痛，肝脾肋下未及，手足凉。

辅助检查： 血常规：WBC 7.1×10^9/L，Hb 71g/L。便常规：柏油样便，红细胞满视野，隐血阳性。心电图：窦性心动过速。胃镜：慢性浅表性胃炎，十二指肠溃疡。

诊断： 十二指肠溃疡，上消化道出血，慢性浅表性胃炎，中度贫血。

诊断和鉴别诊断流程：

> 剑突下有烧灼感或饥饿痛；
> 反复发作、进食后缓解的上腹痛，夜间及清晨症状明显；
> 与饮食有关的呕吐；
> 反复胃肠不适，有溃疡病尤其是十二指肠溃疡家族史者；
> 原因不明的呕血、便血；
> 粪便隐血试验阳性的贫血等

症状	腹痛	呕血	便血
鉴别诊断	肠痉挛 蛔虫病 腹内脏器感染 结石 腹型过敏性紫癜	新生儿、小婴儿 　自然出血症 　食管裂孔疝 年长儿 　肝硬化食管静脉曲张 　全身出血性疾病 除外咯血	肠套叠 Merkel 憩室 息肉 腹型过敏性紫癜 血液病

及时内镜检查

治疗：禁食水，维持水电解质平衡，供给静脉营养；监测生命体征，观察有无活动性出血，保持血压稳定，交叉配血备用；止血，应用黏膜保护剂、质子泵抑制剂；恢复期健康教育及药物治疗。

Case 2

患儿，女，1岁4个月，主因"呕吐、腹泻伴发热3天"入院。

现病史：3天前开始呕吐，为胃内容物，共4～5次，量不多，非喷射性。呕吐半天后转为腹泻，10余次/天，蛋花汤样大便，无黏液、脓血，伴发热，T 39℃，1天热退，起病后纳差，睡眠不安，尿量少。

既往史：第一胎第一产，足月顺产，1岁2个月会走，1岁时出牙2颗，1岁时说话。6月前纯母乳喂养，6个月后加奶粉，未添加鱼肝油及钙剂，自5个月开始逐渐添加果菜、蛋黄等。既往体健，按时接种，无过敏史。

查体：T 37℃，P 100次/分，R 24次/分，BP 80/50mmHg，W 12kg，身长80cm，头围47cm，胸围48cm。发育正常，营养中等，稍烦躁，精神欠佳，皮肤弹性尚可，浅表淋巴结未及。眼窝轻凹，眼睑不能闭合，口唇稍干燥，潮红，颈软，双肺及心腹（—），脊柱四肢及神经系统查无异常。

辅助检查：血常规：WBC $14.6×10^9$/L，N 70%。血生化：钠 123mmol/L，钾 3.66mmol/L，氯 95.1mmol/L，BUN 16.2mmol/L，CO_2CP 8mmol/L。便常规：正常。轮状病毒检测：阳性。胸片及心电图：正常。

诊断：轮状病毒肠炎，低渗性脱水（中度），代谢性酸中毒。

诊断和鉴别诊断流程：

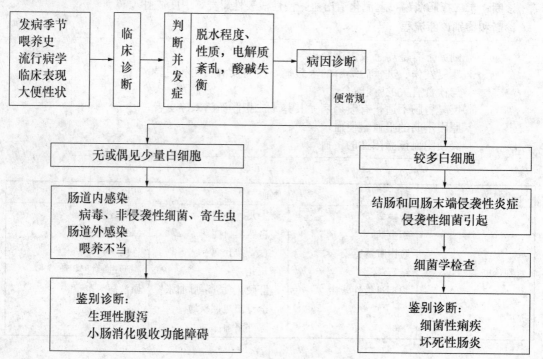

（汤亚南）

第十二章　呼吸系统疾病

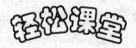

第一节　小儿呼吸系统解剖生理特点和检查方法

一、解剖生理特点

解剖特点
- 鼻腔：短、狭、嫩、血管多
- 鼻窦：口大，上颌窦、筛窦易感染；婴幼儿鼻窦炎少见
- 咽鼓管：宽、短、平、直
- 扁桃体：咽扁桃体、腭扁桃体发育；扁桃体炎多见于年长儿
- 喉部：漏斗形、腔窄、声门窄小；易患喉炎
- 气管、支气管：狭小、软骨软、血管多、纤毛运动差
- 肺：弹力差、血管多、间质盛、肺泡少且面积小
- 胸廓：桶状、肋骨平、膈肌高、胸腔小、呼吸肌弱、纵隔大

生理特点
- 频率与节律：年龄越小频率越快，易节律不齐；新生儿40~44次/分，~3岁24次/分
- 呼吸型：婴幼儿腹式呼吸
- 呼吸功能：肺活量50~70ml/kg，储备力低；潮气量6~10ml/kg；气道阻力大，易喘息

免疫特点
- 咳嗽反射弱、平滑肌薄、纤毛运动差
- SIgA、IgG及亚类含量低
- 巨噬细胞、乳铁蛋白、溶菌酶、干扰素、补体等不足

特异性、非特异性
免疫功能差

二、检查方法

- 体格检查
- 血气分析
- 肺影像学检查
- 儿童支气管镜检查
- 肺功能检查

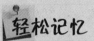

轻松记忆

两少一多	三小
肺泡少	肺活量小
SIgA少	潮气量小
含血量多	肺容积小

第二节 急性上呼吸道感染

一、病因

上呼吸道的解剖和免疫特点 → 病毒感染为主：90％以上，鼻病毒、呼吸道合胞病毒、流感病毒、副流感病毒、腺病毒、冠状病毒
病毒感染后继发：细菌感染（溶血性链球菌、肺炎链球菌、流感嗜血杆菌）、肺炎支原体

二、临床表现

1. 一般上感症状。
2. 两种特殊类型的上感症状：

	疱疹性咽峡炎	咽-结合膜热
病原体	柯萨奇病毒 A 组病毒	腺病毒 3、7 型
好发季节	夏秋季	春夏季
临床表现	高热、咽痛、流涎、厌食、呕吐等；咽部充血；咽腭弓、悬雍垂、软腭处疱疹，周围有红晕，疱疹破溃后形成小溃疡	发热、咽炎、结合膜炎为特征；颈部、耳后淋巴结肿大；有时伴胃肠道症状
病程	1 周	1～2 周

第三节 急性感染性喉炎

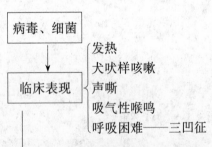

病毒、细菌 → 临床表现：
- 发热
- 犬吠样咳嗽
- 声嘶
- 吸气性喉鸣
- 呼吸困难——三凹征

Ⅰ度	活动后出现吸气性喉鸣和呼吸困难，呼吸音和心率无改变
Ⅱ度	安静时出现吸气性喉鸣和呼吸困难，闻及喉传导音和管状呼吸音，心率加快
Ⅲ度	上述症状，因缺氧而烦躁不安，口唇及指趾发绀，双眼圆睁，惊恐万状，头面出汗，呼吸音减低，心率快，心音低钝
Ⅳ度	衰竭、昏睡，呼吸音消失，心律不齐，心音钝、弱

治疗：
- 保持呼吸道通畅
- 控制感染
- 糖皮质激素：抗炎、抑制变态反应
- 对症治疗
- 气管切开

第四节 急性支气管炎

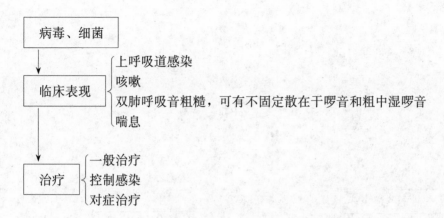

病毒、细菌

↓

临床表现 { 上呼吸道感染
咳嗽
双肺呼吸音粗糙，可有不固定散在干啰音和粗中湿啰音
喘息

治疗 { 一般治疗
控制感染
对症治疗

第五节 毛细支气管炎

一、病因、病理生理和临床表现、辅助检查

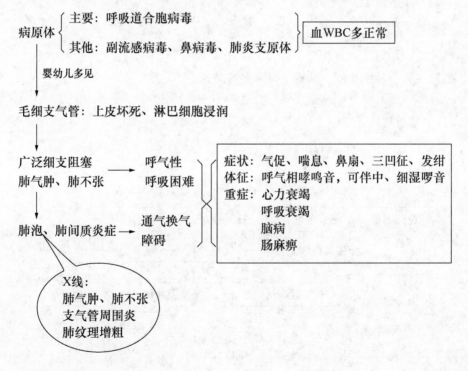

病原体 { 主要：呼吸道合胞病毒
其他：副流感病毒、鼻病毒、肺炎支原体 } 血WBC多正常

↓ 婴幼儿多见

毛细支气管：上皮坏死、淋巴细胞浸润

↓

广泛细支阻塞 → 呼气性
肺气肿、肺不张 　呼吸困难

↓

肺泡、肺间质炎症 → 通气换气
　　　　　　　　　障碍

症状：气促、喘息、鼻扇、三凹征、发绀
体征：呼气相哮鸣音，可伴中、细湿啰音
重症：心力衰竭
　　　呼吸衰竭
　　　脑病
　　　肠麻痹

X线：
肺气肿、肺不张
支气管周围炎
肺纹理增粗

二、诊断和鉴别诊断

流行季节
婴幼儿，尤6个月内
首次喘息
咳喘、低热、呼吸困难
哮鸣音
胸片

鉴别：
　　婴幼儿哮喘
　　原发型肺结核
　　其他

三、治疗

氧疗
控制喘憋：雾化吸入
病原治疗：抗病毒；抗感染；丙种球蛋白
补液、纠酸

第六节 支气管哮喘

一、定义

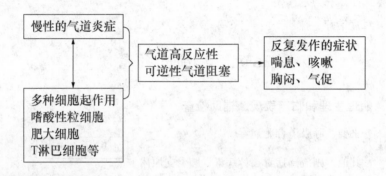

```
慢性的气道炎症  ──┐
     ↕          ├──→  气道高反应性      ──→  反复发作的症状
                │     可逆性气道阻塞          喘息、咳嗽
多种细胞起作用  ──┘                          胸闷、气促
嗜酸性粒细胞
肥大细胞
T淋巴细胞等
```

二、危险因素、发病机制、病理生理和临床表现

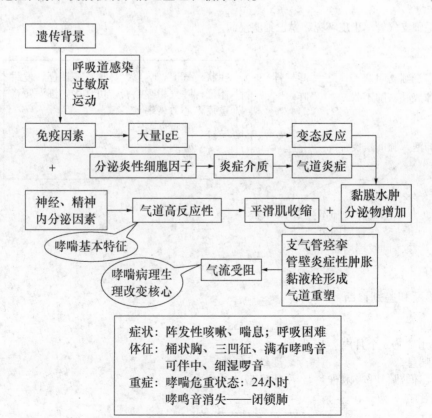

```
遗传背景
  │
  │ 呼吸道感染
  │ 过敏原
  │ 运动
  ↓
免疫因素 ──→ 大量IgE ────────────→ 变态反应
  +
     分泌炎性细胞因子 ──→ 炎症介质 ──→ 气道炎症
                                         │
神经、精神                              黏膜水肿
内分泌因素 ──→ 气道高反应性 ──→ 平滑肌收缩 + 分泌物增加
   └哮喘基本特征          支气管痉挛
                         管壁炎症性肿胀
        哮喘病理生  ← 气流受阻 ←  黏液栓形成
        理改变核心               气道重塑
```

症状：阵发性咳嗽、喘息；呼吸困难
体征：桶状胸、三凹征、满布哮鸣音
　　　可伴中、细湿啰音
重症：哮喘危重状态：24小时
　　　哮鸣音消失——闭锁肺

三、实验室检查

外周血嗜酸性粒细胞增高

肺功能测定：换气流率和潮气量降低，残气容量增加

X 线检查

血气分析

过敏原皮试

四、诊断和鉴别诊断

病史

哮喘评价气流受阻导致的各种症状

肺功能检查

除外其他喘息性疾病

1. 诊断

（1）儿童哮喘诊断标准

①反复发作喘息

②发作时肺部可闻及哮鸣音

③支气管舒张剂有效

④除外其他致喘息、胸闷或咳嗽等疾病

⑤不典型者（至少具备以下 1 项）：a. 支气管激发试验或运动试验阳性；b. 支气管舒张试验阳性：喘乐宁吸入或肾上腺素皮下注射 FEV_1 上升率≥12％；c. PEF 每日变异率≥20％

（2）咳嗽变异型哮喘诊断标准

①咳嗽持续＞4 周，夜间或清晨发作或加剧，以干咳为主

②无感染征象或长期抗生素治疗无效

③抗哮喘药物有效

④排除其他因素的慢性咳嗽

⑤支气管激发试验阳性和（或）PEF 每日变异率≥20％

⑥个人或一、二级亲属有特应性病史，或变应原检测（＋）

（3）哮喘预测指数：在过去 1 年喘息≥4 次，具有 1 项主要危险因素或 2 项次要危险因素

主要危险因素：①父母有哮喘病史；②诊断为特应性皮炎；③有吸入变应原致敏的证据

次要危险因素：①有食物变应原致敏的依据；②外周血嗜酸性粒细胞≥4％；③与感冒无关的喘息

2. 哮喘分期、分级

急性发作期

慢性持续期

临床缓解期

哮喘发作在合理应用常规缓解药物治疗后，仍有严重或进行性呼吸困难者，称为**哮喘危重状态或哮喘持续状态**。

3. 鉴别诊断

毛细支气管炎

肺结核

气管异物

先天性喉鸣

五、治疗

治疗目标
①有效控制急性发作症状，并维持最轻或无症状
②防止症状加重或反复
③尽可能使肺功能维持正常或接近正常
④防止不可逆气流受限
⑤保持正常活动
⑥避免药物不良反应
⑦防止因哮喘而死亡

治疗原则：长期、持续、规范、个体化。
发作期：快速缓解症状、抗炎、平喘。
持续期：长期控制症状、抗炎、降低气体高反应性、避免触发因素、自我保健。

急性发作期治疗
β_2 受体激动剂：短效吸入或口服
全身性皮质激素：口服或静脉
抗胆碱能药物
短效茶碱

慢性持续期治疗
吸入型糖皮质激素：哮喘长期控制的首选药物
抗白三烯药物
缓释茶碱
长效 β_2 激动剂
肥大细胞膜稳定剂：色甘酸钠
口服激素
联合治疗

哮喘持续状态
氧疗：40%
补液纠酸
糖皮质激素：口服或静脉或吸入
支气管扩张剂：吸入型速效 β_2 受体激动剂；氨茶碱静脉滴注；抗胆碱能药物；肾上腺素皮下注射
镇静剂
抗生素：下呼吸道细菌感染酌情使用
机械通气

六、预防复发

避免危险因素
哮喘的教育与管理
多形式教育

第七节 肺炎的分类

一、定义

不同病原体或其他因素（如吸入羊水、油类或过敏反应）等所引起的肺部炎症。

二、分类

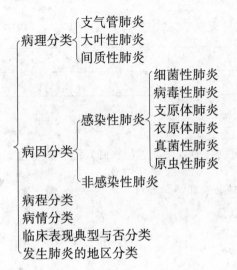

病理分类 ┤ 支气管肺炎
　　　　　 大叶性肺炎
　　　　　 间质性肺炎

病因分类 ┤ 感染性肺炎 ┤ 细菌性肺炎
　　　　　　　　　　　　 病毒性肺炎
　　　　　　　　　　　　 支原体肺炎
　　　　　　　　　　　　 衣原体肺炎
　　　　　　　　　　　　 真菌性肺炎
　　　　　　　　　　　　 原虫性肺炎
　　　　　　 非感染性肺炎

病程分类
病情分类
临床表现典型与否分类
发生肺炎的地区分类

第八节　支气管肺炎

一、定义

支气管肺炎是累及支气管壁和肺泡的炎症。以发热、咳嗽、气促、呼吸困难及肺部固定湿啰音为共同临床表现。

二、病因、病理生理和临床表现

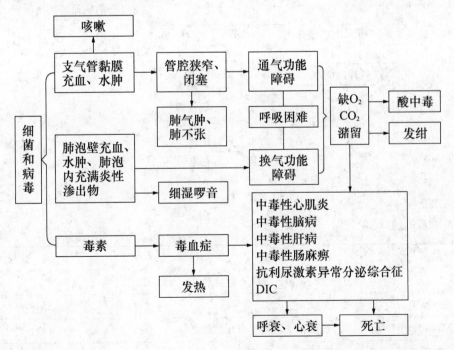

主要症状	体征	并发症
发热	呼吸增快	脓胸
咳嗽	鼻翼扇动和三凹征	脓气胸
气促	发绀	肺大疱
全身症状	肺部啰音	

心力衰竭
1. 呼吸加快＞60 次/分
2. 心率增快＞180 次/分
3. 突然极度烦躁不安，明显发绀，面色苍白或发灰，指（趾）甲微血管再充盈时间延长

以上三项不能用发热、肺炎本身和其他并发症解释者
4. 心音低钝、奔马律，颈静脉怒张
5. 肝进行性肿大
6. 尿少或无尿，眼睑或双下肢水肿

三、辅助检查

外周血白细胞、C 反应蛋白、前降钙素
病原学检查
血气分析
X 线胸片检查

四、诊断和鉴别诊断

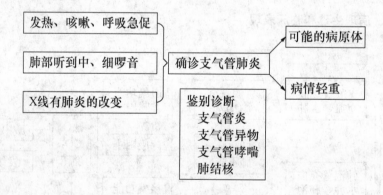

五、治疗

1. 一般治疗
2. 抗生素的选择和疗程

细菌	抗生素	疗程
G$^+$球菌	青霉素类，一、二代头孢菌素	7～10 天
G$^-$杆菌	二、三代头孢菌素	1～2 周
金黄色葡萄球菌	半合成青霉素，无效用万古霉素	4～6 周
肺炎支原体	大环内酯类	2～3 周

3. 对症治疗：退热、止咳、镇静、止惊、氧疗、雾化、吸痰、液体摄入。

4. 并发症的治疗。

5. 肺炎合并心衰：吸氧、镇静、强心、利尿、扩血管。

第九节　几种不同病原体所致肺炎的特点

	呼吸道合胞病毒肺炎	腺病毒肺炎	金黄色葡萄球菌肺炎	肺炎支原体肺炎
年龄	2 岁以内，尤以 2～6 个月婴儿多见	6 个月～2 岁多见	小婴儿多见	年长儿多，近年小婴儿也可见
症状	梗阻，呼气性喘鸣，面色苍白，口周、唇发绀	起病急、高热持续时间长、中毒症状重、啰音出现较晚	起病急、病情严重、进展快、全身中毒症状明显	干咳→咳痰，痰黏稠，偶带血丝。发热
体征	肺部广泛哮鸣音	高热 3～7 天后开始出现中小水泡音，肝脾大，皮疹、脑病等体征		体征轻，与剧咳及发热等临床表现不一致，见于年长儿，为本病特点之一。婴儿则相反，体征明显。多系统受累
X 线表现		①肺部体征不明显时即可出现 X 线改变；②大小不等的片状阴影或融合成大病灶，肺气肿多见；③病灶吸收较慢，需数周至数月	可见多发性肺脓肿、肺大疱和脓胸、气胸等，易变性是另一 X 线特征	体征轻而 X 线改变明显是它的又一特点

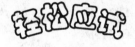

一、选择题

【A 型题】

1. 小儿急性上呼吸道感染最常见的病原体是
   A. 肺炎链球菌
   B. 金黄色葡萄球菌
   C. 肺炎支原体
   D. 病毒
   E. 真菌

2. 疱疹性咽峡炎的病原是
   A. 柯萨奇 A 组病毒
   B. 腺病毒
   C. 轮状病毒
   D. 流感病毒
   E. 金黄色葡萄球菌

3. 支气管炎与支气管肺炎的临床主要鉴别点是
   A. 发热的高低
   B. 咳嗽轻重
   C. 全身情况好坏
   D. 血白细胞数的多少
   E. 肺部固定湿啰音与否

4. 判断支气管肺炎严重程度的主要根据是
   A. 血白细胞数的多少
   B. 病程的长短
   C. 咳嗽的轻重
   D. 有无累及其他系统及全身中毒症状的严重程度

E. 发热的高低

5. 重症支气管肺炎并发心力衰竭时，下列哪项**不符**
   A. 呼吸困难忽然加重，烦躁不安
   B. 心率≥180 次/分
   C. 肝迅速增大
   D. 心音低钝或有奔马律
   E. 咳粉红色泡沫痰

6. 在肺炎治疗过程中，下列情况应考虑有并发症的可能，**除外**
   A. 全身中毒症状加重
   B. 呼吸困难忽然加重
   C. 体温持续不退
   D. 咳嗽加重
   E. 热退后又复升

7. 患儿，10 个月，发热伴咳嗽 5 天。查体：体温 39℃，双肺底可闻及固定的细小水泡音。初步诊断为
   A. 急性支气管炎
   B. 急性支气管肺炎
   C. 急性上呼吸道感染
   D. 毛细支气管炎
   E. 支气管哮喘

8. 患儿，6 个月，急起喘憋 2 天。体检：体温 38.1℃，呼吸 80 次/分，烦躁不安，满肺哮鸣音，喘憋缓解时可闻及少许中细湿啰音，肝右肋下 2cm。最可能的诊断是
   A. 腺病毒肺炎
   B. 支气管肺炎
   C. 喘息性支气管炎
   D. 呼吸道合胞病毒肺炎
   E. 支气管肺炎合并心衰

（9～11 题共用题干）
   患儿，1 岁半，因发热伴咳嗽 3 天，加重伴呼吸困难 1 天就诊。查体：体温 39.0℃，嗜睡，精神反应差，躯干可见散在红色斑丘疹，呼吸急促，左肺可闻及散在的中小水泡音。血常规显示：WBC $22×10^9$/L，N 0.90，L 0.10。

9. 首先考虑的诊断是
   A. 金黄色葡萄球菌肺炎

B. 腺病毒肺炎
C. 呼吸道合胞病毒肺炎
D. 支原体肺炎
E. 衣原体肺炎

10. 患儿住院后，经治疗病情曾一度好转，但今天起病情突然加重，出现高热及呼吸困难，查体：体温 39.5℃，呼吸 60 次/分，烦躁不安，呼吸困难加重，可见鼻扇及三凹征，面色苍白，唇周发绀，心率 140 次/分，心音有力，律齐，无奔马律，右肺呼吸音减低，肝脾无肿大。此时应首先考虑的是
    A. 肺炎并发心力衰竭
    B. 肺炎并发中毒性心肌炎
    C. 肺炎并发中毒性脑病
    D. 肺炎并发真菌感染
    E. 肺炎并发脓胸或脓气胸

11. 若该患儿胸部 X 线或 B 超检查发现大量胸腔积液，进一步的有效治疗措施为
    A. 换用其他抗生素
    B. 胸腔内注射抗生素
    C. 换用其他抗生素＋胸腔内注射抗生素
    D. 换用其他抗生素＋肾上腺皮质激素
    E. 换用其他抗生素＋胸腔排脓或闭式引流

【B 型题】

（1～5 题共用备选答案）
   A. 低热，忽然喘憋，易出现呼吸困难，肺部有明显哮鸣音，胸部 X 线片主要为间质性肺炎、肺气肿
   B. 急起稽留高热，咳频喘憋，面色灰白，早期肺部体征不明显
   C. 热型不定，刺激性咳嗽较突出，肺部 X 线片见炎症多波及下叶，往往一处旧病灶吸收，另一处新病灶又出现，病灶呈游走性
   D. 弛张高热，中毒症状明显，皮肤可见猩红热样皮疹，肺部体征出现早，胸部 X 线片见小片浸润影、小脓肿、肺大疱或胸腔积液
   E. 发热不规则，咳嗽，无气促或发绀，

　　　　肺部不固定中小湿啰音

下列各种疾病最具特征性的临床表现分别是：

1. 急性支气管炎

2. 金黄色葡萄球菌肺炎

3. 肺炎支原体肺炎

4. 呼吸道合胞病毒肺炎（毛细支气管炎）

5. 腺病毒肺炎

二、问答题

1. 试述重症肺炎的发病机制和临床表现。

2. 试述预防小儿哮喘发作的方法及特点。

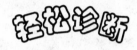

选择题参考答案

A 型题：

1. D　　2. A　　3. E　　4. D　　5. E　　6. D　　7. B　　8. D　　9. A　　10. E

11. E

B 型题：

1. E　　2. D　　3. C　　4. A　　5. B

轻松诊断

Case 1

患儿，女，4 个月。

主诉： 咳嗽、喘息 2 天。

现病史： 患儿 2 天前开始咳嗽，伴喘息，无发热、呕吐、腹泻，精神欠佳，吃奶可。

查体： 精神一般，R 46 次/分，HR 140 次/分，肺内多量喘鸣音，未闻及细湿啰音，腹软，肝肋下 2cm。

诊疗经过： 患儿入院后 2 小时开始出现烦躁，心率达 180 次/分，呼吸 70 次/分，并有三凹征、口周发绀，查体肝肋下 3cm，质软，缘锐。

辅助检查： 血常规：白细胞 9.2×10^9/L，中性粒细胞 35%，血红蛋白 9.0 g/dL，血小板 250×10^9/L。

诊断： 喘息性支气管炎，心力衰竭。

治疗： 对症治疗：镇静、吸氧、雾化、液体维持；合并心衰：强心、利尿、扩血管。

Case 2

患儿，男，10 岁。

主诉： 咳嗽、发热 8 天。

现病史： 患儿 8 天前受凉后出现咳嗽，为刺激性干咳，渐加重，尤以夜间剧烈。咳重时伴胸痛。同时伴发热，体温波动于 37～39℃，服退热药后暂降，持续数小时后又上升。无明显昼夜规律，近几日无下降趋势。间断有膝关节痛，无胸闷憋气、气喘，1 天前呕吐 2 次，无腹泻。无头痛、头晕，无尿频、尿急、尿痛。曾自服头孢类抗生素 4 天，未见好转。起病以来精神一般，纳差，睡眠尚可，大小便基本正常。

查体： T 39℃，P 100 次/分，R 24 次/分，急性热病面容，躯干隐约可见充血性皮疹。咽部充血，双侧扁桃体不大。双肺叩诊呈清音，听诊双肺呼吸音粗，左侧呼吸音略减低，未闻及干湿性啰音。心律齐，心音有力，未闻杂音。腹平软，肝脾肋下未及。神经系统检查无异常。

辅助检查： 血常规：白细胞 9.2×10^9/L，中性粒细胞 65%，血红蛋白 12.0 g/dl，血小板 250×10^9/L；尿便常规：大致正常；胸片：右中下肺野少量云雾状阴影；肺炎支原体抗体阳性。

诊断： 支原体肺炎。

治疗： 大环内酯类抗感染，对症治疗。

（韩彤妍）

第十三章 心血管系统疾病

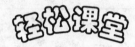

第一节 正常心血管解剖生理

一、心脏的胚胎发育

胚胎发育

心脏形成关键时间：孕2～8周

卵圆孔

左心房压力超过右心房时，功能上关闭

5～7个月时解剖上关闭

动脉导管

足月儿80%生后24小时内功能性关闭

80%于3个月内解剖上关闭

95%1年内解剖上关闭

脐血管在血流停止后：6～8周完全闭锁，形成韧带

二、胎儿血液循环途径

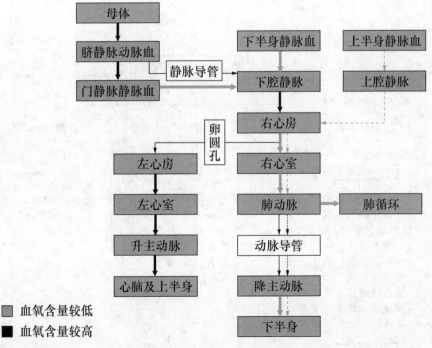

胎儿期	出生后
由母体循环完成气体交换	由肺循环完成气体交换
多为混合血，心、脑、上半身血氧含量高于下半身	静脉血和动脉血分开
卵圆孔、动脉导管、静脉导管开放	卵圆孔、动脉导管、静脉导管闭合
肺动脉压与主动脉相似，肺循环阻力高	肺动脉压下降，肺循环阻力低
右心室高负荷	左心室高负荷

第二节　儿童心血管病检查方法

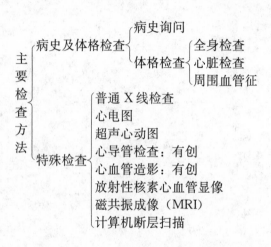

第三节　先天性心脏病概述

一、定义

先天性心脏病是指胎儿期心脏及大血管发育异常所致的先天性畸形。是小儿最常见的心脏病，其发病与遗传、母体和环境因素有关。

二、分类

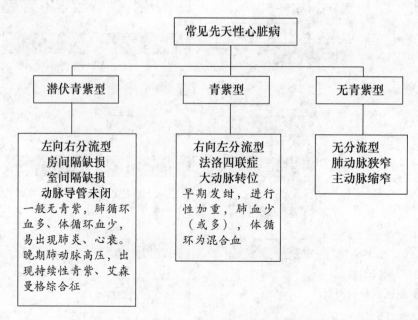

第四节 常见先天性心脏病

一、常见先天性心脏病比较

	分类	症状	体征
房间隔缺损	原发孔型、继发孔型、静脉窦型、管状静脉窦型	缺损小，无症状；缺损大时，体形瘦长、面色苍白、乏力、生长发育迟缓	①第一心音亢进，肺动脉第二心音增强；②第二心音固定分裂；③在左第2肋间近胸骨旁可闻及2～3级喷射性收缩期杂音；④在胸骨左下第4～5肋间隙可出现三尖瓣相对狭窄的短促与低频的舒张早中期杂音
室间隔缺损	①小型缺：缺损直径＜5mm或缺损面积＜0.5cm²/m²体表面积；②中型室缺：缺损直径5～15mm或缺损面积0.5～1.0cm²/m²体表面积；③大型室间隔缺损：缺损直径＞15mm或缺损面积＞1.0cm²/m²体表面积。艾森曼格综合征：当右心室收缩压超过左心室收缩压时，左向右分流逆转为双向分流或右向左分流，出现发绀	小缺损无症状，大缺损时左向右分流量多，体循环血流量相应减少，患儿多出现生长发育迟缓，体重不增，有消瘦、喂养困难、活动后乏力、气短、多汗，易反复呼吸道感染，易导致充血性心力衰竭。有时可因压迫喉返神经引起声音嘶哑	①心界扩大，胸骨左缘第3～4肋间可闻及全收缩期杂音；②分流量大时可在心尖区闻及二尖瓣相对狭窄的较柔和的舒张中期杂音；③大型缺损伴有明显肺动脉高压时，右心室压力显著增高，逆转为右向左的分流，出现青紫，并逐渐加重，心脏杂音轻，肺动脉第二心音亢进
动脉导管未闭	出生后15小时即可发生功能性关闭；80%在生后3个月解剖性关闭。到出生后1年，在解剖学上应关闭。①分型：管型、漏斗型、窗型。②当肺动脉压力超过主动脉压时，左向右分流明显减少或停止，产生肺动脉血流逆向分流入主动脉，患儿呈现"差异性发绀"，下半身青紫，左上肢有轻度青紫，而右上肢正常	导管粗大者可有咳嗽、气急、喂养困难及生长发育落后	胸骨左缘上方有一连续性"机器"样杂音，占整个收缩期与舒张期，杂音向左锁骨下、颈部和背部传导；可出现周围血管体征，如水冲脉、指甲床毛细血管搏动

续表

	分类	症状	体征
肺动脉瓣狭窄	典型肺动脉瓣狭窄、发育不良型肺动脉狭窄	轻度狭窄可无症状；中度狭窄2～3岁内无症状，但年长后劳力时即感易疲乏及气促；严重狭窄者于中度体力劳动时出现呼吸困难，突有昏厥甚至猝死。生长发育多正常，半数患儿面容硕圆，大多无青紫，面颊和指端可能暗红；狭窄严重者可有青紫	心前区可饱满；胸骨左缘第2～3肋间可闻及收缩期震颤并可向胸骨上窝及胸骨左缘下部传导；听诊胸骨左缘上部有洪亮的Ⅳ/Ⅵ级以上喷射性收缩期杂音；第二心音分裂
法洛四联症	四种畸形：右心室流出道梗阻、室间隔缺损、主动脉骑跨、右心室肥厚	①青紫：为主要表现，其程度和出现早晚与肺动脉狭窄程度有关；②蹲踞症状；③杵指症状；④阵发性缺氧发作：见于婴儿，吃奶、苦闹、情绪激动、贫血、感染等诱发。由于在肺动脉漏斗部狭窄的基础上突然发生该处肌部痉挛，引起一时性肺动脉梗阻，使脑缺氧加重	胸骨左缘第2～4肋间可闻及收缩期震颤并可向胸骨上窝及胸骨左缘下部传导；左缘上部有洪亮的Ⅳ/Ⅵ级以上喷射性收缩期杂音；第二心音分裂
完全性大动脉转位	新生儿期最常见的青紫型先天性心脏病。分型：完全性大动脉转位而室间隔完整、完全性大动脉转位合并室间隔缺损、完全性大动脉转位合并室间隔缺损及肺动脉狭窄	①青紫：出生即存在，全身性，合并动脉导管未闭，出现差异性青紫；②充血性心力衰竭	生后可无明显杂音，但有单一响亮的第二心音。合并室缺、动脉导管未闭可出现相应的杂音。X线心影呈"蛋形"

			左向右分流			右向左分流
			房间隔缺损	室间隔缺损	动脉导管未闭	法洛四联症
症状			一般无青紫，某些原因导致肺动脉高压，右心压力超过左心压力时，出现青紫 肺循环血量增加，易患肺炎 体循环血量减少，发育落后			中央性青紫、蹲踞、杵状指（趾）、阵发性缺氧发作、发育落后
心脏	杂音	部位（胸骨左缘）	2～3肋间	3～4肋间	2肋间	2～4肋间
		时期	收缩期	收缩期	收缩期和舒张期	收缩期
		强度	Ⅱ～Ⅲ级	Ⅱ～Ⅴ级	Ⅱ～Ⅳ级	Ⅱ～Ⅳ级
		性质	柔和吹风样	粗糙吹风样	机器样	喷射样
		传导	范围小	范围广	向颈部传导	范围广
	震颤		无	有	有	可有
	P_2		亢进，固定分裂	亢进	亢进	减低
心电图			右室大	正常，左室大或双室大	左室大，左房可大	右室大

续表

			左向右分流			右向左分流
X线	房室增大		右房、右室大	双室大、左房可大	左室大，左房可大	右室大，心尖上翘，靴形心
	主动脉结		不大	不大	增大	不大
	肺动脉段		凸出	凸出	凸出	凹陷
	肺野		充血	充血	充血	清晰
	肺门舞蹈		有	有	有	有
心脏超声	直接征象		房间隔回声中断	室间隔回声中断	主肺动脉和降主动脉有交通	室间隔回声中断，主肺动脉骑跨于室间隔上，右室流出道狭窄，右室壁、室间隔肥厚

常见问题

房间隔缺损：收缩期杂音由肺动脉相对性狭窄所致

Roger 病：小型室间隔缺损（＜5mm）。缺损小，心室水平左向右分流量少，血流动力学变化不大，可无症状。

艾森曼格综合征：大型室间隔缺损（＞10mm）。缺损巨大，血液在两心室自由交通，即非限制性室间隔缺损。肺循环血流量增加，可出现容量性肺动脉高压，并可渐变为不可逆的阻力性肺动脉高压。当右室收缩压超过左室收缩压，逆转为双向分流或右向左分流，并出现发绀。

差异性发绀：见于动脉导管未闭。由于肺动脉压超过主动脉压，左向右分流明显减少或停止，肺动脉血流逆向分流入降主动脉；表现为下半身青紫，左上肢轻度青紫，右上肢正常。

阵发性缺氧发作：表现为阵发性呼吸困难、晕厥、抽搐甚至死亡。治疗采用胸膝位、吸氧及药物。

二、常见先天性心脏病的鉴别诊断

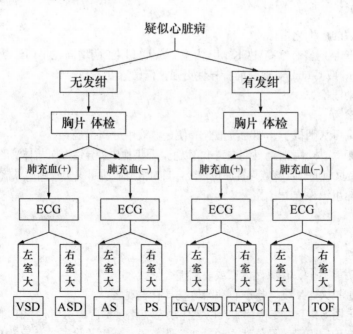

<h1 style="text-align:center">第五节　病毒性心肌炎</h1>

一、定义

病毒侵犯心肌所致的以心肌间质炎性病变为主的疾病，有的可伴有心包或心内膜炎症病变。

二、发病机制

病毒侵犯、应激反应、自身免疫学说。

三、临床表现

症状：

表现轻重不一，取决于年龄和感染的急性或慢性过程。

部分患儿乏力、活动受限、心悸、胸痛。

少数重症患儿心力衰竭并发严重心律失常、心源性休克，死亡率高。

部分患儿呈慢性进程，演变为扩张型心肌病。

新生儿患病进展快，常见高热、反应低下、呼吸困难和发绀，常有神经、肝和肺的并发症。

体征：

心脏轻度扩大，伴心动过速，心音低钝及奔马律，可致心力衰竭和昏厥等。

反复心率衰竭者，心脏明显扩大，肺部湿啰音及肝脾大，呼吸急促及发绀。

重症患儿可突发心源性休克，脉搏细弱，血压下降。

四、辅助检查

1. 心电图
2. 心肌损害的血生化指标
   (1) CPK 早期多有增高，CK-MB 为主。SLDH 同工酶增高在早期诊断有提示意义。
   (2) CTnI 或 CTnT 对诊断的特异性更强，但敏感度不高。
3. 超声心动图检查
4. 病毒学诊断
   疾病早期可从咽拭子、咽冲洗液、粪便、血液中分离出病毒。
   恢复期血清抗体滴度比急性期增高 4 倍以上，早期血中特异性 IgM 抗体滴度在 1∶128 以上。
   聚合酶链反应或病毒核酸探针原位杂交，自血液或心肌组织中查到病毒核酸可作为依据。
5. 心肌活体组织检查

五、诊断

1. 临床诊断
   (1) 心功能不全、心源性休克或心脑综合征。
   (2) 心脏扩大，X 线、超声心动图检查具有表现之一。
   (3) 心电图 ST-T 改变持续 4 天以上伴动态变化，窦房、房室传导阻滞，完全性右或左束支传导阻滞，异位性心动过速，低血压（新生儿除外）及异常 Q 波。
   (4) CK-MB、cTnI 或 cTnT 阳性。

2. 病原学诊断
 （1）病毒；
 （2）酸探针查到病毒核酸；
 （3）病毒抗体阳性；
 （4）时或 1～3 周前有病毒感染。

六、治疗

休息
抗病毒治疗
改善心肌营养
大剂量丙种球蛋白
皮质激素
心律失常的治疗
抗休克治疗
其他治疗

第六节　心内膜弹力纤维增生症

心内膜下弹力纤维及胶原纤维增生，左心室为主；1 岁以内发病。

临床表现
充血性心力衰竭
暴发型：呼吸困难、口唇发绀、面色苍白、烦躁不安
急性型：心力衰竭
慢性型：生长发育落后

心电图：左心室肥大，少数表现为右心室肥大或左、右心室合并肥大。
X 线：左心室肥大，肺纹理增多。
治疗：洋地黄控制心力衰竭。

第七节　心内膜炎

一、病因和病理生理

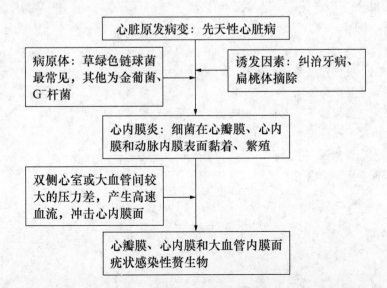

二、临床表现、实验室检查

临床表现 {
　感染症状：发热
　心脏症状：粗糙、响亮海鸥鸣样或音乐样杂音
　栓塞症状：
　　皮肤栓塞：紫红色小结节
　　内脏栓塞：脾大、腹痛、血尿、便血
　　肺栓塞
　　脑动脉栓塞
}

实验室检查 {
　血培养
　超声心动图
　CT 检查
　其他
}

三、诊断

诊断标准 {

临床指标
　主要指标
　　血培养阳性
　　心内膜受累证据
　　血管征象
　次要指标
　　易感染条件
　　较长时间发热
　　原有心脏杂音加重，出现新的反流杂音
　　血管征象
　　免疫学征象
　　微生物学证据

病理学指标
　赘生物
　赘生物或心内脓肿，并伴活动性心内膜炎

诊断依据，符合任 1 条即可诊断
　临床主要指标 2 项
　临床主要指标 1 项＋临床次要指标 3 项
　心内膜受累证据和次要指标 2 项
　临床次要指标 5 项
　病理学指标 1 项

}

四、治疗

$$
治疗\begin{cases}原则：积极抗感染、加强支持疗法\\抗生素：早期、足量、联合、敏感、长疗程（4～8周）\\一般治疗\\手术治疗\end{cases}
$$

第八节　小儿心律失常

	病因	临床表现	辅助检查	治疗
期前收缩	疲劳、精神紧张、心肌炎、先天性心脏病、风湿性心脏病、药物	心悸、胸闷	**房性**：P′波提前，与前一心动 T 波重叠；P′-R 间期正常；期前收缩后代偿间歇不完全；变形 QRS 为心室内差异性传导 **交界性**：QRS 波提前，与窦性相同；提前 QRS 前后有逆行 P′波，P′-R＜0.1秒；代偿间歇不完全 **室性**：QRS 波提前，前无异位 P 波；QRS 波宽大畸形，T 波与主波方向相反；完全代偿间歇	普罗帕酮 普萘洛尔 洋地黄 利多卡因
阵发性室上性心动过速	先天性心脏病、预激综合征或无器质性心脏病，感染诱发	心悸、心前区不适；特征：第一心音强度一致，心率固定规则	频率 160～300 次/分 P 波形态异常，与前一心动 T 波重叠	刺激迷走神经 普罗帕酮 普萘洛尔 洋地黄
室性心动过速	先天性心脏病、严重心肌炎、感染、电解质紊乱	心悸、心前区不适；晕厥、休克、心衰	心室率 150～250 次/分，QRS 波宽大畸形，时限增宽；T 波与 QRS 主波相反，P 波与 QRS 波无固定关系；Q-T 间期正常，心房率＜心室率，室性融合波或心室夺获	利多卡因 0.5～1mg/kg，最大 5mg/kg 同步直流电复律
房室传导阻滞	正常人、先天性心脏病、心肌炎	胸闷、心悸、晕厥	一度：房室传导时间延长，P-R 间期延长 二度：莫氏Ⅰ型：P-R 间期逐渐延长，直至脱漏 QRS；莫氏Ⅱ型：P-R 间期固定间歇脱漏 QRS 三度：P 波与 QRS 波无关	一度不需治疗 二度治疗原发病 三度有心功能不全或阿-斯综合征、起搏器

第九节　心力衰竭

一、病因和病理生理

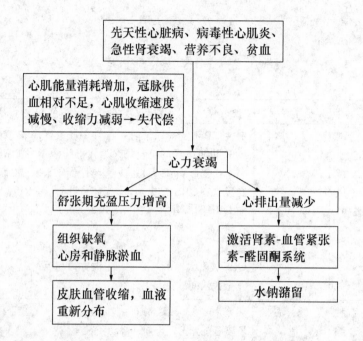

二、临床表现和诊断、治疗

临床诊断依据

1. 安静时心率增快：婴儿＞180 次/分，幼儿＞160 次/分，不能用发热或缺氧解释
2. 呼吸困难，青紫突然加重，安静时呼吸＞60 次/分
3. 肝大 3cm 以上或短时间内增大，非横膈下移
4. 心音明显低钝，或奔马律
5. 突然烦躁不安，面色苍白或发灰
6. 尿少、下肢水肿，除外营养不良等

其他检查

胸部 X 线：心影普遍扩大
心电图检查
超声心动图检查

三、治疗

一般治疗：镇静、吸氧
强心药：洋地黄
利尿
扩血管：血管紧张素转化酶抑制剂、硝普钠

轻松应试

一、名词解释

1. 艾森曼格综合征

2. 缺氧发作

二、选择题

【A 型题】

1. 先天性心血管畸形发生在哪个胚胎发育时期
   A. 2～8 周
   B. 2～3 个月
   C. 3～6 个月
   D. 6～9 个月
   E. 9 个月以后

2. 室间隔缺损的典型杂音是
   A. 胸骨左缘 2～3 肋间 III 级以上连续性杂音
   B. 胸骨左缘 2～3 肋间 III 级以上舒张期杂音
   C. 胸骨左缘 3～4 肋间 III 级以上收缩期杂音
   D. 胸骨左缘 3～4 肋间 III 级以上舒张期杂音
   E. 以上都不是

3. 下列哪项**不是**左向右分流先天性心脏病的共同特征
   A. 生长发育落后
   B. 容易并发肺部感染
   C. 胸骨左缘收缩期杂音
   D. 肺动脉瓣区第二音增强
   E. 蹲踞现象

4. 下列哪项**不符合**房间隔缺损的表现
   A. 胸骨左缘第 2～3 肋间可听到 II～III 级收缩期杂音
   B. 肺动脉瓣区第二心音增强或固定分裂
   C. 胸部 X 线示肺血管影纤细
   D. 心电图示不完全性右束支传导阻滞
   E. 右心房血氧含量高于上、下腔静脉血氧含量

5. 女孩，5 岁，平素健康，活动量好，体检时发现胸骨左缘 2～3 肋间 III 级收缩期喷射性杂音，传导较局限，肺动脉瓣区第二音略增强伴固定分裂，首先考虑
   A. 室间隔缺损
   B. 房间隔缺损
   C. 动脉导管未闭
   D. 法洛四联症
   E. 肺动脉瓣狭窄

（6～8 题共用题干）

5 岁小儿，自 6 个月起出现发绀，逐渐加重，有昏厥史，无肺炎史。查体：发绀明显，杵状指（＋），胸骨左缘第 2～3 肋间闻及 II 级喷射性收缩期杂音，肺动脉瓣第二音减弱。股动脉血氧饱和度 80％，心电图显示右心室肥大。

6. 诊断考虑为
   A. 大动脉转位
   B. 肺动脉瓣狭窄伴房间隔缺损
   C. 艾森曼格综合征
   D. 动脉导管未闭
   E. 法洛四联症

7. 当该患儿发生高热、呕吐和腹泻等情况时，应注意补充液体，否则容易发生下列哪种情况
   A. 脑缺氧发作
   B. 脑栓塞
   C. 感染性心内膜炎
   D. 心力衰竭
   E. 肺炎

8. 如果追问病史，有哪项症状出现的可能性较大

A. 经常发热

B. 反复肺炎

C. 蹲踞动作

D. 水肿

E. 气急、多汗

D. 听诊在胸骨左缘第 2 肋间有Ⅲ级喷射性收缩期杂音，向颈部传导，有震颤

E. 听诊在心尖部有Ⅲ级收缩期杂音，向左腋下传导，有震颤

1. 房间隔缺损

2. 动脉导管未闭

3. 室间隔缺损

【B 型题】

（1～3 题共用备选答案）

A. 听诊在胸骨左缘第 2～3 肋间有Ⅱ级收缩期喷射性杂音，无震颤

B. 听诊在胸骨左缘第 3～4 肋间有Ⅳ级粗糙的全收缩期杂音，向周围传导，有震颤

C. 听诊在胸骨左缘第 2 肋间有连续性机器样杂音，向颈部传导，有震颤

【X 型题】

1. 动脉导管未闭患儿可能出现的体征是

A. 胸骨左缘第 2 肋间有连续性杂音

B. 肺动脉瓣区第二音增强、分裂

C. 心尖区有舒张中期杂音

D. 有奇脉

E. 股动脉有枪击音

三、问答题

1. 左向右分流型先天性心脏病有哪些共同特点？

2. 试述法洛四联症的临床表现和并发症。

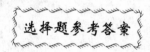

选择题参考答案

A 型题：

1. A　　2. C　　3. E　　4. C　　5. B　　6. E　　7. B　　8. C

B 型题：

1. A　　2. C　　3. B

X 型题：

1. ABCE

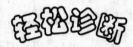

轻松诊断

患儿，女，2 岁半。

主诉： 活动后心悸、气短 2 年。

现病史： 2 年前开始出现活动后心悸、气短，无发绀及喜蹲踞，无咯血及晕厥。易患上呼吸道感染，曾患肺炎 3 次，婴儿期喂养不顺利，母孕期无放射线接触史及感染史。

查体： T 36℃，P 90 次/分，R 24 次/分，BP 90/60mmHg，体重 10kg，身高 82cm，皮肤黏膜、甲床无发绀，呼吸音清，心前区隆起，心尖搏动弥散，心音有力律齐，胸骨左缘第 3～4 肋间闻及 3/6 级收缩期吹风样杂音，P_2 亢进，腹软，肝肋下 2cm。

　　辅助检查：血常规：白细胞 $5.2 \times 10^9/L$，中性粒细胞 35％，血红蛋白 12.0g/dL，血小板 $250 \times 10^9/L$；血气分析：pH 7.35，PaO_2 72mmHg；胸片：双肺充血；超声心动图：室间隔连续中断 6mm。

　　诊断：先天性心脏病，室间隔缺损。

　　治疗：手术治疗。

（韩彤妍）

第十四章　泌尿系统疾病

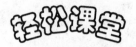

第一节　儿童泌尿系统解剖生理特点

解剖生理特点 {
　解剖特点：肾、输尿管、膀胱、尿道
　生理特点：
　　肾小球滤过功能
　　肾小管：重吸收和排泄功能、浓缩和稀释功能、酸碱平衡
　　肾的内分泌功能
　小儿排尿及尿液特点：每日尿量（ml/d）＝（年龄－1）×100＋400
　尿的性质：
　　尿色、透明度；pH：5～7
　　渗透压：儿童 500～800mmol/L
　　比重：1.010～1.025
　　蛋白质：定性（－），定量≤100mg/(m² · d)，尿蛋白含量＞150mg/d 异常
　　尿沉渣：RBC 0～3 个/HP，WBC 0～5 个/HP；RBC≥3 个/HP、WBC＞5 个/HP 为异常
}

第二节　儿童肾小球疾病的临床分类

{
　原发性肾小球疾病 {
　　肾小球肾炎 {
　　　急性肾小球肾炎 { 急性链球菌感染后肾小球肾炎 / 非链球菌感染后肾小球肾炎 }
　　　急进性肾小球肾炎
　　　迁延性肾小球肾炎
　　　慢性肾小球肾炎
　　}
　　肾病综合征 {
　　　按临床表现 { 单纯型肾病 / 肾炎型肾病 }
　　　按糖皮质激素反应 { 激素敏感型肾病 / 激素耐药型肾病 / 激素依赖型肾病 / 肾病复发与频复发 }
　　}
　　孤立性血尿或蛋白尿 { 孤立性血尿 / 孤立性蛋白尿 }
　}
　继发性肾小球疾病 {
　　紫癜性肾炎
　　狼疮性肾炎
　　乙肝病毒相关性肾炎
　　毒物、药物中毒或全身疾病
　}
　遗传性肾小球疾病 {
　　先天性肾病综合征 { 遗传性 / 原发性 }
　　遗传性进行性肾炎
　　家族性再发性血尿
　　其他：甲-髌综合征
　}
}

第三节　急性肾小球肾炎

一、定义

　　不同病因所致的感染后免疫反应引起的急性弥漫性肾小球炎性病变，临床以血尿、少尿、水肿、高血压为主要表现。

　　在小儿时期，绝大多数为急性链球菌感染后肾小球肾炎。发病年龄以 5～14 岁多见，2 岁以下少见。男女比为 2：1。

二、病因和发病机制

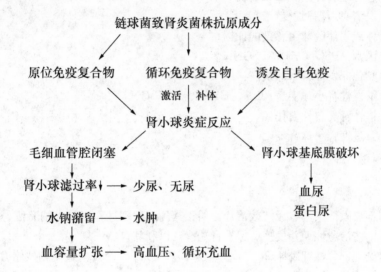

三、病理

　　光镜：弥漫性毛细血管内增生性肾小球肾炎
　　免疫荧光：沿毛细血管袢及系膜区的 IgG（IgM、IgA）、C3（C1q）沉积
　　电镜：上皮下"驼峰"状电子致密物

四、临床表现

　　一般病例　血尿：镜下血尿、肉眼血尿
　　　　　　　水肿：最早出现、最常见的症状，下行性、非凹陷性
　　　　　　　高血压：轻～中度

　　严重病例　循环充血
　　　　　　　高血压脑病：BP＞140/90mmHg 伴视力障碍、惊厥、昏迷，三项之一者即可诊断
　　　　　　　急性肾功能不全

　　非典型病例　无症状性急性肾炎
　　　　　　　　肾外症状性肾炎
　　　　　　　　以肾病综合征为表现的急性肾炎

五、实验室检查

尿常规：RBC、尿蛋白、管型
血常规：贫血，ESR↑
肾功能：BUN、SCr↓，Ccr↓
链球菌检查：ASO：10～14 天开始升高，3～5 周高峰，3～6 个月恢复
血清补体：C3：2 周内↓↓，6～8 周恢复正常

六、诊断和鉴别诊断

诊断要点
- 病前 1～3 周前驱感染史
- 急性起病，主要临床表现
- 血清 C3 规律性变化
- 伴或不伴链球菌感染的证据

鉴别诊断
- 区别 APSGN 与 NAPSGN
- 其他原发性肾小球疾病：IgAN、MPGN
- 继发性肾小球疾病：LN、HSPN、HBV-GN
- 慢性肾炎急性发作
- 急进性肾小球肾炎
- 肾病综合征

七、治疗

治疗
- 原则：自限性疾病，无特效治疗，纠正其病理生理过程（如水钠潴留、血容量过大）；防治急性期并发症、保护肾功能，以利其自然恢复
- 一般处理：急性期卧床 2～3 周，限水、盐摄入；3 个月内避免剧烈体力活动
- 抗感染治疗：青霉素 7～10 天，清除残余病灶
- 对症治疗：利尿、降压
- 严重病例的治疗

  循环充血：严格限水、钠摄入；强利尿剂；必要时洋地黄制剂、腹膜透析
  高血压脑病：积极降压，硝普钠 $1～8\mu g/(kg \cdot min)$，静脉滴注；止惊、吸氧、脱水
  急性肾衰竭：按急性肾衰竭处理，必要时透析

第四节　肾病综合征

一、定义

因肾小球滤过膜通透性增加，导致大量血浆蛋白自尿中丢失而引起的一种临床综合征。

四大特征
- 大量蛋白尿
- 低蛋白血症
- 高脂血症
- 水肿

二、病理生理、病因和发病机制

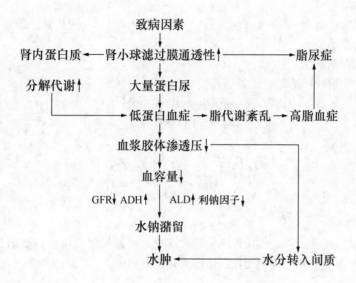

三、临床表现

临床表现 { 3～5岁为发病高峰，男：女为（2～4）：1
水肿：下行性；凹陷性；严重者可有体腔积液
蛋白质营养不良 }

并发症 {
感染：最常见，呼吸道、泌尿道、皮肤、腹膜等
电解质紊乱和低血容量：低钠血症、低钾血症、低钙血症
　　　　　血浆胶体渗透压↓＋长期忌盐──→体液丢失──→低血容量
　　　　　休克
高凝状态、血栓形成：肾静脉血栓、肺栓塞
急性肾衰竭
肾小管功能障碍
}

四、诊断和鉴别诊断

临床具备肾病综合征四大特点即可诊断。以大量蛋白尿和低蛋白血症为诊断必需条件。需要鉴别单纯型和肾炎型肾病综合征。

	单纯型肾病综合征	肾炎型肾病综合征
病理	MCD 为主	non-MCD 为主
临床	凹陷性水肿 大量蛋白质 尿低蛋白血症 高脂血症	同单纯型＋ 以下一项或多项： ①持续性血尿，两周内 3 次尿沉渣 RBC>10 个/HP ②氮质血症，除外循环量不足 ③高血压，除外激素影响 ④持续性低补体血症

五、治疗

一般治疗 {
休息
饮食：低盐（2g/d），优质蛋白［2g/(kg·d)］、补钙及维生素 D
防治感染
利尿剂应用
}

糖皮质激素 {
泼尼松：诱导缓解首选药
方案：中长程疗法（国内常用）6～9 个月
短程疗法（国外常用）8～12 周
}

第五节 泌尿道感染

一、定义

儿科常见感染性疾病之一，临床以细菌尿和（或）白细胞尿为特征；婴幼儿症状多不典型，容易漏诊，合并严重畸形和（或）反复感染可致肾瘢痕形成。

二、病因和发病机制

宿主的易感因素 {
小儿的输尿管长而弯曲，管壁弹力纤维发育不良
女婴尿道短，男孩包茎积垢
泌尿系统先天发育异常：例如膀胱输尿管反流
慢性疾病、药物影响
}

致病菌的特征：多由肠道埃希菌引起，最常见大肠埃希菌

三、临床表现

急性感染 {
新生儿：以全身症状为主，多由血行感染引起，男女发病相等
婴幼儿期：全身症状重，局部症状轻微或缺如
儿童期：下尿路感染以膀胱刺激症状如尿频、尿急、尿痛为主，上尿路感染以
发热、寒战、腰痛、肾区叩击痛、肋脊角压痛等为主
}

复发：经治疗后暂时转阴，停药后短期内原有致病菌又现，症状再现。
再感染：经治疗已愈，停药后较长时间（通常＞6 周），由另外一种致病菌侵入尿路引起。
慢性感染：病程迁延或反复发作，可出现贫血、消瘦、生长迟缓、高血压或肾功能不全。

四、实验室检查

{
尿常规：晨尿离心后镜检，白细胞＞5 个/HP 为异常，白细胞管型更具诊断意义，肾盏乳
头炎或膀胱炎可有血尿
尿细菌学检查：中段尿培养确诊；尿涂片找细菌，亚硝酸盐试验
}

五、诊断和鉴别诊断

{
有泌尿道感染症状，中段尿培养菌落计数≥10^5/ml
无症状，则要求 2 次中段尿培养为同一种菌种且菌落计数均≥10^5/ml
耻骨上膀胱穿刺尿，细菌生长即有意义菌尿
}

六、治疗原则

原则：缓解症状，清除细菌，防止复发，保护肾功能

一般治疗：休息，饮水

抗菌疗法

急性感染的治疗

新生儿和<6 个月小儿：静脉用药，总疗程 10 ～ 14 天

年长儿上尿路感染静脉用药，膀胱炎或轻症者可口服给药，疗程 7～10 天或 10～14 天

第六节　肾小管酸中毒

病因		远端肾小管酸中毒	近端肾小管酸中毒
病因	原发性	常染色体显性遗传，先天性肾小管功能缺陷	常染色体显性遗传，多见于男性
	继发性	继发于多种疾病	继发于多种疾病
发病机制		远端肾小管排泌 H^+ 和维持小管腔液-管周间 H^+ 梯度功能障碍 H^+ 蓄积，高氯性酸中毒 低钾、低钠血症	近端肾小管管腔内碳酸酐酶功能障碍 H^+ 分泌泵障碍 近端肾小管 H^+ 排泌的调节异常 H^+-K^+-ATP 酶缺陷
临床表现		慢性代谢性酸中毒：呕吐、腹泻、便秘，生长发育迟缓 电解质紊乱 骨病：软骨病和佝偻病 尿路症状：多尿、尿痛	生长发育落后 低钾 高氯性代谢性酸中毒 多尿、脱水、烦渴
辅助检查	血生化	pH、CO_2 结合力降低；Cl^- ↑、Na^+ ↓、K^+ ↓、Ca^{2+} ↓、P↓；血 ALP↑	pH、CO_2 结合力降低；Cl^- ↑、K^+ ↓
	尿	比重低，$pH>6$；尿 Na^+、K^+、Ca^{2+}、P↑；尿氨减少	$pH>6$
	HCO_3^- 排泄分数	<5%	>15%
	NH_4Cl 负荷试验	口服 NH_4Cl 0.1g/kg，1h 内服完。当 HCO_3^- <20mmol/L，尿 $pH>6$，可诊断	当 HCO_3^- <16mmol/L，尿 $pH<5.5$，可诊断
诊断	确定诊断	即使严重酸中毒，尿 pH 也不低于 5.5 有显著钙、磷代谢紊乱及骨骼改变 尿氨显著降低 HCO_3^- 排泄分数<5% NH_4Cl 负荷试验阳性	当 HCO_3^- <16mmol/L，尿 $pH<5.5$，可诊断 HCO_3^- 排泄分数>15% NH_4Cl 负荷试验阴性
治疗		纠正酸中毒 纠正电解质紊乱 肾性骨病的治疗 利尿剂 补充营养	纠正酸中毒 纠正低钾 利尿剂 补充营养

第七节 溶血尿毒综合征

一、定义

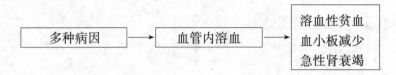

多种病因 → 血管内溶血 → 溶血性贫血 / 血小板减少 / 急性肾衰竭

二、病因、发病机制和病理

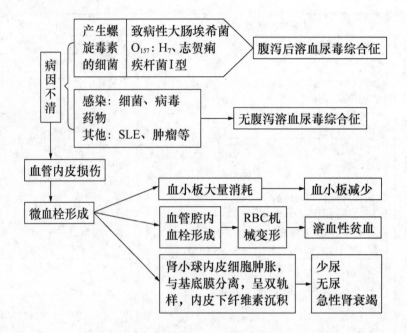

病因不清：
- 产生螺旋毒素的细菌：致病性大肠埃希菌 $O_{157}:H_7$、志贺痢疾杆菌 I 型 → 腹泻后溶血尿毒综合征
- 感染：细菌、病毒 / 药物 / 其他：SLE、肿瘤等 → 无腹泻溶血尿毒综合征

血管内皮损伤 → 微血栓形成：
- 血小板大量消耗 → 血小板减少
- 血管腔内血栓形成 → RBC机械变形 → 溶血性贫血
- 肾小球内皮细胞肿胀，与基底膜分离，呈双轨样，内皮下纤维素沉积 → 少尿 / 无尿 / 急性肾衰竭

三、临床表现和实验室检查及诊断

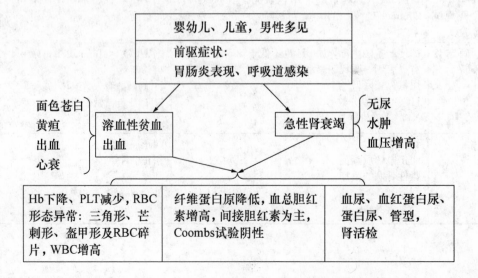

婴幼儿、儿童，男性多见

前驱症状：胃肠炎表现、呼吸道感染

- 面色苍白 / 黄疸 / 出血 / 心衰 → 溶血性贫血 出血
- 急性肾衰竭 → 无尿 / 水肿 / 血压增高

Hb下降、PLT减少，RBC形态异常：三角形、芒刺形、盔甲形及RBC碎片，WBC增高

纤维蛋白原降低，血总胆红素增高，间接胆红素为主，Coombs试验阴性

血尿、血红蛋白尿、蛋白尿、管型，肾活检

四、鉴别诊断

血栓性血小板减少性紫癜（TTP）：TTP 与溶血尿毒综合征相似，易混淆，但 TTP 主要发
  生于成年女性，发热及中枢神经系统症状更为突出，皮肤出血也较多见
免疫性溶血性贫血
特发性血小板减少症
阵发性睡眠性血红蛋白尿
各种原因的急性肾衰竭

五、治疗

一般治疗
急性肾衰竭治疗
纠正贫血
抗凝治疗
输注新鲜冰冻血浆
血浆置换疗法
去纤维肽
肾移植

第八节 血 尿

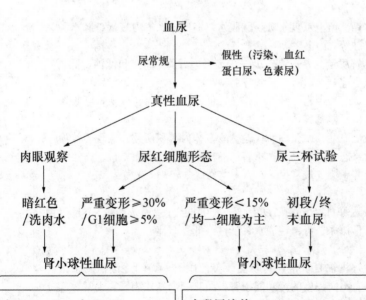

第九节 急性肾衰竭

一、病因、病理生理、临床表现和辅助检查

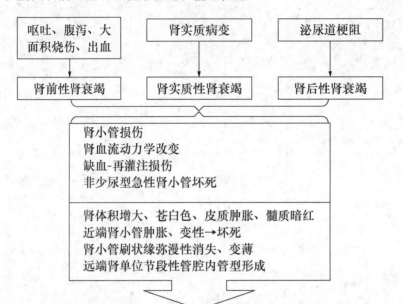

```
┌─────────────┐   ┌─────────────┐   ┌─────────────┐
│呕吐、腹泻、大 │   │  肾实质病变  │   │  泌尿道梗阻  │
│面积烧伤、出血 │   │             │   │             │
└─────────────┘   └─────────────┘   └─────────────┘
       ↓                 ↓                 ↓
┌─────────────┐   ┌─────────────┐   ┌─────────────┐
│ 肾前性肾衰竭  │   │肾实质性肾衰竭 │   │ 肾后性肾衰竭  │
└─────────────┘   └─────────────┘   └─────────────┘
```

肾小管损伤
肾血流动力学改变
缺血-再灌注损伤
非少尿型急性肾小管坏死

肾体积增大、苍白色、皮质肿胀、髓质暗红
近端肾小管肿胀、变性→坏死
肾小管刷状缘弥漫性消失、变薄
远端肾单位节段性管腔内管型形成

少尿期
　　·水钠潴留：重度水肿、胸腹水、高血压、心力衰竭、肺水肿、脑水肿等
　　·电解质紊乱：三高三低——高钾、高磷、高镁和低钠、低钙、低氯血症
　　·代谢性酸中毒：HCO_3^-持续降低，嗜睡、面色发灰、呼吸深长、口唇樱桃红色
　　·氮质血症：由蛋白质代谢产物在体内蓄积所致。表现为淡漠、厌食、恶心、呕吐，严重者可有出血倾向及贫血
　　·合并感染：最常见

多尿期
　　尿量达每日$250ml/m^2$以上，一般可持续1~2周，长者1个月。由于大量排尿，可出现脱水、低钠、低钾血症

恢复期
　　尿量逐渐恢复正常，肾功能改善，血BUN、Cr逐渐恢复正常，但仍有不同程度的肾功能损害，经3~5个月才能恢复正常，部分病人发展为慢性肾衰竭

尿常规
血生化
肾影像
肾活检

二、诊断和鉴别诊断

尿量显著减少：少尿＜250ml/（m^2·d）或无尿＜50ml/（m^2·d）；
氮质血症：血 Cr≥176μmol/L，血 BUN≥15mmol/L，或每日血 Cr 增加≥44μmol/L 或血
　　BUN 增加≥3.75mmol/L；肾小球滤过率≤30ml/（1.73m^2·min）
酸中毒、水电解质紊乱
无尿量减少为非少尿型肾衰竭

肾前性和肾性肾衰竭的鉴别诊断

	肾前性	肾性
脱水征	有	无或有
尿沉渣	透明管型、细颗粒管型	粗颗粒管型和红细胞管型
尿比重	＞1.020	＜1.010
尿渗透压	＞500mOsm/L	＜350mOsm/L
尿 Cr/血 Cr	＞20	＜10
肾衰竭指数（RFI）	＜1.5	＞6
尿钠	＜20mmol/L	＞40mmol/L
滤过钠排泄分数	＜1％	＞1％
中心静脉压	＜50mmH$_2$O	正常或增高
补液试验	尿量增加	无效
利尿试验	有效	无效

三、治疗

肾前性肾衰竭：积极控制原发病，扩充循环血容量，改善肾灌注
肾后性肾衰竭：解除梗阻、恢复肾功能
肾性肾衰竭：去除病因和治疗原发病，维持水、电解质及酸碱平衡，减轻肾负荷，保护残
　　存肾功能

　　病因治疗
　　一般治疗：蛋白摄入以优质蛋白为主，保证基础热量，必要时可输注必需氨基酸
　　少尿期治疗：
　　　　①维持液体平衡：每日液体入量＝（尿量＋显性失水＋不显性失水－内生水）；
　　　　　　不显性失水每日 300ml/m^2，内生水按每日 300ml/m^2 计算
　　　　②纠正电解质紊乱
　　　　③透析疗法：严重水潴留，有肺水肿或脑水肿倾向；血钾＞6.5mmol/L；血
　　　　　　BUN＞28.6mmol/L 或血 Cr＞707.2μmol/L；严重代谢性酸中毒。常用
　　　　　　的透析方法有腹膜透析、血液透析和血液滤过
　　多尿期：防治感染，纠正脱水和电解质紊乱，补液一般不超过尿量的 1/3～2/3
　　恢复期：防治感染

轻松应试

一、选择题

【A 型题】

1. 正常儿童的尿液比重范围是
   A. 1.006~1.008
   B. 1.010~1.025
   C. >1.025
   D. <1.010
   E. 1.005~1.015

2. 能较好地反映肾小球滤过功能的检测指标是
   A. 血尿素氮（BUN）
   B. 血清肌酐（Scr）
   C. 肌酐清除率（Ccr）
   D. 尿溶菌酶
   E. 尿 NAG 和 γ-GT

3. 下列小儿肾脏疾病中哪一种最常见
   A. 急性肾小球肾炎
   B. 肾病综合征
   C. IgA 肾病
   D. 乙肝相关性肾炎
   E. 先天性肾病

4. 下列哪一项是急性链球菌感染后肾炎的主要临床表现
   A. 血尿、蛋白尿、高血压
   B. 水肿、血尿、高血压
   C. 水肿、少尿、高血压
   D. 少尿、蛋白尿、高血压
   E. 少尿、水肿、血尿

5. 急性肾炎患儿出现心率加快，咳嗽、气急，肺底可闻细小湿啰音，肝增大，颈静脉怒张等表现，是由于
   A. 严重循环充血
   B. 心肌病变导致心力衰竭
   C. 合并先天性心脏病、心功能不全
   D. 合并重症肺炎
   E. 并发急性肾功能不全

6. 急性肾炎应用青霉素是为了

7. 当急性肾炎患儿出现高血压脑病时，首选的降压药物是
   A. 利舍平肌内注射
   B. 硝苯地平舌下含服
   C. 硝普钠静脉滴注
   D. 肼苯达嗪口服
   E. 呋塞米静脉注射

8. 儿童单纯性肾病综合征最常见的病理类型是
   A. 微小病变
   B. 局灶节段性肾小球硬化
   C. 系膜增生性肾炎
   D. 膜性肾病
   E. 膜增生性肾炎

9. 肾炎性肾病与单纯性肾病的区别在于
   A. 水肿更严重
   B. 高胆固醇血症
   C. 有血尿或高血压
   D. 对激素不敏感
   E. 低蛋白血症更明显

10. 小儿尿路感染最常见的病原菌是
    A. 大肠埃希菌
    B. 变形杆菌
    C. 克雷伯菌
    D. 金黄色葡萄球菌
    E. 真菌

11. 10 岁男孩，因患急性肾炎住院，血压 170/120mmHg，烦躁、头痛，并有一过性失明，每日尿量约 500ml，应诊断为
    A. 心力衰竭
    B. 高血压脑病
    C. 代谢性酸中毒

（并列于第 6 题）
    A. 预防肾炎复发
    B. 防止交叉感染
    C. 清除残余病灶
    D. 治疗并发症
    E. 治疗肾炎

D. 并发化脓性脑膜炎

E. 肾衰竭

（12～14题共用题干）

男孩，8岁，因水肿5天，尿少、肉眼血尿2天入院。2周前患化脓性扁桃体炎，用青霉素治疗5天。体检：眼睑、双下肢水肿，呈非凹陷性，血压：120/90mmHg。尿蛋白（＋＋），红细胞满视野，白细胞8～10个/HP，少量红细胞管型，肾功能正常。

12. 该患儿最可能的诊断是

    A. 药物性肾炎

    B. 急性链球菌感染后肾炎

    C. 急性肾盂肾炎

    D. IgA肾炎

    E. 肾炎性肾病

13. 进一步需做哪项检查对诊断有意义

    A. 血沉和抗链球菌溶血素"O"（ASO）的测定

    B. 抗链球菌溶血素"O"（ASO）和补体的测定

    C. 胆固醇和蛋白电泳的测定

    D. 肾B超

    E. 中段尿培养

14. 入院后可采取的治疗措施中**除外**

    A. 低盐饮食

    B. 卧床休息

    C. 应用利尿剂

    D. 青霉素治疗

    E. 低蛋白饮食

【B型题】

（1～4题共用备选答案）

    A. 激素敏感

    B. 激素部分效应

    C. 激素耐药

    D. 激素依赖

    E. 激素高度敏感

1. 肾病综合征患儿足量激素治疗4周，水肿消退，尿蛋白转阴

2. 肾病综合征患儿足量激素治疗4周，水肿消退，尿蛋白未转阴，继续维持治疗至8周尿蛋白转阴

3. 肾病综合征患儿足量激素治疗8周，水肿消退，尿蛋白减少至＋～＋＋

4. 肾病综合征患儿足量激素治疗8周，水肿消退，尿蛋白仍＋＋＋

二、问答题

试述单纯性肾病和肾炎性肾病的诊断与鉴别诊断。

选择题参考答案

A型题：

1. B   2. C   3. A   4. B   5. A   6. C   7. C   8. A   9. C   10. A

11. B   12. B   13. B   14. E

B型题：

1. A   2. A   3. B   4. C

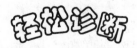

Case 1

患儿，女，11岁。

主诉：眼睑水肿3天，肉眼血尿2天，烦躁气促半天。

现病史：入院前 3 天出现眼睑水肿，晨起为著，午后消退，未重视。当晚发热，T 38.2℃，无畏寒及寒战，伴呕吐 6 次、腹泻 4 次（呕吐非喷射性，为胃内容物，后两次含胆汁，大便稀糊样，量多无脓血），于外院诊断为"急性胃肠炎"，输液（用药不详）后吐泻止。2 天前发现尿色如浓茶，眼睑水肿加重，偶有腰痛，休息后好转。近 1 日诉尿量减少，约 200ml/d。半天前出现烦躁气促、呼吸困难。门诊查尿常规：蛋白（＋），RBC 30～40 个/HP，WBC 18～30 个/HP，上皮细胞 10～15 个/HP，诊断"泌尿系统感染"，静脉滴注头孢他啶 2g，未见好转收入院。起病后精神、食欲欠佳，睡眠尚可。

病前 2 周患儿曾发热，T 38～39℃，伴咽痛，无咳嗽，诊断为"上呼吸道感染"，口服中药及退热药，2 天后痊愈。

查体：T 36.5℃，P 142 次/分，R 36 次/分，BP 140/100mmHg，W 50kg，身高 157cm。神志清，精神稍差，半卧位。眼睑、颜面、双下肢足背轻度水肿，非凹陷性。呼吸困难，双肺满布湿啰音。心律齐，心音有力，未闻杂音。可见颈静脉怒张。腹软，脐周轻压痛，无反跳痛，肝肋下 3.5cm，脾未及，叩鼓音，移动性浊音（－）。肾区有叩痛。神经系统（－）。

辅助检查：血常规：WBC 10.6×10^9/L，Hb 102g/L，PLT 153×10^9/L；ESR：28mm/h；尿常规：蛋白（＋＋），RBC>100 个/HP，WBC 50～100 个/HP，上皮细胞 20～25 个/HP；血白蛋白、总蛋白、尿素氮、肌酐、血脂、乙肝五项正常；血生化：钾 5.7mmol/L，钠、氯、钙、碳酸氢根正常；ASO 400U/ml，C3 0.50g/L；血、尿 β_2 微球蛋白正常，尿 NAG 酶正常；尿红细胞形态：环状 25％，穿孔 10％；心脏超声正常；腹部 B 超：肝胆脾未见异常，左肾 10.5cm×4.9cm，右肾 10.0cm×4.4cm，形态正常，实质回声偏低，肾内结构未见异常。

诊断：急性链球菌感染后肾小球肾炎，循环充血。

治疗：卧床 2～3 周，严格限水、钠摄入；3 个月内避免剧烈体力活动；抗感染治疗：青霉素 7～10 天，清除残余病灶；强利尿剂；必要时给予洋地黄制剂、腹膜透析。

Case 2

患儿，男，1.5 岁。

主诉：眼睑水肿 2 个月，发现蛋白尿 1 天。

现病史：2 个月前患儿感冒后出现双侧眼睑水肿，家长未予重视，无发热、呕吐、腹泻，无茶色尿，无尿急、尿频、尿痛。1 天前于门诊查尿常规尿蛋白（＋＋＋），红细胞 3～5 个/HP，即收入院。

体格检查：血压 90/60mmHg，眼睑、颜面水肿，双肺呼吸音清，腹软，肾区叩击痛阴性，移动性浊音阴性，双下肢可凹性肿。

辅助检查：尿常规：尿蛋白（＋＋＋），红细胞 5～10 个/HP；24 小时尿蛋白定量 4.45g，血白蛋白 15.6g/L，TG 2.22mmol/L，TC 5.64mmol/L，ASO 及 C3 正常，乙肝五项及 ANA 阴性。腹部 B 超无异常。

诊断：肾病综合征。

治疗：经限水、利尿；给予泼尼松 2mg/(kg·d)，治疗 2 周后尿蛋白转阴，足量治疗至 4 周，减量。

（韩彤妍）

第十五章　造血系统疾病

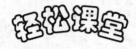

第一节　小儿造血和血象特点

一、造血特点

造血分为两个阶段，如下图所示。

1. 胚胎期造血：相继出现，交互存在。
2. 生后造血

{ 骨髓造血：生后的主要造血部位
{ 骨髓外造血：小儿造血器官的特殊反应

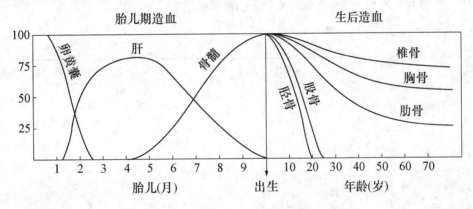

二、血液特点

类别	特点	重要概念
RBC 和 Hb	RBC 数： 　　由高——→低，出生时（5.0～7.0）× 10^{12}/L Hb 量： 　　由高——→低，出生时 150～220g/L RBC 特性： 　　出生时为大细胞，寿命短 网织红细胞数：高——→低——→正常	生理性贫血： 生后 1 周开始下降，至 2～3 个月达最低，3 个月后开始缓慢增加 程度：轻度贫血，自限性 足月儿最低 100～110g/L 早产儿最低 70～90g/L，早而重

续表

类别	特点	重要概念
WBC 和分类	白细胞数：高——低——成人水平	白细胞分类的两次交叉：分别在 4～6 天和 4～6 岁 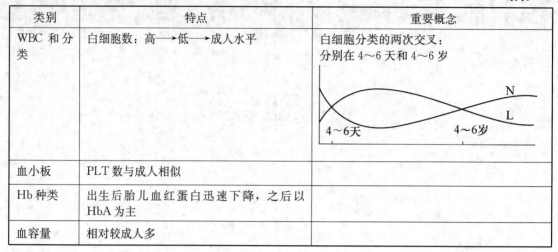
血小板	PLT 数与成人相似	
Hb 种类	出生后胎儿血红蛋白迅速下降，之后以 HbA 为主	
血容量	相对较成人多	

第二节　小儿贫血概述

一、定义

外周血中单位容积内的红细胞数或血红蛋白量低于正常。

二、诊断标准

年龄段	WHO 标准		我国小儿血液会议（1989 年）
	Hb	HCT	Hb
新生儿期			＜145g/L
1～4 个月			＜90g/L
4～6 个月			＜100g/L
6～59 个月	110g/L	0.33	
5～11 岁	115g/L	0.34	
12～14 岁	120g/L	0.36	
备注	海拔升高 1000 米，Hb 上升 4％		

三、贫血分类

程度分类			病因分类	形态分类
		新生儿	生成不足	大细胞性
轻度	～90g/L	120～144g/L	溶血破坏	正细胞性
中度	～60g/L	～90g/L	丢失过多	单纯小细胞性
重度	～30g/L	～60g/L		小细胞低色素性
极重度	＜30g/L	＜60g/L		

四、临床表现——轻重急慢不一，缺氧产生代偿

一般表现 {
 突出表现——皮肤黏膜苍白
 非特异表现——疲倦乏力，毛发干枯，营养不良，发育迟缓
}

造血器官——髓外造血

代偿反应 {
 循环和呼吸系统：呼吸急促，心动过速，心脏扩大，心脏杂音，心力衰竭
 消化系统：纳差腹胀，恶心便秘，舌炎萎缩
 神经系统：精神不振，烦躁易激，头晕耳鸣，学习障碍
}

五、诊断流程

首先通过血红蛋白和红细胞计数检查，确定有无贫血及贫血的程度，再根据病史、体征、实验室检查作出贫血的病因诊断。

1. 根据红细胞形态鉴别诊断　贫血的红细胞形态分类见下图：

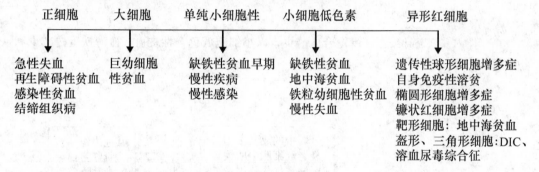

正细胞	大细胞	单纯小细胞性	小细胞低色素	异形红细胞
急性失血 再生障碍性贫血 感染性贫血 结缔组织病	巨幼细胞性贫血	缺铁性贫血早期 慢性疾病 慢性感染	缺铁性贫血 地中海贫血 铁粒幼细胞性贫血 慢性失血	遗传性球形细胞增多症 自身免疫性溶贫 椭圆形细胞增多症 镰状红细胞增多症 靶形细胞：地中海贫血 盔形、三角形细胞：DIC、溶血尿毒综合征

2. 根据网织红细胞鉴别诊断见下图：

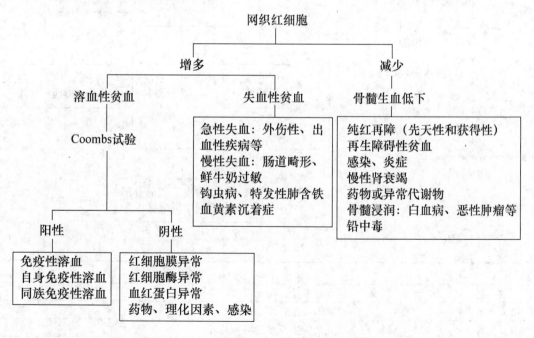

网织红细胞

增多　　　　　　　　　　　　　　减少

溶血性贫血　　　　失血性贫血　　　　骨髓生血低下

Coombs试验

急性失血：外伤性、出血性疾病等
慢性失血：肠道畸形、鲜牛奶过敏
钩虫病、特发性肺含铁血黄素沉着症

纯红再障（先天性和获得性）
再生障碍性贫血
感染、炎症
慢性肾衰竭
药物或异常代谢物
骨髓浸润：白血病、恶性肿瘤等
铅中毒

阳性　　　　阴性

免疫性溶血
自身免疫性溶血
同族免疫性溶血

红细胞膜异常
红细胞酶异常
血红蛋白异常
药物、理化因素、感染

六、治疗原则

去除病因：关键治疗
一般治疗：加强护理、预防感染、改善营养
药物治疗：针对病因
输红细胞：控制量和速度
造血干细胞移植：遗传性溶血性贫血、再生障碍性贫血
处理并发症：感染、营养不良、消化功能紊乱

第三节 营养性贫血

一、缺铁性贫血

(一) 定义

由于体内铁缺乏导致血红蛋白合成减少，以小细胞低色素性贫血、血清铁蛋白减少和铁剂治疗有效为特点。

(二) 铁的代谢

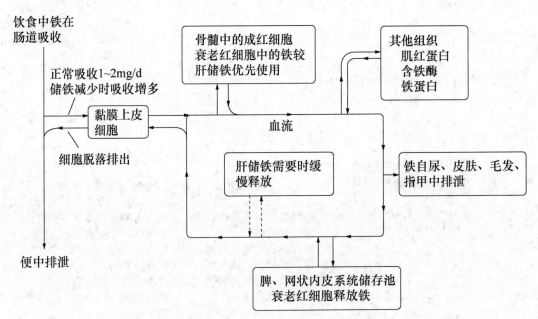

(三) 病因

病因	促成因素
储铁不足	早产，多胎，胎儿失血，孕母缺铁
摄入不足	辅食添加不合理
生长发育	婴儿期为生长发育第一高峰
吸收障碍	食物搭配不合理，胃肠道疾病
丢失过多	慢性失血，牛奶过敏

（四）发病机制

1. 缺铁对血液系统的影响：缺铁造成血红素生成不足，血红蛋白合成减少，分为三个阶段：铁减少期（ID）、红细胞生成缺铁期（IDE）、缺铁性贫血期（IDA）。

2. 缺铁对其他系统的影响

肌红蛋白合成受限

含铁酶活性减低 ｛ 细胞功能紊乱，神经递质变化：疲劳，注意力减退，智能减低
组织器官异常：舌炎，消化道黏膜萎缩，反甲
免疫功能降低：反复感染

（五）临床表现

6 个月至 2 岁最多见，表现基本同贫血总论所述。

特殊性：异食癖、反复感染、反甲。

（六）实验室检查

外周血象：Hb 降低比 RBC 更突出，小细胞低色素贫血

骨髓象：增生活跃，老核幼浆，粒巨正常

铁代谢 ｛ 血清铁蛋白（SF）：贮铁指标，ID 期敏感
红细胞游离原卟啉（FEP）：SF 降低，FEP 增高而未贫血——IDE 期
血清铁（SI）、总铁结合力（TIBC）、转铁蛋白饱和度（TS）异常（TS<15% 有诊断意义）——IDA 期

骨髓可染铁：细胞外铁及铁粒幼细胞（<15% 为反映贮存铁敏感而可靠的指标）

Ⅰ（ID）	Ⅱ（IDE）	Ⅲ（IDA）
SF↓ 骨髓可染铁↓ 铁粒幼细胞↓		
	FEP↑ SI↓ TIBC↑ TS↓	
		HGB↓ MCV↓ MCH↓ MCHC↓

二、营养性巨幼细胞性贫血

（一）定义

由于维生素 B_{12} 和（或）叶酸缺乏导致的大细胞贫血，以贫血、精神神经症状、红细胞胞体增大、骨髓巨幼样变、维生素 B_{12}/叶酸治疗有效为特点。

（二）病因

摄入不足：辅食添加不当，单纯羊奶喂养

需要增加：生长发育过快，感染消耗增加

吸收代谢障碍：慢性腹泻丢失，先天代谢疾病

（三）发病机制

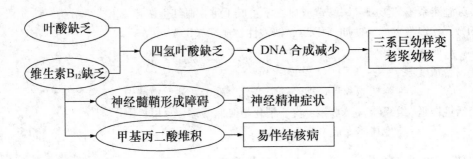

（四）临床表现

一般表现：虚胖水肿，黄发瘀点
贫血表现：苍白黄疸，乏力肝大
精神症状：性格改变，智力倒退（维生素 B_{12} 缺乏）
消化症状：纳差恶心，吐泻舌炎

（五）实验室检查

外周血象：大细胞贫血，粒细胞分叶，血小板减少
骨髓象：增生活跃，巨幼样变，过度分叶
维生素 B_{12} 和叶酸测定：减低

（六）诊断

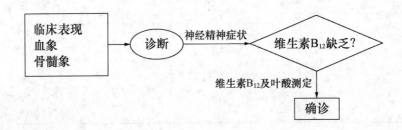

（七）治疗

去除病因，添加辅食，补充治疗，预防补钾。

第四节 溶血性贫血

一、遗传性球形红细胞增多症

（一）定义

红细胞膜先天性缺陷而引起的溶血性贫血。特征：不同程度贫血、反复出现黄疸、脾大、球形红细胞增多及红细胞渗透脆性增加。

（二）病因和发病机制

常染色体显性遗传（少数为常染色体隐性遗传）

调控红细胞膜蛋白质的基因突变

膜骨架蛋白质单独或联合缺陷

细胞呈球形，变形性和柔韧性减弱

血管内、外溶血增加

（三）临床表现

三大特征	贫血、黄疸、脾大（色素性胆石症）
特殊概念	溶血危象：慢性病程中因感染、劳累或情绪紧张诱发贫血、黄疸突然加重，伴发热、寒战、呕吐、脾大伴疼痛
	再障危象：红系造血受抑为主的骨髓造血功能暂时性抑制，严重贫血伴白细胞和血小板减少。与微小病毒 B_{19} 有关

（四）实验室检查

外周血象：轻到中度贫血，网织红细胞增高，球形红细胞增多（特征）
红细胞渗透脆性试验：渗透脆性增加
其他溶血依据：间接胆红素增高、尿胆原增加等
骨髓细胞学：红系增生，有核红形态无异常
膜蛋白含量测定
分子生物学：基因突变位点

（五）诊断和鉴别诊断

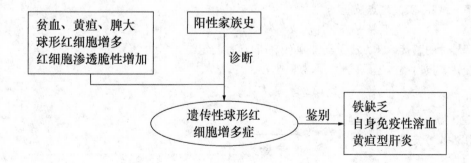

（六）治疗

一般治疗：防感染、免过劳、补叶酸
治疗新生儿高胆红素血症
输红细胞：重症采用
脾切除

二、红细胞葡萄糖-6-磷酸脱氢酶缺乏症

（一）定义

性连锁不完全显性红细胞酶缺陷病，我国南方多见。

（二）病因和发病机制

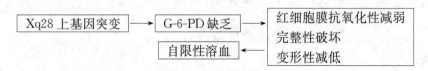

$$Xq28 \text{ 上基因突变} \longrightarrow G\text{-}6\text{-}PD \text{ 缺乏} \longrightarrow \begin{array}{l} \text{红细胞膜抗氧化性减弱} \\ \text{完整性破坏} \\ \text{变形性减低} \end{array}$$

$$\text{自限性溶血} \longleftarrow$$

（三）临床表现

类型	伯氨喹型药物性溶贫	蚕豆病	新生儿黄疸	感染诱发	先天性非球形细胞溶贫
诱因	氧化性药物	蚕豆	感染、缺氧、药物、樟脑气味等	细菌、病毒	无
好发人群		10 岁以下	新生儿		
出现时间	1～3 天	24～48 小时	2～4 天	感染后几天	婴儿期
伴随症状	头晕、厌食等非特异症状 黄疸、血红蛋白尿、肾衰竭	急性血管内溶血（与药物所致类似）	肝脾大、贫血、胆红素脑病		贫血、黄疸、脾大
特点	溶血自限			程度较轻	慢性溶血
持续时间	1～2 天或 1 周				

（四）实验室检查

筛选试验 ⎰ 高铁血红蛋白还原试验
　　　　 ⎱ 荧光斑点试验
　　　　 ⎰ 硝基四氮唑蓝纸片法
特异性的直接诊断方法：红细胞 G-6-PD 活性测定
变性珠蛋白小体生成试验

（五）诊断

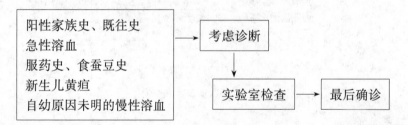

阳性家族史、既往史
急性溶血
服药史、食蚕豆史　　→　考虑诊断
新生儿黄疸　　　　　　　　　↓
自幼原因未明的慢性溶血　　实验室检查　→　最后确诊

（六）治疗及预防

去除诱因
稳定肾功能、碱化尿液
必要时输血
新生儿蓝光退黄或换血
高危人群普查，避食和忌服相关食物、药物

三、地中海贫血

（一）定义

又称海洋性贫血、珠蛋白生成障碍性贫血，是遗传性溶血性贫血的一组疾病，共同特点是珠蛋白基因的缺陷是一种或几种珠蛋白肽链合成减少或不能合成，导致血红蛋白的组成成分改变。地中海沿岸、东南亚各国多见，我国长江以南有报道。

（二）病因和发病机制

正常人：四种珠蛋白肽链的不同组合形成三种血红蛋白。

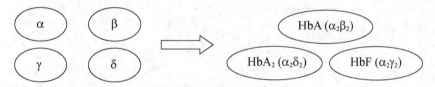

地中海贫血

贫血种类	β 地中海贫血	α 地中海贫血
基因定位	11p1.2	16p13.3
分型	重型：β^0/β^+ 纯合子 $\beta^0\beta^+$ 双重杂合子	重型：α^0 纯合子
	中间型：β^+ 双重杂合子 变异型纯合子 变异型双重杂合子	中间型：$\alpha^0\alpha^+$ 双重杂合子
	轻型：β^0/β^+ 杂合子	轻型：α^+ 纯合子 α^0 杂合子
		静止型：α^+ 杂合子
Hb 种类变化	HbA 减少消失 HbF 明显增加	HbA、HbA_2、HbF 减少 γ_4（Hb Bart's）增加
发病机制	无效造血，红细胞易破坏 慢性溶血性贫血 骨骼改变 含铁血黄素沉着症	

（三）临床表现和实验室检查

1. β地中海贫血

分型	重型（Cooley 贫血）	轻型	中间型
起病时间	3～12 个月	幼童期	幼童期
临床表现	慢性进行性贫血 骨骼改变 特殊面容 含铁血黄素沉着	无症状或轻度贫血	中度贫血 脾轻中度大
自然寿命	5 岁前死亡	存活至老年	
实验室	小细胞低色素贫血 异型红细胞 骨髓增生活跃 红细胞渗透脆性减低 HbF 增高 骨骼 X 线改变	红细胞轻度形态改变 红细胞渗透脆性正常或减低 HbA$_2$ 增高	外周血象、骨髓象同重型 红细胞渗透脆性减低 HbF 增高 HbA$_2$ 正常或增高

2. α地中海贫血

分型	静止型	轻型	中间型 （血红蛋白 H 病）	重型 （Hb Bart's 胎儿水肿）
症状	无	无	婴儿期贫血、肝脾大、黄疸 特殊面容 诱发急性溶血、溶血危象	流产、死胎、生后死亡 胎儿重度贫血、黄疸、水肿、肝脾大、胸腹水
实验室	红细胞形态正常	红细胞形态轻度改变	血象、骨髓象类似重症 β 地贫 红细胞渗透脆性减低 HbA$_2$ 及 HbF 正常 Hb Bart's 逐渐减少 HbH 逐渐增加 包涵体生成实验阳性	红细胞形态如重症 β 地贫 有核红、网织红显著增高 Hb Bart's 为主 少量 HbH 无 HbA、HbA$_2$ 及 HbF

（四）诊断和鉴别诊断

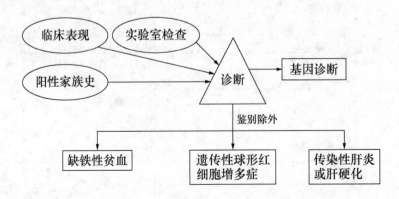

（五）治疗

治疗对象：中间型和重型患者

治疗方法：

一般治疗：休息营养、预防感染、补充叶酸和维生素 E

输血和去铁治疗（目前重要方法）
- 红细胞输注
  - 少量输注法——中间型适用
  - 早期中高量输血——重型 β 地贫适用
- 铁螯合剂：改善生存质量、延长寿命

脾切除：血红蛋白 H 病和中间型 β 地贫适用

造血干细胞移植（治疗重型 β 地贫首选）

基因活化治疗

第五节　出血性疾病

一、免疫性血小板减少性紫癜

（一）定义

既往称特发性血小板减少性紫癜，是小儿最常见的出血性疾病，以皮肤、黏膜自发性出血、束臂试验阳性、血小板减少、出血时间延长、血块收缩不良为特点。

（二）病因和发病机制

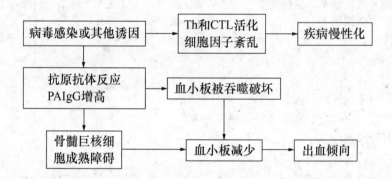

（三）临床表现

发病特点	急性型	慢性型
年龄	1～5 岁	学龄期
性别	男女无差异	
季节	春季高	
诱因	病毒感染、免疫接种	
突出表现	自发皮肤和黏膜出血	
伴发表现	鼻出血、齿龈出血、胃肠道出血、血尿、月经过多、颅内出血	
出血特点	较急、较重	较缓、较轻
血小板数	$<20\times10^9/L$	$(30\sim80)\times10^9/L$
骨髓巨核细胞	正常或增多，产板型减少	明显增多，产板型明显减少
病程	80%～90% 在 1～6 个月痊愈 10%～20% 转为慢性及难治性 ITP	6 个月以上

（四）实验室检查

外周血象：血小板减少

出、凝血功能检查：出血时间延长、凝血时间正常、血块收缩不良、凝血酶原消耗不良、
　　束臂试验阳性

骨髓象：巨核细胞增生，产板型减少

血小板抗体：PAIgG 增高

血小板寿命：缩短

慢性患者：血小板黏附聚集功能异常

（五）诊断和鉴别诊断

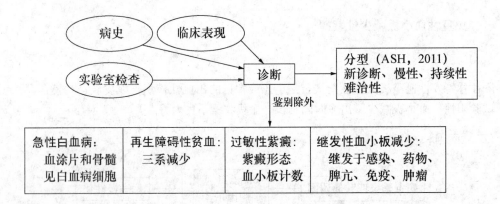

（六）治疗

一般治疗：休息保护，控制感染

糖皮质激素：泼尼松、地塞米松、甲泼尼龙

大剂量丙种球蛋白

血小板输注：紧急情况采用

抗-D 免疫球蛋白

脾切除：内科治疗无效时考虑

利妥昔单抗：慢性和难治性

TPO 和 TPO 受体激动剂：难治性

免疫抑制剂：慢性型适用

其他：达那唑、干扰素

二、血友病

（一）概况

一组遗传性凝血功能障碍的出血性疾病，包括血友病 A、B，共同特点是终生轻微损伤后发生长时间出血。

（二）病因和发病机制

分类	血友病 A	血友病 B
缺乏因子	因子Ⅷ 血浆中的球蛋白	因子Ⅸ 肝合成的糖蛋白，维生素 K 有关
所占比例	80%～85%	次之
遗传方式	X-连锁隐性遗传 女性传递，男性发病	X-连锁隐性遗传 女性传递，男性发病
发病机制	凝血过程中第一阶段凝血活酶生成减少，血液凝固减少，导致出血倾向	

（三）临床表现和实验室检查

类型	血友病 A	血友病 B
起病年龄	2 岁左右，早至新生儿	
出血表现	轻型多见	
皮肤黏膜出血：皮下、口腔、齿龈为好发部位 关节积血：最常见的临床表现（膝、髋、肘、肩） 　　　　　分为三期：急性期、关节炎期、后期 肌肉出血和血肿：重型血友病 A 常见 创伤或手术后出血：小的创伤可引起严重出血 其他部位出血：鼻出血、咯血、呕血、黑便、血尿、颅内出血（最常见的致死原因）		
实验室检查		
共同特点：①凝血时间延长 　　　　　②凝血酶原消耗不良 　　　　　③活化部分凝血活酶时间（APTT）延长 　　　　　④凝血活酶生成试验异常 　　　　　⑤出血时间、凝血酶原时间和血小板正常		
纠正实验 　硫酸钡正常血浆 　正常血清	纠正 不能纠正	不能纠正 纠正
确诊和分型试验	Ⅷ：C 活性	Ⅸ：C 活性
基因诊断	确定突变位点和形式	

（四）诊断和鉴别诊断

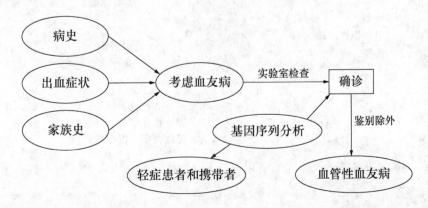

（五）治疗

预防出血，避免外伤、注射、手术

局部止血和后期矫形

替代疗法
- 因子Ⅷ和因子Ⅸ制剂（无效者注意是否产生抗体）
- 冷沉淀物——血友病 A 和血管性血友病
- 凝血酶原复合物——血友病 B
- 输血浆和新鲜全血——疗效维持时间短，适用于轻症
- 预防性替代治疗

药物治疗——DDAVP、达那唑（转型血友病 A）

基因治疗

（六）预防

RICE 方案（休息、冰敷、压迫、抬高）

（七）凝血因子ⅩⅠ缺乏症

常染色体隐性遗传

出血轻，APTT 延长明显（吸附血浆部分纠正）

检测 FⅩⅠ：C 和 FⅩⅠ：Ag

输新鲜冰冻血浆替代治疗

三、弥散性血管内凝血

（一）概况

多种病因所引起、发生于许多疾病过程中的一种获得性出血综合征。

（二）病因和发病机制

1. 病因

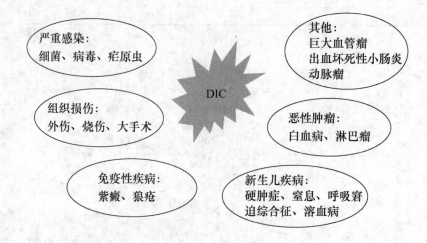

2. 发病机制

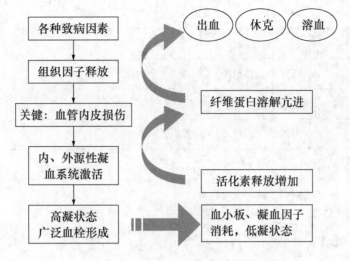

（三）临床表现

急性型：数小时到数天		亚急性型：数天到数周		慢性型：数月
出血	休克		栓塞	溶血
首发表现，轻重不一	与 DIC 互为因果		肺、肾、肠、脑、肝等	可继发微血管病性溶血性贫血

（四） 实验室检查——确诊依据

消耗性凝血障碍	纤溶亢进	其他
血小板计数减少 出凝血时间延长 凝血酶原时间延长 纤维蛋白原减少 活化部分凝血活酶时间延长 抗凝血酶Ⅲ减少	3P 试验阳性 优球蛋白溶解时间缩短 FDP 含量增高 凝血时间延长 D-二聚体增高	各种分子标志物 红细胞涂片形态异常 巨大血小板 有核红细胞

（五）诊断

临床表现	实验室检查	
诱发 DIC 的原发病 临床征象 　出血倾向 　微血管栓塞 　休克 　溶血 抗凝治疗有效	确诊：以下四项中三项阳性 1. 血小板计数减少 2. 凝血酶原时间延长 3. 纤维蛋白原含量减低 4. 3P 试验阳性	四项中仅两项阳性，需加测 1. 血清 FDP 含量 2. 优球蛋白溶解时间 3. 凝血酶时间 三项中一项阳性可诊断
	特异指标 　抗凝血酶Ⅲ、因子Ⅷ活性、D-二聚体	

（六）治疗

治疗原发病	去除诱发因素		
改善微循环	低分子右旋糖酐		
纠正酸中毒	碳酸氢钠		
血管活性药物	山莨菪碱、异丙肾上腺素、多巴胺		
抗凝治疗			
抗血小板凝集	阿司匹林、双嘧达莫		
肝素	应用指征 1. 高凝状态 2. 明显栓塞症状 3. 消耗性凝血期 4. 准备补充凝血因子	禁用指征 1. 活动性出血 2. 血管损伤 3. DIC 晚期 4. 其他出血性疾病 5. 严重肝病	停药指征 1. 原发病缓解 2. 病情好转 3. PT 和纤维蛋白原恢复正常
抗凝血因子	抗凝血酶Ⅲ浓缩剂、蛋白 C 浓缩剂		
补充疗法	洗涤红细胞、血小板、扩容剂等		
抗纤溶药物	6-氨基己酸、对羟基苄胺、氨甲环酸		
糖皮质激素	肝素化基础上慎用		

第六节　急性白血病

一、概念

造血组织中某一血细胞系统过度增生，浸润到各组织和器官，引起一系列临床表现的恶性血液病，是我国最常见的小儿恶性肿瘤。

二、病因及发病机制

	病因	发病机制
病毒感染	人类 T 细胞白血病病毒	原癌基因转化 抑癌基因畸变 细胞凋亡受抑 "二次打击"学说
理化因素	电离辐射、苯、氯霉素、保泰松、细胞毒药物	
遗传素质	唐氏综合征，先天性睾丸发育不全，Fanconi 贫血，Bloom 综合征，严重联合免疫缺陷病	

三、分类和分型

（一）分类和分型概况（**MICM** 分型）

	急性淋巴细胞白血病	急性非淋巴细胞白血病
形态学分型 （FAB 分型）	L1 型 L2 型 L3 型	原粒细胞白血病微分化型（M0） 原粒细胞白血病未分化型（M1） 原粒细胞白血病部分分化型（M2） 颗粒增多的早幼粒细胞白血病（M3） 粒-单细胞白血病（M4） 单核细胞白血病（M5） 红白血病（M6） 急性巨核细胞白血病（M7）
免疫学分型	T-ALL B-ALL 伴有髓系标志的 ALL	M1~M7 各有不同
细胞遗传学分型	染色体数目异常，染色体核型异常	
分子生物学分型	免疫球蛋白重链基因重排 T 淋巴细胞受体基因片段重排 ALL 表达相关融合基因	
临床分型	高危型，中危型，标危型	标危，高危

（二）急性淋巴细胞白血病的形态学分型

细胞学特征	L_1	L_2	L_3
细胞形态	小细胞为主	大细胞为主	大细胞为主，大小一致
核染色质	较粗，均匀	不均匀	细点状，均匀
核形	规则	不规则	规则
核仁	无或不清，小	较大，一个至数个	明显，一个至数个，小泡状
胞浆量	少	中等	较多
胞浆嗜碱性	轻	不定	深蓝
胞浆空泡	不定	不定	明显呈蜂窝状

示例			
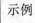	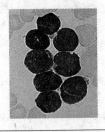	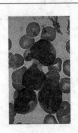	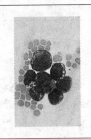

四、临床表现

1. 起病：急性，非特异
2. 发热：热型不定 { 白血病性发热：低热，抗生素无效 / 感染所致发热：高热
3. 贫血：渐加重，苍白、乏力、气促
4. 出血（M3 型最严重）：皮肤黏膜、消化道、血尿、颅内出血

出血原因 { 骨髓浸润，血小板生成减少 / 肝浸润，凝血物质生成不足 / 毛细血管功能受损，通透性增加 / 并发 DIC

5. 浸润 { 肝、脾、淋巴结肿大（急淋显著） / 骨和关节浸润（骨和关节痛常见于急淋） / 中枢神经系统白血病（CNSL）（急淋多见，庇护所之一，脑脊液检查确诊） / 睾丸白血病（TL）（庇护所之一） / 绿色瘤（多见于急粒，偶见于急单） / 器官浸润：皮肤、消化、心脏、肾、口腔（急单多见）

五、实验室检查

1. 外周血象

红细胞：正细胞正色素贫血，网织红减少，有核红细胞可见
白细胞：增高多见，可有波动，出现原幼细胞
血小板：减少

2. 骨髓象——确定诊断和评定疗效的重要依据

典型：原幼细胞极度增生，幼红和巨核细胞减少

3. 组织化学染色

	原粒	早幼粒	幼单	成熟单	原淋	B-C	T-C	浆细胞
过氧化酶	—	+	±		—			—
酸性磷酸酶	—	+	++		±	—	++	
碱性磷酸酶	急粒↓		急单（—）		急淋↑			
苏丹黑	+	+	±		—			
糖原	—	+	+		++			
非特异性酯酶	+	+	++		—±			

4. 溶菌酶检查

急单：血、尿溶菌酶明显增高
急粒：血、尿溶菌酶中度增高
急淋：血、尿溶菌酶减少或正常

第七节 朗格汉斯细胞组织细胞增生症

一、概况

朗格汉斯细胞组织细胞增生症（Langerhans cell histiocytosis，LCH）是一组由树突状细胞（抗原呈递细胞）异常增生导致的、临床表现多样的、多发于小儿的疾病，男多于女。分为勒-雪病、韩-薛-柯病和骨嗜酸性肉芽肿三型。

二、病理

特征性改变：朗格汉斯细胞（LC）增生，电镜下 Bribeck 颗粒。

三、临床表现和辅助检查

	勒-雪病 （LS）	韩-薛-柯病 （HSC）	骨嗜酸性肉芽肿 （EGB）
发病年龄	<1 岁	2～4 岁	4～7 岁
常见表现	发热 皮疹 肝脾、淋巴结大 呼吸系统受累 贫血 中耳炎 腹泻 营养不良	骨质缺损 （颅骨为著） 突眼 尿崩 黄色丘疹 发育迟缓	单发骨骼破坏 （颅骨常见） 发热 厌食 体重减轻
血常规	贫血为主 白细胞不定	改变少而轻	无变化
骨髓	10%～15%的患者组织细胞增多，巨核细胞减少		
胸片	肺部易于受累，利于诊断		
骨骼 X 线	溶骨改变，骨质破坏		
CT	肺部易受累，胸腺可肿大		
MRI	累及中枢时有改变		
超声	肝脾受累、包块性质		
全身骨显像	局灶病变		
病理检查	诊断依据——皮疹压片、病灶活检		
其他	眼、耳、口专科检查，α-D 甘露糖酶阳性，花生凝集素结合试验阳性		

四、诊断

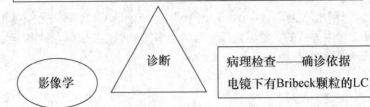

病理诊断标准（2009 年）

初诊	压片、皮肤活检、淋巴结、肿物穿刺、标本活检发现 LC 浸润
诊断	以下 4 项有 2 项或以上阳性： ①ATP 酶阳性；②CD31/S-100 阳性；③α-D 甘露糖酶阳性；④花生凝集素结合试验阳性
确诊	初诊基础上，以下 3 项有≥1 个阳性：①langerin 阳性；②CDla 抗原阳性；③电镜下 Bribeck 颗粒

五、治疗

药物治疗 ┌ 化学治疗：多系统 LCH
　　　　　├ 免疫治疗
　　　　　└ 其他 ┌ 吲哚美辛——骨损害
　　　　　　　　　├ 鞣酸加压素或去氨加压素——尿崩症
　　　　　　　　　└ 生长激素——生长发育障碍

放射治疗
手术治疗
控制感染、支持对症

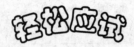

一、选择题

【A 型题】

1. 小儿生理性贫血的好发年龄是
   A. 生后 6～12 小时
   B. 1～2 个月
   C. 2～3 个月
   D. 3～6 个月
   E. 6 个月～2 岁

2. 生理性贫血的主要原因是
   A. 先天储铁不足
   B. 肾功能不全
   C. 生长快，循环血量增加
   D. 铁摄入不足
   E. 疾病影响

3. 一正常小儿，其血常规中白细胞分类为：
   中性粒细胞 32％，淋巴细胞 65％，单核细

胞 2%。推测该小儿的年龄最有可能为

A. 1 天

B. 5 天

C. 2 岁

D. 5 岁

E. 7 岁

4. 患儿，13 个月，因"面色苍白 1 个半月"收住入院。体检时心尖区闻及Ⅲ/6 级收缩期杂音。血常规：Hb 50g/L，RBC 2.5×10^{12}/L。该患儿的贫血程度属

A. 正常血象

B. 轻度贫血

C. 中度贫血

D. 重度贫血

E. 极重度贫血

5. 在营养性缺铁性贫血铁缺少期，下列哪项指标已出现异常

A. 血红蛋白

B. 血清铁蛋白

C. 红细胞游离原卟啉

D. 血清铁

E. 骨髓可染铁

6. 男婴，1 岁，已确诊为"营养性缺铁性贫血"，遂用铁剂正规治疗。下列哪项最符合铁剂治疗的一般规律

A. 服铁剂后，网织红细胞 1～2 天升高、3～4 天达高峰、7～10 天降至正常；血红蛋白 10 天增加

B. 服铁剂后，网织红细胞 3～4 天升高、7～10 天达高峰、2～3 周降至正常；血红蛋白 2～3 周增加

C. 服铁剂后，网织红细胞 7～10 天升高、2～3 周达高峰、1～2 个月降至正常；血红蛋白 1～2 个月增加

D. 服铁剂后，网织红细胞 4～7 天升高、10～14 天达高峰、1～2 个月降至正常；血红蛋白 2～3 周增加

E. 服铁剂后，网织红细胞 2～3 周升高、1～2 个月达高峰、2～3 个月降至正常；血红蛋白 3～4 个月增加

7. 下列临床表现中哪一项**不符合**营养性缺铁性贫血

A. 皮肤、黏膜苍白

B. 肝脾轻度肿大

C. 头晕、眼花、耳鸣

D. 食欲减退

E. 肢体震颤

8. 营养性缺铁性贫血的确诊，除铁的生化检查外，下列哪一项亦可以协助确诊

A. 喂养史

B. 临床表现

C. 血象特点

D. 骨髓象特点

E. 铁剂治疗有效

9. 下列哪一项**不是**营养性巨幼细胞性贫血的好发儿童

A. 男婴，6 个月，单纯母乳喂养，乳母长期素食

B. 男童，5 岁，患急性淋巴细胞白血病 2 年，长期以甲氨蝶呤及 6-巯基嘌呤维持治疗

C. 女婴，5 个月，来自牧区，长期羊乳喂养

D. 男童，3 岁，来自农村，无偏食、挑食习惯，确诊存在钩虫感染

E. 先天性叶酸代谢障碍患儿

10. 男婴，10 个月，长期腹泻引起营养性缺铁性贫血，近 1 个月出现发热、咳嗽，近 2 天出现点头样呼吸。入院查体：面色灰暗，两肺满布细湿啰音，"三凹征"明显，心率 160 次/分，肝肋下 4cm，脾肋下 2cm。血常规：Hb 55g/L，RBC 2.5×10^9/L。应首先采取哪项措施

A. 口服铁剂

B. 肌内注射右旋糖酐铁

C. 改善饮食

D. 积极抗感染治疗

E. 积极抗感染治疗＋少量输血

11. 男，15 个月，单纯母乳喂养，其母不吃肉类、鱼类食品。近 1 月来患儿面色渐苍黄，目光呆滞，伸手时有震颤。血常规：Hb 90g/L，RBC 2.05×10^9/L。经查证实为营养性巨幼细胞性贫血。该病的主要发病机制是

A. DNA 合成减少

B. RNA 合成减少

C. 巨幼红细胞易遭破坏，寿命短

D. 胞浆发育落后于细胞核

E. 血红蛋白合成明显减少

12. 女孩，7岁，因"皮肤苍黄6年，发现脾大2个月"入院。血常规示：Hb 78g/L，RBC $2.8×10^{12}$/L，Ret 12%，WBC $3.8×10^9$/L，N 55%，L 45%，PLT $100×10^9$/L。经查确诊为"遗传性球形红细胞增多症"。应采取下列哪项处理

A. 输血

B. 保肝、利黄

C. 给予维生素E以保护红细胞膜，减轻溶血

D. 行脾切除

E. 目前无治疗手段

13. 男童，4岁，平素体建，因"流涕、咳嗽10天，皮肤瘀点、瘀斑1天"就诊。体检：一般情况好，无活动性出血，全身散在针尖大小出血点，淋巴结不大，咽充血，心肺未及异常，肝肋下刚及，脾肋下未及。血常规：Hb 115g/L，RBC $3.5×10^{12}$/L，WBC $7.0×10^9$/L，N 40%，L 60%，PLT $25×10^9$/L。目前的诊断及首选处理是

A. 急性免疫性血小板减少性紫癜；骨髓穿刺明确诊断

B. 过敏性紫癜；抗过敏治疗

C. 急性免疫性血小板减少性紫癜；抗感染治疗

D. 急性免疫性血小板减少性紫癜；大剂量静脉丙种球蛋白治疗

E. 急性免疫性血小板减少性紫癜；激素治疗

14. 男婴，2个月，生后纯母乳喂养。因"腹泻2周，苍白、呕吐，嗜睡1天，抽搐，昏迷2小时"入院。体检：神志不清，口唇苍白，前囟饱满，颈抵抗（＋）。血常规：Hb 70g/L，RBC $2.3×10^{12}$/L，WBC $11×10^9$/L，N 60%，L 40%，PLT $200×10^9$/L。诊断为"婴儿期获得性维生素K

依赖因子缺乏症"。该病哪种出凝血实验检查异常

A. 凝血酶原时间延长

B. 白陶土部分凝血酶原时间延长

C. 试管法凝血时间延长

D. 纤维蛋白含量降低

E. 出血时间延长

15. 男孩，3岁，因"肌内注射后臀部血肿"收治入院。经各项检查证实为"血友病A，重型"。下列哪项检查作为该病的初筛试验最合适

A. 血小板计数减少

B. 凝血酶原时间（PT）延长

C. 白陶土部分凝血活酶时间（KPTT）延长

D. 出血时间延长

E. 纤维蛋白含量降低

16. 急性白血病患儿急性肾衰竭最常见的原因是

A. 肾白血病细胞浸润

B. 剧烈呕吐和腹泻所致严重失水

C. 高尿酸血症和尿酸性肾病

D. 肾盂肾炎

E. 大量使用肾毒性化疗药物或抗生素

17. 下列各项提示儿童急性淋巴细胞白血病属于高危型，除了

A. 诊断时外周白细胞计数＞$25×10^9$/L

B. 染色体核型为 t（4；11）或 t（9；22）

C. 泼尼松试验不良效应者

D. 12个月的婴儿白血病

E. 诊断时已发生中枢神经系统白血病和（或）睾丸白血病者

18. 男婴，10个月，因发热1个月、耳流脓10天、皮疹5天入院。经查诊断为"郎格汉斯细胞组织细胞增生症"。下列哪项为最终确诊指标

A. 患儿有出血样皮疹、耳流脓及颅骨缺损

B. 皮疹印片见大量单核组织细胞，形态无异常

C. 皮疹印片见大量单核组织细胞，形态无异常；且皮疹活检 S-100 蛋白染色

阳性

D. 皮疹印片见大量单核组织细胞，形态无异常；皮疹切片电镜见此组织细胞内有 Birbeck 颗粒

E. 皮疹印片见大量单核组织细胞，形态无异常；且皮疹活检 ATP 酶染色阳性

（19～21 题共用题干）

男，10 个月，至今以母乳喂养为主，辅食添加少，近日出现面色苍白、易感冒、腹泻。体检：发育尚可，皮肤、黏膜苍白，心肺正常，肝肋下 3cm，脾肋下 1cm。血常规：Hb 75g/L，RBC 2.9×10^{12}/L，WBC、PLT 及网织红细胞均正常。血涂片：红细胞大小不等，以小细胞为主，中央淡染区扩大。

19. 该患儿最可能的诊断是
    A. 生理性贫血
    B. 溶血性贫血
    C. 再生障碍性贫血
    D. 巨幼细胞性贫血
    E. 营养性缺铁性贫血

20. 最有助于确立该诊断的检查是
    A. 血清铁测定
    B. 骨髓铁染色
    C. 红细胞游离原卟啉检测
    D. 血清铁蛋白
    E. 血清总铁结合力

21. 最适宜的治疗是
    A. 输血
    B. 肌内注射铁剂
    C. 输血＋铁剂口服＋维生素 C 口服
    D. 铁剂口服
    E. 铁剂及维生素 C 口服

（22～26 题共用题干）

男，4 岁，长期偏食，近一个月来面色渐苍白，自诉全身无力。体检：肝肋下 4cm，脾肋下 1cm。血常规：Hb 70g/L，RBC 3.0×10^{12}/L，Ret 2.0%，WBC、PLT 均正常，MCV 74fL，MCH 26pg，MCHC 30%。考虑为缺铁性贫血。

22. 口服铁剂治疗的剂量为

A. 元素铁每次 0.5～1mg/kg，每日 2～3 次，餐前

B. 元素铁每次 1～2mg/kg，每日 2～3 次，餐前

C. 元素铁每次 3～4mg/kg，每日 2～3 次，餐前

D. 元素铁每次 0.5～1mg/kg，每日 2～3 次，两餐之间

E. 元素铁每次 1～2mg/kg，每日 2～3 次，两餐之间

23. 铁剂治疗有效，首先出现什么变化
    A. 红细胞上升
    B. 血红蛋白上升
    C. 血清铁蛋白上升
    D. 网织红细胞上升
    E. 总铁结合力升高

24. 铁剂治疗有效，Hb 恢复正常，还需继续用药多长时间
    A. 10 天
    B. 2～3 周
    C. 1 个月
    D. 2 个月
    E. 3 个月

25. 如该患儿服用铁剂无效，应考虑下列何种可能，**除了**
    A. 服用铁剂时未补充维生素 B_{12}
    B. 诊断错误
    C. 饮食习惯未改正
    D. 存在慢性失血
    E. 服用铁剂方法不当

26. 患儿服用铁剂后 Hb 有所上升，但升至 90g/L 后不再上升，应注意与下列何种贫血相鉴别
    A. 轻型珠蛋白生成障碍性贫血
    B. 遗传性球形红细胞增多症
    C. 巨幼细胞性贫血
    D. 慢性病贫血
    E. 铁粒幼细胞贫血

（27～30 题共用题干）

男，4 岁，进食蚕豆后次日，突然面色苍白，尿液呈红茶样来院急诊。体检：体温

37℃，神志清，贫血貌，巩膜轻度黄染，HR 100 次/分，心尖区可及 Ⅱ/6 级收缩期杂音，肺、腹部无特殊。以往有食用蚕豆史。血常规：Hb 68g/L，RBC 2.8×10^{12}/L，Ret 6.0%，WBC 15×10^9/L，PLT 203×10^9/L。

27. 下列何种检查最有助于诊断
    A. Coombs 试验
    B. 血红蛋白电泳
    C. 高铁血红蛋白还原试验
    D. 红细胞渗透脆性试验
    E. 骨髓涂片

28. 最可能的诊断是
    A. 珠蛋白生成障碍性贫血
    B. 自身免疫性溶血性贫血
    C. 遗传性球形红细胞增多症
    D. G-6-PD 缺乏症
    E. 营养性缺铁性贫血

29. 该病与下列哪类贫血有关，**除了**
    A. 伯氨喹啉型药物引起的溶血性贫血
    B. 新生儿溶血性贫血
    C. 先天性非球形细胞性溶血性贫血
    D. 感染诱发的溶血
    E. 遗传性球形红细胞增多症

30. 目前最适当的处理是
    A. 激素
    B. 输母血
    C. 输 G-6-PD 正常的浓缩红细胞
    D. 水化、碱化尿液，疏通微循环，保持电解质平衡
    E. 输洗染红细胞＋激素

（31～33 题共用题干）

女，5 岁，发现皮肤出血点 2 天来院。病前 10 天有上呼吸道感染史。平素体建。体检：一般情况好，皮肤可及散在瘀点，无鼻出血及齿龈出血，肝、脾肋下未及。血常规：Hb 105g/L，RBC 3.60×10^{12}/L，WBC 4.0×10^9/L，N 50%，L 45%，PLT 20×10^9/L。经骨髓细胞学检查和血小板相关抗体检测等实验室检查考虑为"急性免疫性血小板减少性紫癜"。

31. 该病可出现下列哪些实验室检查表现，**除了**
    A. 血块收缩不良
    B. PT 延长
    C. 出血时间延长
    D. 束臂试验阳性
    E. 骨髓巨核细胞增多

32. 该病首选治疗是
    A. 大剂量静脉丙种球蛋白
    B. 输单采血小板
    C. 糖皮质激素
    D. 病程自限，只需避免外伤，无须治疗
    E. 免疫抑制剂（除糖皮质激素外）

33. 该病的诊断主要依据
    A. 外周血象＋血小板相关抗体检测
    B. 临床表现＋外周血象＋骨髓细胞学检查
    C. 病史＋临床表现＋外周血象
    D. 临床表现＋外周血象＋出、凝血试验
    E. 外周血象＋出、凝血试验＋骨髓细胞学检查

（34～38 题共用题干）

女孩，5 岁，因"发热 1 个月，伴双下肢疼痛 1 周"住院。体检：体温 38.5℃，面色苍白，无皮疹，下肢散在出血点，浅表淋巴结易及，心肺无殊，肝肋下 3cm，脾肋下未及，无关节红肿，神经系统无特殊。血常规：Hb 90g/L，WBC 20×10^9/L，N 12%，L 82%，PLT 50×10^9/L。血涂片示：原始＋幼稚细胞 3%，直径＜12μm，核圆，偶有凹陷、折叠，核质较粗，核仁 1～2 个、较小，胞浆少，浆偏蓝，浆内无明显颗粒，过氧化物酶染色阴性。血沉 50mm/h。经骨髓检查证实为急性淋巴细胞白血病。免疫分型为前 B 细胞型。细胞遗传学检查示有 48 条染色体。分子遗传学检查发现存在 EFV6-CB-FA2 融合基因。

34. 下列骨髓象哪项与上述诊断相符
    A. 异常细胞形态偏大，胞质嗜碱性强，多空泡

B. 异常细胞大小一致，以小型为主，PAS 染色阳性

C. 异常细胞形态大，核呈镜影对称，且有明显核仁

D. 异常细胞过氧化物酶染色阳性

E. 异常细胞非特异性酯酶染色阳性，可被氟化物抑制

35. 按上述资料，应属下列哪一型
    A. L_1 型，标危型
    B. L_1 型，高危型
    C. L_2 型，标危型
    D. L_2 型，高危型
    E. L_3 型，高危型

36. 如本例治疗顺利，维持治疗需坚持
    A. 2～3 年
    B. 3～5 年
    C. 3.5 年
    D. 4 年
    E. 5 年

37. 如早期强化治疗期间出现头痛、呕吐、面瘫。为明确原因，应首先采取哪项诊断措施
    A. 复查骨髓象
    B. 神经系统体格检查
    C. 头颅 CT
    D. 脑电图检查
    E. 腰椎穿刺，查脑脊液常规、生化及找异常细胞

38. 如经检查确诊为中枢神经系统白血病，经积极治疗，再次取得完全缓解。为争取提高长期无病生存率，首选下列哪项治疗措施
    A. 采用更强烈的化疗方案
    B. 自身外周血干细胞移植
    C. 增大甲氨蝶呤剂量
    D. 异基因造血干细胞移植
    E. 原方案继续治疗

【B 型题】

(1～3 题共用备选答案)
    A. Coombs 试验阳性
    B. 红细胞渗透脆性试验阳性

C. 抗碱血红蛋白含量增高

D. 高铁血红蛋白还原试验异常

E. Ham's 试验阳性

1. 遗传性球形红细胞增多症
2. 重型 β 珠蛋白生成障碍性贫血
3. 自身免疫性溶血性贫血

(4～7 题共用备选答案)
    A. 营养性缺铁性贫血
    B. 营养性巨幼细胞性贫血
    C. 营养性混合性贫血
    D. 珠蛋白生成障碍性贫血
    E. 红细胞 G-6-PD 缺陷症
    F. 雅克什贫血
    G. 急性白血病
    H. 遗传性球形红细胞增多症

4. 女婴，10 个月，34 周早产儿，出生体重 2kg，生后牛乳＋米糊喂养，未加辅食。近 5 个月来面色渐苍白。体检：体重 7kg，面色苍白，表情呆滞，肝肋下 2.5cm，脾肋下 1.5cm。Hb 75g/L，RBC $2.5×10^{12}/L$，WBC $5×10^9/L$，N 0.3，L 0.67，M 0.2。外周血涂片示红细胞大小不等，异形明显，大小红细胞中央浅染区明显，部分中性粒细胞分叶＞5 叶

5. 男婴，8 个月，足月顺产，人工喂养，先用乳粉，近数月改用鲜牛奶。近 2 个月来面色苍白明显，不爱活动，有时烦躁不安，食欲减退。以往多次腹泻，近来大便偶呈深褐色。体检：体重 8.2kg，皮肤、口唇苍白，HR 130 次/分，各瓣膜区可及收缩期杂音，较柔软，两肺呼吸音正常，腹软，肝肋下 1.5cm，脾肋下刚及。Hb 80g/L，RBC $3.2×10^{12}/L$，红细胞大小不等，以小型为主，中央苍白区明显。大便隐血试验阳性

6. 男孩，10 岁，因"发热 1 个月余，咳嗽 2 周，气促 1 周"入院。体检：营养发育中等，面色苍白，气稍促，无皮疹、出血点，浅表淋巴结普遍肿大，左腋下有一淋巴结似核桃，咽轻度充血，HR 110 次/分，未闻及明显杂音，两肺呼吸音粗，无干、湿

啰音,腹软,肝肋下 4cm,脾肋下 5cm,质均为中等,双睾丸不肿大,神经系统无异常。Hb 90g/L,WBC 30 × 10⁹/L,N 0.30,L 0.60,有 10% 细胞形态较大,核染色质较细。X线示胸腺增大

7. 男孩,7岁,自幼面色苍黄,伴间歇性巩膜黄染,常于感染时发生。有一姐生后 2 月早夭,死于严重黄疸。体检:营养、发育稍差,皮肤、巩膜轻度黄疸,咽充血,扁桃体Ⅱ度肿大,心率快,两肺呼吸音稍粗,腹软,肝肋下 3cm,脾肋下 4cm,质均中等,无压痛,神经系统无异常。Hb 60g/L,RBC 1.8 × 10¹²/L,WBC 12 × 10⁹/L,N 0.70,L 0.30。外周血涂片中红

细胞圆而小,无"中空"现象

(8~10 题共用备选答案)
A. 红细胞游离原卟啉 >500μg/L
B. 转铁蛋白饱和度 <15%
C. 血清铁蛋白 <12μg/L
D. 外周血涂片示小细胞性贫血
E. 血红蛋白和红细胞数降低

8. 缺铁性贫血贮铁减少期的特征性实验室指标是

9. 缺铁性贫血红细胞生成缺铁期的特征性实验室指标是

10. 缺铁性贫血贫血期有诊断意义的指标是

选择题参考答案

A 型题:

1. C	2. C	3. C	4. D	5. B	6. B	7. E	8. E	9. D	10. E
11. A	12. D	13. E	14. A	15. C	16. C	17. A	18. D	19. E	20. E
21. A	22. E	23. D	24. D	25. D	26. B	27. C	28. C	29. D	30. D
31. B	32. C	33. C	34. B	35. A	36. A	37. E	38. D		

B 型题:

1. B	2. C	3. A	4. C	5. A	6. G	7. H	8. C	9. A	10. B

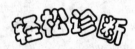

Case 1

患儿,男,1岁2个月,主因"发现皮肤苍白2个月"入院。

现病史: 2个月前家长发现患儿面色苍白,神萎消瘦,未予诊治。近1个月来嗜睡、纳差,面色苍白有所加重,活动较前减少。起病以来精神稍差,无呕血便血、无鼻出血、无皮肤黏膜出血,无黄疸,大小便色泽正常。

既往史: 足月顺产,生后母乳喂养,半岁后曾加少量面粉类食物,1岁后仅以母乳喂养。

家族史: 父母体健,饮食无特殊偏好。

查体: 呼吸 40 次/分,心率 120 次/分,体重 6.4kg,发育营养较差,结膜、甲床明显苍白,皮肤弹性较差,浅表淋巴结不大,烦躁,前囟 1.5cm×1.5cm,双肺呼吸音粗,心尖部 2/6 级收缩期杂音,肝肋下 3cm,脾未及,生理反射可引出,病理反射(一)。

辅助检查: 血常规:WBC 7.2×10⁹/L,Sl 0.01,Sg 0.29,L 0.66,M 0.04,Ret 1.49%。RBC 1.90×10¹²/L,Hb 7.2g/L,MCV 74.1fL,MCH 25.3 pg,MCHC 28.4%,PLT 175×10⁹/L。

初步诊断：小细胞低色素贫血，中度（营养性缺铁性贫血？）

诊断与鉴别诊断流程：

- 初步诊断：喂养史，临床表现，血象
- 确诊：铁代谢的生化检查
- 必要时选择：骨髓细胞学
- 证实诊断：铁剂治疗有效
- 鉴别诊断：地中海贫血，血红蛋白病，维生素 B_6 缺乏，铁粒幼细胞贫血

治疗：

- 加强护理，改善营养，去除病因
- 铁剂治疗——特效治疗：首选口服，4～6mg/kg，分次服用，餐间为宜，同服维生素 C
- 输红细胞：<60g/L

铁剂添加后	机体反应
12～24 小时	细胞内含铁酶活性恢复，精神症状好转，食欲改善
36～48 小时	骨髓增生活跃
48～72 小时	网织红细胞增多，5～7 天达高峰，2～3 周下降到正常
1～4 周	1～2 周血红蛋白上升，3～4 周正常
6～8 周	增加铁储备

Case 2

患儿，男，9岁，主因"间断发热1月余"入院。

现病史： 1个月前无明显诱因出现发热，体温最高达39℃，以夜间为著，伴轻微咳嗽，无呕吐及腹泻，无抽搐及寒战。在当地诊所按"上呼吸道感染"静脉滴注"青霉素、双黄连"等1周，体温渐恢复正常。半个月前再次发热，并出现颈部小肿块，诊断为"淋巴结炎"静脉滴注药物（具体不详）3天，体温下降，1周前又出现发热，体温39℃左右，在诊所给予降温处理（具体不详）后热退。因反复发热，诊断不明，来我院诊治。病程中无皮疹，无关节肿痛，无鼻出血及牙龈出血。发病以来，精神渐差，乏力、纳差，大小便正常，睡眠可。

既往史： 平素体健，生长发育顺利。

家族史： 无特殊病史。

查体： T 36.8℃，P 89次/分，R 24次/分，体重28kg，神志清、精神差，贫血貌。全身皮肤黏膜无黄染、皮疹、出血点，颈部、腋窝、腹股沟可触及多个肿大淋巴结，约花生米至黄豆大小，质软，无压痛，活动度可。头颅无畸形，眼、耳、鼻无异常，口唇苍白，咽充血，扁桃体不大。颈软。双肺呼吸音清，未闻及干、湿啰音。心率89次/分，律齐，心音可，未闻及杂音。腹软，肝、脾肋下未触及。生理反射存在，病理反射未引出。

辅助检查：

血常规： 白细胞 $3.5×10^9$/L，中性分叶 6%，淋巴 80%，单核 4%，异淋 10%，Hb 89g/L，MCV 80.7 fL，PLT $146×10^9$/L，Ret 0.2%。CRP、ASO、RF、C3、ANA、肝肾功能均正常。

骨髓细胞学： 骨髓增生活跃、淋巴细胞增生旺盛共占97.6%，其中原幼淋巴细胞86.4%，成熟淋巴细胞10.4%，异型淋巴细胞占0.8%。原幼淋巴细胞特点：细胞大小不等，大细胞约占30%，胞形多为圆形、椭圆形，核形可见圆形、椭圆形，多见瘤样切迹、凹陷、折叠，核染色质粗细不均，核仁少见，核膜清晰，胞浆量少，淡蓝色无颗粒，偶见空泡。细胞组化：POX（—），

PAS 强阳性。粒红两系增生严重受抑。粒系仅占 0.8%，红系仅占 1.6%。在 3.3cm×2.2cm 片膜上共见巨核细胞 3 个，血小板散在易见。

胸片：双肺纹理稍重，余未见异常。

腹部 B 超：肝脾轻度增大。

诊断：急性淋巴细胞白血病，L_2 型。

诊断与鉴别诊断流程：

诊断：临床表现、血象、骨髓象

鉴别诊断：
- 再生障碍性贫血：三系减少，无幼稚细胞，无浸润表现
- 传染性单核细胞增多症：肝脾、淋巴结肿大，异淋，预后好
- 类白血病反应：控制原发病可改善，白细胞毒性变，碱性磷酸酶积分增高
- 风湿性关节炎：无骨髓改变

治疗——以化疗为主的综合疗法

> 治疗原则：早期诊断、早期治疗、严格分型、按型选药
> 治疗方针：早期连续适度化疗，分阶段长期规范治疗，预防中枢神经系统白血病（CNSL）和睾丸白血病（TL），注意支持治疗
> 停药时机：持续完全缓解 2~3 年后

（一）支持疗法
1. 防治感染：环境隔离，针对病原
2. 成分输血：按需输注
3. 集落刺激因子：G-CSF
4. 防治高尿酸血症：别嘌呤醇

（二）急淋化疗
1. 诱导治疗：长期无病生存的关键
　　长春新碱、柔红霉素、门冬酰胺酶、泼尼松
2. 巩固治疗：（"微小残留病变" MRD）
　　环磷酰胺、阿糖胞苷、6-巯基嘌呤
3. 预防髓外白血病：
　　三联鞘注：MTX，Ara-C，Dex
　　大剂量甲氨蝶呤-四氢叶酸钙疗法
　　颅脑放射治疗
4. 早期强化治疗或再诱导治疗：VDL Dex 方案
5. 维持治疗和加强治疗：6-MP/6-TG＋MTX，2~3 年
6. CNSL 的治疗：全身治疗加鞘内注射和颅脑放疗
7. TL 的治疗：全身治疗加双侧睾丸放疗

（三）急非淋
- 诱导治疗
  - M_3 以外：DA 方案，DEA 方案
  - M_3：ATRA＋DNR＋Ara-C 或 ATRA＋As_2O_3
- 缓解后治疗
  - 巩固治疗
  - 根治性强化治疗：Ara-C 或干细胞移植

（四）造血干细胞移植（HSCT）

预后：5 年无病生存率：急淋 70%~85%，急非淋 40%~60%

（汤亚南）

第十六章 神经肌肉系统疾病

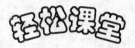

第一节 神经系统疾病检查方法

一、神经系统体格检查

（一）一般检查

意识和精神行为状态：嗜睡、昏睡、浅昏迷、深昏迷
特殊气味特殊面容
皮肤：色素沉着或脱失、血管瘤
头颅：头围、囟门、颅缝、颅骨
脊柱

（二）脑神经检查

嗅神经：特殊气味
视神经：视力、视野、眼底
动眼神经、滑车神经、展神经：眼睑、眼球、瞳孔
三叉神经：张口、咀嚼、痛觉、角膜
面神经：随意运动、表情运动
听神经、前庭神经：听力和前庭功能测试
舌咽神经和迷走神经：吞咽、声音、呼吸
副神经：胸锁乳突肌和斜方肌
舌下神经：伸舌

（三）运动功能检查

肌容积：萎缩，肥大
肌张力：安静状态下的肌肉紧张度
肌力：0～5级
共济运动：动作是否准确
姿势和步态：剪刀式、共济失调、髋带肌无力的"鸭步"
不自主运动：锥体外系疾病

（四）感觉功能检查

浅感觉：痛觉、触觉、温度觉
深感觉：位置觉、震动觉
皮质感觉：闭目状态下距离、形状、轻重辨别

（五）生理反射检查

终身存在：浅反射，腱反射
暂时存在：原始反射

（六）病理反射检查

2岁以下巴氏征可阳性。

（七）脑膜刺激征

同成人，小婴儿可阳性。

二、神经系统辅助检查

（一）脑脊液检查——诊断颅内感染和蛛网膜下腔出血的重要依据

（二）脑电图——大脑皮质神经元电生理功能的检查

（三）肌电图和脑干诱发电位

脑干诱发电位
　脑干听觉诱发电位：听力筛查、脑干功能评价
　视觉诱发电位：鉴别视通路损害位置
　体感诱发电位：助诊脊神经根、脊髓、脑内病变
肌电图：有无肌肉损害及性质

（四）神经影像学检查

电子计算机断层扫描：钙化出血首选，后颅、脊髓难辨
磁共振成像：分辨率高，钙化显影差
其他：MRA、DSA、TCD——脑血管病，SPECT、PET、MEG——功能影像

第二节　癫　痫

一、概念

1. 癫痫：以持续存在的反复癫痫发作的易感性和由此引起的神经生物学、认知、心理学及社会方面后果的一种脑部疾病。

2. 癫痫发作：大脑神经元过度异常放电引起的突然的、短暂的症状或体征，因累及的脑功能区不同，临床可有多种发作表现，包括意识、运动、感觉异常，精神及自主神经功能障碍。

3. 惊厥：伴有骨骼肌强烈收缩的痫性发作。

4. 癫痫综合征：在癫痫患病年龄、病因、发作表现、脑电图、预后等方面有其各自特点的

独立癫痫类型。

二、病因

病因分类	具体发病因素	
特发性 症状性 隐源性	遗传因素： 　单基因、多基因、染色体、线粒体脑病	
	脑内结构异常： 　脑发育畸形和障碍、变性和脱髓鞘、感染、肿瘤、中毒、产伤、外伤后遗症	
	诱发因素： 　年龄、睡眠、青春期、过食、饥饿、疲劳、过度换气、疫苗	

三、癫痫发作的分类和临床表现

（一）癫痫发作的分类（临床表现加脑电图、症状学）

局灶性发作	单纯局灶性发作（不伴意识障碍） 　运动性、感觉性、自主神经性、精神症状性 复杂局灶性发作（伴意识障碍） 　单纯发作继发、初始即有意识障碍、自动症 局灶发作继发全身发作
全身性发作	强直-阵挛：EEG 全脑棘波/棘慢复合波 强直：EEG 多灶性棘波/多棘慢波爆发 阵挛：仅肌肉抽动无强直 失神　典型：过度换气诱发，全脑同步 3Hz 棘-慢复合波 　　　不典型：$1.5\sim2.5$Hz 全脑棘-慢复合波，与广泛脑损害有关 肌阵挛：全脑棘-慢或多棘慢爆发，与广泛脑损害有关 失张力：节律性或不规则、多灶性棘-慢复合波
不能分类的发作（不能明确的发作）	

（二）小儿常见的癫痫和癫痫综合征

	伴中央颞区棘波的儿童良性癫痫	婴儿痉挛（West 综合征）	Lennox-Gastaut 综合征	热性惊厥附加症
发病年龄	$2\sim14$ 岁	1 岁前	$1\sim14$ 岁	
高峰年龄	$8\sim9$ 岁	$4\sim8$ 个月	$3\sim5$ 岁	
男女比例	男多于女			
发作形式	局灶性，可继发全身	频繁痉挛	频繁多样	热性惊厥或无热性惊厥
EEG	中央区和颞中区棘、尖波或棘-慢综合波	高峰失律	慢-棘慢复合波 背景活动异常	
相关因素	睡眠有关	隐原/症状		遗传家族史
预后	良好，自限性	智力运动发育倒退	智力运动发育倒退	多为良性

第三节　惊　厥

一、概念

以强直或阵挛等骨骼肌运动性发作为主要表现，常伴意识障碍的痫性发作的常见形式。

二、病因分类

感染性病因	非感染性病因
颅内感染 　脑炎，脑膜炎	**颅内疾病** 　颅脑损伤与出血 　先天发育畸形 　颅内占位性病变
颅外感染 　热性惊厥 　感染中毒性脑病	**颅外疾病** 　缺氧缺血性脑病 　代谢性疾病 　　水电平衡紊乱 　　肝肾衰竭，Reye 综合征 　　遗传代谢病 　　中毒

三、热性惊厥

	单纯性热性惊厥	复杂性热性惊厥
在热性惊厥中所占比例	70％	30％
起病年龄	6个月到5岁	非典型年龄
惊厥发作形式	全面性	局灶性或全面性
惊厥持续时间	<10分钟	>10分钟
惊厥发作次数	一次病程中仅1~2次	24小时内反复发作
神经系统异常	无	有
惊厥持续状态	少	常见

热性惊厥转为癫痫的危险因素
　神经系统异常或发育迟缓
　复杂性热性惊厥
　直系亲属中有癫痫史

热性惊厥的预防
　发热时间歇短程服用地西泮
　必要时按抗癫痫治疗

第四节 化脓性脑膜炎

一、致病菌和入侵途径

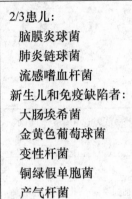
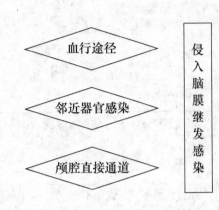

2/3患儿：
  脑膜炎球菌
  肺炎链球菌
  流感嗜血杆菌
新生儿和免疫缺陷者：
  大肠埃希菌
  金黄色葡萄球菌
  变性杆菌
  铜绿假单胞菌
  产气杆菌

血行途径
邻近器官感染
颅腔直接通道

侵入脑膜继发感染

二、病理

软脑膜、蛛网膜、表层脑组织：充血、渗出
脑实质：血管源性和细胞源性脑水肿
血管：血管炎、脑梗死、脑出血
脑神经受累

三、临床表现

1岁以下为高峰

肺炎链球菌
  冬春多见

脑膜炎球菌
流感嗜血杆菌
  春秋多见

典型表现：
1. 感染中毒及急性脑功能障碍症状
发热、烦躁、意识障碍、惊厥、休克、DIC
2. 颅内压增高表现
头痛、呕吐、前囟膨隆、头围增大、脑疝
3. 脑膜刺激征阳性
小婴儿表现：
1. 体温不典型
2. 颅内压增高不明显
3. 惊厥不典型
4. 脑膜刺激征不明显

四、辅助检查

确诊依据：脑脊液检查
（压力增高、外观浑浊、WBC 显著增多、中性为主、糖减低、蛋白质增高、病原阳性）
血培养：有助于病原体的诊断
皮肤瘀点、瘀斑：脑膜炎球菌
外周血象：细菌感染特点
降钙素原
神经影像学：并发症

五、并发症和后遗症

	硬膜下积液	脑室管膜炎	ADH 异常分泌	脑积水	神经功能障碍
发生率	30%～60%				
年龄	<1 岁	治疗延误的婴儿			
表现	经治疗体温不降或退而复升，症状好转后又出现意识障碍、惊厥、前囟膨隆、颅内压增高	发热不退意识不改善颈项强直加重角弓反张脑脊液异常	低钠血症血浆低渗透压脑水肿加重惊厥意识障碍	颅内压增高惊厥皮质萎缩	耳聋智力低下瘫痪癫痫视力障碍行为异常
助诊方法	头颅透照、CT	CT 脑室扩大			
确诊方法	硬膜下穿刺	侧脑室穿刺			
治疗	硬膜下穿刺放液、外科	侧脑室穿刺注药		外科	康复

第五节 病毒性脑膜炎

一、病因和发病机制

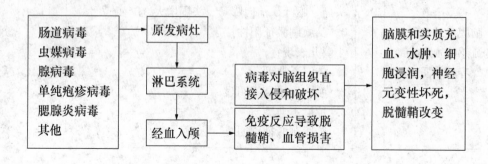

二、临床表现

	病毒性脑膜脑炎	病毒性脑炎		
损害部位	脑膜和脑实质	弥漫大脑病变	额叶皮质运动区	额叶底部 颞叶边缘系统
临床表现	前驱表现 非特异性感染表现 头痛、精神异常 脑膜刺激征 无限局神经症	发热 反复惊厥 意识障碍 颅内高压 瘫痪	发热不定 反复惊厥发作 癫痫持续状态	发热不定 精神情绪异常
		其他：瘫痪和不自主运动、锥体束征		
病原				单纯疱疹病毒
诊断线索	手足口病—肠道病毒；肝脾、淋巴结肿大—EB、CMV；腹泻和红斑—西尼罗河病毒			
病程	1～2周	2～3周		
后遗症	癫痫、肢体瘫痪、智力倒退			

第六节　脑性瘫痪

一、病因和临床表现

病因	基本表现	临床类型	伴随症状和疾病
围生期脑损伤 早产儿 脑发育异常 产后脑损伤 产前危险因素	出生后非进行性 运动发育异常 1. 运动发育落后 　和瘫痪肢体主 　动运动减少 2. 肌张力异常 3. 姿势异常 4. 反射异常	按运动障碍性质分类： 　痉挛型 　手足徐动型 　肌张力低下型 　强直型 　共济失调型 　震颤型 　混合型	①智力低下 ②癫痫 ③语言功能障碍 ④视力障碍 ⑤听力障碍 ⑥流涎 ⑦关节脱位
		按瘫痪累及部位分类： 　四肢瘫、双瘫、截 　瘫、偏瘫、三肢瘫、 　单瘫	

二、诊断

主要依据：病史（非进行性或退行性）和体格检查
辅助手段：头颅影像学、神经病生理检查——意义有限
全面诊断：类型、伴随症状和疾病

三、治疗

治疗原则	治疗措施
早期发现、早期治疗 促进正常运动发育、抑制异常运动和姿势 综合治疗伴随疾病 医师指导和家庭训练相结合	功能训练 　体能运动训练 　技能训练 　语言训练 矫形器的应用 手术治疗——痉挛型 其他：高压氧、水疗、电疗

第七节　吉兰-巴雷综合征

一、概况

又称急性炎症性脱髓鞘性多神经根病，免疫因素介导，以肢体对称性弛缓性瘫痪为主要临床特征。

二、病因和病理分类

病因	病理分类
感染因素 　空肠弯曲菌——最主要 　巨细胞病毒 　EB 病毒、带状疱疹病毒、HIV、支原体 疫苗接种 　狂犬病毒疫苗 　麻疹、破伤风、脊髓灰质炎 免疫遗传因素	急性炎症性脱髓鞘性多神经病 急性运动轴索性神经病 急性运动感觉轴索型神经病 Miller-Fisher 综合征

三、临床表现

运动障碍	四肢尤其下肢弛缓性瘫痪，近端为主 病程进行性加重不超过 3～4 周 重症呼吸机麻痹 脑神经麻痹——核下型面瘫最多见
感觉障碍	神经根痛，皮肤感觉过敏
自主神经功能障碍	多汗、便秘、尿潴留、血压增高、心律失常
预后：自限，肌力 3～6 个月内恢复，少数遗留肌无力，急性期可死于呼吸肌麻痹	

四、实验室检查

脑脊液检查：起病第 2 周后蛋白细胞分离——特征改变。
神经传导功能测试——与病理分型有关。

五、诊断和鉴别诊断

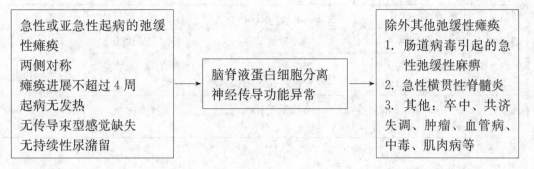

急性或亚急性起病的弛缓
性瘫痪
两侧对称
瘫痪进展不超过 4 周
起病无发热
无传导束型感觉缺失
无持续性尿潴留

→ 脑脊液蛋白细胞分离
神经传导功能异常 →

除外其他弛缓性瘫痪
1. 肠道病毒引起的急
性弛缓性麻痹
2. 急性横贯性脊髓炎
3. 其他：卒中、共济
失调、肿瘤、血管病、
中毒、肌肉病等

六、治疗

积极的支持治疗和护理措施——关键
1. 呼吸道通畅、防肺炎、褥疮
2. 鼻饲防吸入性肺炎
3. 水电解质平衡和热卡支持
4. 营养和促进神经修复
5. 瘫痪肌群康复训练
抢救呼吸肌麻痹——气管切开或插管，机械通气
免疫调节治疗——IVIG，重症适用

第八节　重症肌无力

一、概念

免疫介导的神经肌肉接头处传递障碍的慢性疾病。
临床特征：骨骼肌运动中极易疲劳并导致肌无力，休息或用胆碱酯酶抑制剂后症状减轻。

二、病因和发病机制

抗 Ach-R 抗体与 Ach 争夺 Ach-R

C3 和细胞因子破坏 Ach-R 和突触后膜

Ach 与受体结合
困难，Ach 被胆
碱酯酶破坏 →

肌肉病态
性易疲劳

三、临床表现

	儿童期			新生儿期	
	眼肌型	脑干型	全身型	暂时性	先天性
基本特点	2～3 岁高峰，女孩多见 可有混合型，可伴发于类风湿、甲亢、癫痫、肿瘤等，与遗传有关			重症肌无力孕母	Ach-R 离子通道异常
临床表现	一或双侧眼睑下垂，晨轻暮重	吞咽或构音困难，声嘶	运动后四肢肌肉无力	全身肌肉无力，数天、数周恢复	全身肌无力和眼外肌受累，无自然缓解趋势

四、诊断

药物诊断试验		肌电图检查	抗 Ach-R 抗体	胸部 CT
腾喜龙	新斯的明	神经重复刺激	阳性利于诊断	
0.2mg/kg (<10mg)	0.04mg/kg (<1mg)	重复刺激后反应电位波幅快速降低	婴幼儿、眼肌型滴度低	协助检查胸腺肿瘤
儿童适用，婴儿不适用	有毒蕈碱样反应，可先注射阿托品	有诊断特异性	阳性率有限	

五、治疗

- 胆碱酯酶抑制剂：主要治疗，首选溴吡斯的明，注意毒蕈碱样反应
- 糖皮质激素：首选泼尼松，可降低复发率
- 胸腺切除术：药物难控制者
- IVIG 和血浆置换：难治性或肌无力危象
- 肌无力危象：治疗延误或不当措施诱发肌无力加重，新斯的明可缓解
- 胆碱能危象：肌无力合并毒蕈碱样症状，腾喜龙可鉴别
- 禁用药物：氨基糖苷类抗生素、大环内酯类普鲁卡因胺、普萘洛尔、奎宁、青霉胺

第九节　进行性肌营养不良

一、概念

以进行性加重的对称性肌无力、肌萎缩为特点的原发于肌肉的遗传性变性疾病，最终完全丧失运动功能。小儿最常见、最严重的类型是假肥大型肌营养不良。

二、假肥大型肌营养不良的基本特点

病因和发病机制	X-连锁隐性遗传，Xp21 抗肌萎缩蛋白基因突变
临床表现（男孩患病）	进行性肌无力和运动功能倒退 Gower 征 假性肌肥大和广泛肌萎缩 心肌病、心衰、智力障碍、恶性高垫
辅助检查	CK 显著增高，晚期下降 肌电图呈肌病表现 肌肉活检：肌纤维轻重不等的广泛变性坏死，另有增生、浸润。组化染色抗肌萎缩蛋白缺失 遗传学检查：抗肌萎缩蛋白基因突变或缺失 心电图、超声心动图
诊断	CK 显著增高，男性患病，腓肠肌假性肥大 肌活检、遗传学检测

续表

病因和发病机制	X-连锁隐性遗传，Xp21 抗肌萎缩蛋白基因突变
鉴别诊断	1. 神经疾病： ①脊髓性肌萎缩：进行性肌萎缩和肌无力，肌电图大量失神经电位，CK 不增高 ②肌张力低下型脑瘫：婴儿期发病，CK 不高，无假性肌肥大 2. 肌营养不良肌病： ①Emery-Dreifuss 肌营养不良：罕见，进展缓慢，肩胛肌和心肌受累明显，智力正常，无假性肥大，CK 轻度增加 ②面肩肱型肌营养不良：常显遗传，起病晚，面肌先受累，波及肩胛 ③肢带型肌营养不良：骨盆和肩带受累，起病晚
治疗	对症支持治疗

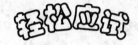

一、选择题

【A 型题】

1. 某急性感染性多发性神经根炎患儿入院时，双下肢肢体在平面上能带动关节活动，能克服地心引力，可判断该患儿的肌力是
   A. 0 级
   B. Ⅰ级
   C. Ⅱ级
   D. Ⅲ级
   E. Ⅳ级

2. 哪种神经反射出生后即有且终生存在
   A. 拥抱反射
   B. 觅食反射
   C. 腹壁反射
   D. 膝腱反射
   E. 握持反射

3. 如果疑诊颅内占位，哪项检查必须慎重
   A. EEG 检查
   B. MRI
   C. 腰椎穿刺
   D. CT
   E. X 线片

4. 癫痫失神发作应首选下列哪种抗癫痫药物治疗
   A. 氯硝西泮

   B. 苯巴比妥
   C. 苯妥英钠
   D. 卡马西平
   E. 丙戊酸钠

5. 男孩，8 个月，出生 5 个月出现点头、弯腰发作，有时伴喊叫，每日数十次，精神运动发育落后。脑电图示高峰节律紊乱，诊断为婴儿痉挛症。**不选用**的抗癫痫药物是
   A. 丙戊酸钠
   B. 硝西泮
   C. ACTH
   D. 托吡酯
   E. 卡马西平

6. 女孩，2 岁，生后患颅内出血，经抢救好转出院。15 个月起常有冲头、发呆发作，有时呈大发作，至今不会独站和爬行。脑电图示两侧有大量 1.5Hz 棘-慢波和多棘-慢波阵发。诊断为 Lennox-Gastaut 综合征。其首选的抗癫痫药物是哪一种
   A. 卡马西平
   B. 丙戊酸钠
   C. 苯巴比妥
   D. 苯妥英钠
   E. 氯硝西泮

7. 女孩，12 岁，近 1 年来反复发作发呆凝视，持物落地，每天 20 余次，智力正常。脑电图示两侧有同步的 3Hz 棘-慢波和多棘-慢波阵发。其癫痫类型是
   A. 失神发作
   B. 不典型失神发作
   C. 失张性发作
   D. 肌阵挛发作
   E. 复杂性部分性发作

8. 男孩，10 岁，因癫痫发作入院，经检查确诊为小儿良性癫痫伴中央颞区棘波。下列哪项**不是**其主要临床特点
   A. 常在睡眠中发生部分性发作或全身性大发作
   B. 脑电图在中央区颞中部有棘波或棘-慢波灶
   C. 智力发育正常，神经系统无异常发现
   D. 常有家族性癫痫史，且系常染色体显性遗传
   E. 抗癫痫药物需终身治疗

9. 男孩，2 岁，生后就发现左侧面部血管瘤，13 个月开始出现右侧面部及右上肢阵挛性发作，意识无障碍。其癫痫发作类型是
   A. 强直性阵挛性发作
   B. 简单部分性发作
   C. 复杂部分性癫痫状态
   D. 失神癫痫状态
   E. 不典型失神癫痫状态

10. 单纯性高热惊厥有以下特点，但**除外**下列哪项
    A. 有明显的遗传倾向
    B. 发作前后神经系统无异常
    C. 惊厥多为部分性发作
    D. 惊厥持续多在 10 分钟以内
    E. 有年龄特点

11. 女，11 月，自 4 个月后常常在哭吵后发生屏气，颜面发白，意识丧失，肢体抽动，心律减慢，常能自行缓解。EEG 检查未发现异常。该病例最可能的诊断是哪项
    A. 晕厥
    B. 癫痫大发作
    C. 屏气发作

D. West 综合征
E. 癔症

12. 确诊化脓性脑膜炎的依据是
    A. 颈部强直
    B. 全身性惊厥
    C. 婴儿前囟隆起
    D. 头部 CT 检查
    E. 脑脊液中找到致病菌

13. 除新生儿外，以下哪项脑脊液检查是**不正常**的
    A. 压力 0.69～1.96kPa
    B. 白细胞数（0～5）×10^6/L
    C. 糖定量为 2.2～4.4mmol/L
    D. 蛋白质定量为 0.2～0.4g/L
    E. 氯定量为 90～100mmol/L

14. 当骤然起病，迅速呈现进行性休克，皮肤出现瘀点、瘀斑，意识障碍及颈项强直时，最可能的诊断是以下哪项
    A. 结核性脑膜炎
    B. 肺炎链球菌脑膜炎
    C. 脑膜炎球菌脑膜炎
    D. 大肠埃希菌脑膜炎
    E. 流感嗜血杆菌脑膜炎

15. 未明病原菌的新生儿脑膜炎治疗可选用哪个治疗方案
    A. 异烟肼＋链霉素
    B. 两性霉素 B
    C. 青霉素＋庆大霉素
    D. 青霉素＋氯霉素
    E. 头孢三代＋氨苄西林

16. 以下哪项检查**不是**瑞氏综合征的特点
    A. 血氨升高
    B. 血糖降低
    C. 脑电图弥漫性慢波
    D. 脑脊液常规异常
    E. 肝组织活检异常

17. 婴儿化脓性脑膜炎最常见的并发症是
    A. 癫痫
    B. 硬脑膜下积液
    C. 脑室管膜炎
    D. 脑积水
    E. 失明

18. 下列哪一项**不是**化脓性脑膜炎并发硬脑膜下积液的特点
    A. 3 岁以上患儿较多见
    B. 多在治疗中体温不退或热退后复升
    C. 进行性前囟饱满、头围增大
    D. 透光实验阳性
    E. 头颅 CT 有助诊断

19. 10 个月男婴，发热、咳嗽 1 周，反复呕吐 4 天，每天 10 余次，继而进行性发展，出现嗜睡、全身性惊厥 4 次。检查：患儿呈昏迷状态，皮肤无黄疸，颈软，心、肺无异常，肝肋下 4cm，质中韧感，四肢肌张力正常。查血白细胞数 12.0×10^9/L，血糖 1.68mmol/L，ALT 78U/L。脑脊液常规正常。脑电图的基本电活动变慢。最可能的诊断是
    A. 隐球菌性脑膜炎
    B. 瑞氏综合征
    C. 病毒性脑炎
    D. 中毒性脑病
    E. 颅内肿瘤

20. 女孩，2 岁，患瑞氏综合征，且有明显颅内压增高。下列处理哪项**不妥当**
    A. 20％甘露醇静脉注射，可同时应用地塞米松
    B. 给予 10％～15％葡萄糖静脉滴注
    C. 保持呼吸道通畅
    D. 维持正常血压
    E. 3～5mg/kg 苯巴比妥肌内注射

21. 5 个月女婴，突然高热烦躁，吃奶后频繁呕吐，眼神呆滞，意识模糊，前囟饱满。脑脊液细胞数 590×10^6/L，其中多核细胞 68％，糖 2.1mmol/L，氯化物 126mmol/L，蛋白质 1.4g/L。经青霉素治疗 2 周后，脑脊液已正常，但仍发热，又出现呕吐，前囟隆起，并出现全身性惊厥。应首先考虑下列哪项诊断
    A. 病毒性脑炎
    B. 化脓性脑膜炎合并硬脑膜下积液
    C. 金黄色葡萄球菌脑膜炎
    D. 结核性脑膜炎
    E. 脑脓肿

22. 6 岁小儿，因发热 4 天、呕吐 2 天、惊厥 1 次收入住院。入院后患儿嗜睡明显，又反复惊厥 3 次，脑脊液检查细胞数 390×10^6/L，其中多核细胞 75％，糖 3.1mmol/L，氯化物 122mmol/L，蛋白质 0.45g/L，应首先考虑
    A. 流行性乙型脑炎
    B. 化脓性脑膜炎
    C. 金黄色葡萄球菌脑膜炎
    D. 结核性脑膜炎
    E. 隐球菌性脑膜炎

23. 男，9 个月，化脓性脑膜炎患者，经抗感染治疗，体温平稳 6 天后复升，患儿呕吐明显，前囟饱满，头围增大，头颅透光实验阳性，此时最可能发生的并发症是
    A. 败血症
    B. 硬膜下积液
    C. 脑室管膜炎
    D. 脑脊液
    E. 以上都不是

24. 脑性瘫痪最常见的类型是
    A. 痉挛型
    B. 手足徐动性型
    C. 共济失调型
    D. 混合型
    E. 肌张力低下型

25. 男，5 岁，因"双下肢疼痛伴肢体无力 4 天"入院，继而出现四肢对称性无力，面部表情呆板，无意识障碍，四肢感觉正常，腱反射消失。14 天左右病情未再进展。检查脑脊液细胞数 8×10^6/L，糖 2.8mmol/L，氯化物 124mmol/L，蛋白质 0.6g/L。考虑下列哪项诊断
    A. 肠道病毒感染
    B. 脊髓灰质炎
    C. 急性感染性多神经根炎
    D. 脊髓肿瘤
    E. 急性脑干脑炎

26. 女孩，4 岁，近 1 月先后出现两眼睑下垂，晨轻暮重。新斯的明试验阳性，诊断为重症肌无力。下列哪项是其最主要特点
    A. 骨骼肌无力经休息后好转

B. 双眼睑下垂

C. 眼内肌也常累及

D. 可同时伴有呼吸困难和吞咽困难

E. 眼外肌麻痹可引起复视

27. 女孩，10 岁，因"四肢无力、晨轻晚重"入院，拟诊为重症肌无力。可做进一步诊断试验，下列哪项试验对诊断无意义

    A. 新斯的明 0.04mg/kg，肌内注射，30 分钟内肌力改善

    B. 腾喜龙试验 0.2mg/kg，静脉注射，1 分钟见肌力改善

    C. 肌电图见肌肉动作电位幅度递减

    D. 血清抗乙酰胆碱受体抗体阳性

    E. 血清 CPK 升高

28. 假性肥大型肌营养不良 Duchenne 型突变基因位点位于

    A. YP21

    B. XP31

    C. XP21

    D. Xq21

    E. Xq31

29. 下列哪项**不是**婴儿脊肌萎缩症的主要临床特点

    A. 进行性四肢无力，自主运动减少，预后不良

    B. 肌肉弛缓，张力极低，肌肉萎缩明显

    C. 肌电图见失神经支配改变

    D. 常伴感觉障碍

    E. 肌酸磷酸激酶（CPK）正常

30. 男，4 岁，自 2 岁起发现患儿行走无力，上楼困难，智力发育稍差。检查发现步行呈鸭步状态，从仰卧位起立困难，腓肠肌有肥大。其诊断最可能为

    A. DMD/BMD

    B. 线粒体肌病

    C. 脊髓肌萎缩症

    D. 脑性瘫痪

    E. 先天性肌病

（31～32 题共用题干）

男孩，11 岁，8 岁起反复性四肢抽搐伴意识障碍数次，服药后已半年未发。近来常

常漏服药物，今晨开始又有类似连续发作 3 次，在每次发作之间意识不清。

31. 患儿此时属于下列哪一种癫痫状态

    A. 癫痫大发作持续状态

    B. 复杂性部分性持续状态

    C. 肌阵挛性癫痫状态

    D. 失神性癫痫持续状态

    E. 非惊厥性癫痫持续状态

32. 首选的抗惊厥药物是

    A. 苯妥英钠 10mg/kg 肌内注射

    B. 苯巴比妥肌内注射 10mg/kg

    C. 氯硝西泮静脉注射 0.05mg/kg

    D. 副醛 8～10ml 保留灌肠

    E. 丙戊酸钠静脉注射液 20～40mg/kg

（33～34 题共用题干）

男孩，10 岁，生后 1～2 岁有过发热、惊厥 4 次，呈全身性，两眼上翻，四肢抽动，口吐白沫，神志不清，每次历时 5～10 分钟。近 2 年来患儿有发作性意识丧失，先恐惧地抱着大人，然后凝视不动，面色苍白，继而见连续吞咽动作，而后发出无意义的语句，每次持续 2 分钟。发作后嗜睡，醒后对发作不能回忆。CT 及 MRI 未见明显异常，脑电图见左侧颞额部有较多 δ 波、尖慢波出现。

33. 该患儿最可能的诊断是以下哪项

    A. 复杂部分性发作

    B. 全身性大发作

    C. 简单部分性发作

    D. 精神分裂症

    E. Lennox-Gastaut 综合征

34. 若该患儿系颞叶癫痫，其最常见的可能的病因是

    A. 脑萎缩

    B. 血管瘤变

    C. 颞叶内侧硬化

    D. 脑占位性病

    E. 脑变性病

（35～36 题共用题干）

男孩，3 岁，生后第 2 天出现前囟隆起，反复惊厥，不发热，CT 证实颅内出血，

治疗好转出院。14 个月起出现反复点头发作伴发呆，有时伴有大发作，每日发作10 余次。至今不会独站，不会讲话。脑电图示两半球背景活动变慢，两侧有大量高幅尖波，尖慢波和 1.5Hz 棘-慢波及多棘慢波阵发。

35. 该患儿属于下列哪种癫痫发作类型
    A. 婴儿痉挛
    B. 失张力发作
    C. 肌阵挛性发作
    D. Lennox-Gastaut 综合征
    E. West 综合征

36. 该病例的治疗，首选的抗癫痫药物是哪种
    A. 地西泮
    B. 丙戊酸钠糖浆
    C. 卡马西平
    D. 苯巴比妥
    E. 苯妥英钠

(37～39 题共用题干)

女孩，10 个月，吃奶后频繁呕吐，眼神呆滞，意识模糊，前囟隆起。脑脊液检查白细胞数 900×10⁶/L，糖 2.0mmol/L，氯化物 109mmol/L，蛋白质 0.72g/L。

37. 最可能的诊断是
    A. 流行性乙型脑炎
    B. 化脓性脑膜炎
    C. 金黄色葡萄球菌脑膜炎
    D. 结核性脑膜炎
    E. 隐球菌脑膜炎

38. 有助于确诊的检查是
    A. 脑电图
    B. 胸部 X 线检查
    C. 头颅 CT 扫描
    D. 病毒血清学检查
    E. 脑脊液涂片和培养找病原菌

39. 经抗感染治疗 10 天，患儿发热不退，惊厥频繁。CT 检查见脑室扩大，脑室穿刺检查，白细胞数 25×10⁶/L，糖 1.5mmol/L，氯化物 112mmol/L，蛋白质 0.52g/L，其可能的并发症是
    A. 硬脑膜下积液

B. 脑积水
C. 脑室管膜炎
D. 脑脓肿
E. 癫痫

(40～41 题共用题干)

6 个月婴儿，已诊断为化脓性脑膜炎，经抗生素治疗 1 周后体温下降，脑脊液白细胞数由 1200×10⁶/L 降至 15×10⁶/L，体温正常，精神好转，继续原方案治疗 3 天后体温又上升，达 38.9℃，并出现频繁呕吐，前囟膨隆。

40. 患儿出现上述变化，应首先考虑哪项诊断
    A. 合并脑疝
    B. 合并脑脓肿
    C. 合并脑积水
    D. 合并硬脑膜下积液
    E. 脑膜炎症加重

41. 对该并发症处理选用哪种方法
    A. 马上引流
    B. 积液多时，每次放液 30～50ml
    C. 不必穿刺
    D. 积液多时，每次放液<20～30ml
    E. 禁止任何药物局部注射

(42～43 题共用题干)

女孩，10 岁，胸背部疼痛 3 天伴两下肢进行性无力，尿潴留。体检：两上肢肌力 5级，两下肢肌力 0 级，肌张力低，腱反射消失，未引出病理反射，第 5 胸椎水平以下深、浅感觉消失，膀胱充盈脐下 3cm。

42. 该患儿的临床诊断是
    A. 吉兰-巴雷综合征
    B. 急性脊髓灰质炎
    C. 急性脊髓炎
    D. 进行性脊肌萎缩症
    E. 周期性瘫痪

43. 该病鉴别诊断最有意义的依据是
    A. 合并感觉障碍
    B. 进行性对称性弛缓性麻痹
    C. 腱反射消失
    D. 存在感觉损害平面
    E. 脊髓休克期后，弛缓性麻痹变为强直

性麻痹

(44～45 题共用题干)

女孩，12 岁，4 个月前开始双眼皮先后睁不开，视物成双，自觉休息后好转，未特殊治疗自行缓解。约 7 天前感冒后上述症状加重，并出现吞咽困难，饮水呛咳。近 2 天发音困难，憋气，咳嗽有痰。来院时体温 38℃，神志不清，口唇、甲床稍有发绀，呼吸肌明显无力，痰量不多。

44. 最急需的适当治疗是
    A. 气管插管
    B. 气管切开
    C. 肌内注射洛贝林
    D. 正压人工呼吸
    E. 肌内注射新斯的明

45. 为较快地使病情缓解、稳定，最好的方法是
    A. 静脉用大剂量糖皮质激素
    B. 胸腺切除
    C. 血浆置换
    D. 反复肌内注射新斯的明
    E. 静脉注射环磷酰胺

(46～47 题共用题干)

男孩，6 岁，3 岁时发现上楼困难，走路无力，易跌倒。小腿腓肠肌假性肥大，智商 80，血清 CPK 高达 1200U。

46. 该患儿首先考虑的诊断是
    A. Duchenne 型肌营养不良
    B. Becker 型肌营养不良
    C. Emery-Drerfuss 型肌营养不良
    D. Congenital myotonie 肌营养不良
    E. Myotonic 肌营养不良

47. 下列哪项**不是**该病的主要临床特点
    A. 男性，3～5 岁起病，下肢近端肌群受累最重
    B. 多数病例有智力低下
    C. 由仰卧位起立时，Gower 征阳性
    D. 小腿腓肠肌假性肥大
    E. 血清 CPK 增高，尤以早期明显

【B 型题】

(1～3 题共用备选答案)

A. 拥抱反射
B. 觅食反射
C. 巴氏征
D. 腹壁反射
E. 瞳孔对光反射

1. 14 天女婴，上述哪个反射出生即终身存在
2. 1 岁体检，上述哪个反射阳性而没有临床病理意义
3. 4 岁时儿保门诊，上述哪个反射阳性有临床病理意义

(4～6 题共用备选答案)

A. 丙戊酸钠
B. 卡马西平
C. 硝基西泮
D. 氯硝西泮
E. 乙琥胺
F. 拉莫三嗪
G. 托吡酯
H. 苯妥英钠

4. 女孩，8 岁，诊断为颞叶癫痫，CT 无异常。**不宜**选用哪种药物

5. 女孩，12 岁，近 5 个月来发作性发呆、凝视。检查脑电图示 3Hz 棘慢波阵发，HV 时明显增多。其首选的抗癫痫药物应是上述哪种

6. 男孩，1 岁，发热半天，全身惊厥一次，持续十余分钟，急诊处理选用静脉注射哪种药物

(7～8 题共用备选答案)

A. 脑脊液无色，白细胞数 $5 \times 10^6/L$，蛋白质 0.4g/L
B. 脑脊液黄色，白细胞数 $50 \times 10^6/L$，蛋白质 17g/L
C. 脑脊液浑浊，白细胞数 $200 \times 10^6/L$，蛋白质 1g/L
D. 脑脊液红色，白细胞数 $500 \times 10^6/L$，蛋白质 3g/L
E. 脑脊液无色，白细胞数 $10 \times 10^6/L$，蛋白质 1g/L

7. 男孩，10 岁，脊髓压迫症的改变是
8. 男孩，12 岁，系吉兰-巴雷综合征，病程 2

周时脑脊液改变是

（9~11题共用备选答案）

A. Ⅰ期

B. Ⅱ期

C. Ⅲ期

D. Ⅳ期

E. 0期

9. 男孩，10个月，每天呕吐5~6次已2天，伴嗜睡、淡漠，无惊厥及昏迷发生。颈软，四肢活动对称，克氏征、巴氏征均阴性，肝肋下3cm，瞳孔双侧0.3cm，对光反应佳。诊断瑞氏综合征，其病程处于哪一期

10. 第4天，患儿处于昏迷状态，压眶有反应，呈去皮质强直状态，过度换气，瞳孔对光反应存在，双侧巴氏征阳性。肝肋下3.5cm，质韧。ALT 100U，血氨为100μmol/L，血糖为1.56mmol/L。其病程属于哪一期

11. 住院后病情进展至深昏迷状态，压眶无反应，呈去大脑强直，瞳孔散大，对光反应消失，呼吸不齐，视神经乳头水肿，该患儿病程处于哪一期

（12~14题共用备选答案）

A. 痉挛（偏瘫）型

B. 痉挛（双瘫）型

C. 痉挛（四肢瘫）型

D. 共济失调型

E. 震颤型

F. 手足徐动型

G. 强直型

H. 混合型

12. 男孩，2岁，出生时因宫内窘迫行剖宫产娩出。出生时苍白窒息，出生体重为3.5kg。生后6个月不会抬头，1岁才会坐，2岁尚不会独走，扶走时双足呈马蹄内翻状，步行时足尖着地，双手活动自如，膝腱反射亢进。其脑瘫类型是哪种

13. 男孩，3岁，出生时有核黄疸，经抢救后好转。现讲话语句含糊，声调异常，安静

时手足抖动明显，智力正常。膝腱反射不亢进，巴氏征阴性。其脑瘫类型是哪种

14. 患儿，5岁。出生时有颅内出血，现四肢运动障碍明显，张力增高，屈膝屈肘时常有屈曲性挛缩，膝腱反射亢进，巴氏征阳性。其脑瘫类型是哪种

（15~16题共用备选答案）

A. 周期性瘫痪

B. 急性感染性多神经根炎

C. 急性脊髓炎

D. 病毒性肌炎

E. 多发性肌炎

15. 男孩，13岁，昨天受凉，今晨起感双下肢无力，1小时后双上肢也无力，四肢酸胀，因病情逐渐加重而入院。2年前曾发生四肢乏力，行走困难，2天后自愈。检查：四肢瘫痪，肌力1级，肌张力低，腱反射消失，其余神经无异常。诊断可能是

16. 女孩，15岁，1周前受凉后咳嗽，发热，3天后四肢乏力，发麻，说话口齿不清，逐渐加重而不能行走入院。检查：双眼睑闭合不全，不能皱额、鼓腮，四肢弛缓性瘫痪，肌力Ⅱ级。诊断可能是

【X型题】

1. 常需与小儿癫痫相鉴别的非癫痫性发作疾病包括以下哪几种

A. 屏气发作

B. 晕厥

C. 夜惊

D. 儿童擦腿综合征

E. 失张力性发作

2. 急性感染性多神经根炎的临床特点包括以下哪几项内容

A. 好发年龄小于10岁

B. 肢体为对称性、弛缓性瘫痪

C. 脑神经不会受累

D. 可表现为Miller-Fisher综合征

E. 脑脊液蛋白细胞分离

选择题参考答案

A 型题：

1. C　2. D　3. C　4. E　5. E　6. B　7. A　8. E　9. B　10. C

11. C　12. E　13. E　14. C　15. E　16. D　17. B　18. A　19. C　20. E

21. B　22. A　23. B　24. A　25. C　26. A　27. E　28. C　29. D　30. A

31. A　32. C　33. A　34. C　35. B　36. B　37. B　38. E　39. C　40. D

41. C　42. C　43. E　44. B　45. C　46. A　47. B

B 型题：

1. E　2. C　3. C　4. E　5. A　6. D　7. B　8. E　9. A　10. C

11. D　12. B　13. F

14. C　15. A　16. B

X 型题：

1. ABCD　2. ABDE

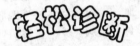

Case 1

患儿，女，1岁，主因"间断抽搐1年"入院。

现病史： 患儿为第 1 胎第 1 产，足月顺产，生后重度窒息，经清理呼吸道、人工呼吸后哭声微弱，3 小时后哭声响亮。生后第 2 天开始抽搐，表现为头向后仰，握拳，双上肢痉挛强直，持续数秒或数分钟自行缓解，20 天后患儿上述症状未再发作。于生后 5 个月患儿又开始抽搐，表现为点头，双手握拳举向头部，双上肢屈曲，持续 4～5 秒缓解，最长 15 分钟，每日 4～20 次，无大小便失禁，自发病以来精神欠佳，食纳尚可，大小便正常。

体格检查： T 36.5℃，P 110 次/分，R 35 次/分，体重 7kg，发育落后，营养差，神志清，精神差，反应差，表情呆滞，小头畸形，前囟 0.3cm×0.3cm，心肺检查未见异常，腹软，肝肋下 1.5cm，双下肢肌力Ⅳ级，肌张力低，扶立时，脚尖着地，未见交叉，膝反射稍亢进，巴氏征（＋）。

辅助检查：

血常规：WBC $15.4×10^9$/L，L 62.1%，N 37.9%，Hb 136g/L，PLT $245×10^9$/L。

头颅 CT：脑萎缩

脑电图：高峰失律

诊断：

1. 缺血缺氧性脑病后遗症

2. 婴儿痉挛症

诊断与鉴别诊断流程：

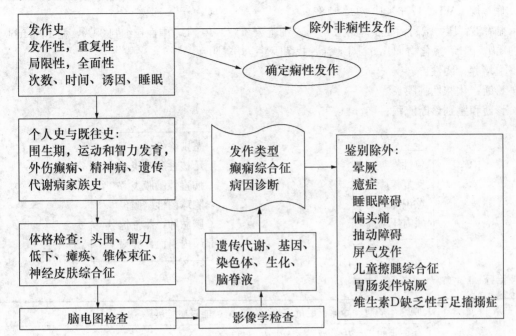

治疗：

病因治疗

药物治疗——主要手段

遵循原则

- 合理选择治疗时机
- 根据发作类型选药
- 尽量单药治疗，必要时联合
- 剂量个体化，由小量渐增
- 长期规则服药，慎重停减药
- 定期复查：临床、脑电图、血药浓度、副作用

手术治疗——难治性癫痫者适用，严格术前评估，慎重选择

生酮饮食——难治性癫痫

癫痫持续状态的急救——首选苯二氮䓬类，辅以支持治疗

Case 2

患儿，男，6个月，主因"发热半个月伴精神不振5天"入院。

现病史： 半个月前始发热，体温38～39℃，轻咳流涕，曾诊断为"肺炎"，静脉滴注抗生素5天，热不退，出现精神不振，间断烦躁，2天前出现嗜睡，呕吐2次，非喷射性，未抽搐。

既往史： 母乳喂养，未添加辅食，平素多汗。否认结核、肝炎接触史，按期预防接种。

查体： T 39℃，R 48次/分，P 140次/分，BP 80/60mmHg。发育正常，营养中等，嗜睡，无皮肤出血点及皮疹，浅表淋巴结无肿大。前囟饱满，约2.5cm×2.5cm，颅缝开大，头围46cm，枕秃（＋），颅骨软化（＋）。双眼凝视，球结膜水肿，瞳孔正圆等大，光反射迟钝，咽红，双肺呼吸音粗，心音有力，律齐，腹软，肝脾未及。四肢活动正常，颈强直，布氏征阳性，克氏征阴性，颅骨透照阳性。

辅助检查：

血常规：WBC $17.6 \times 10^9/L$，N 82%。

脑脊液：压力增高，混浊，庞氏＋/－，细胞数 $3.12 \times 10^9/L$，中性粒细胞 90%，糖 1.6mmol/L，蛋白质 1.5g/L，氯化物 111mmol/L，涂片找菌阴性。培养阴性。

血培养：阴性。

诊断： 化脓性脑膜炎

诊断和鉴别诊断流程：

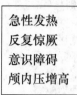

急性发热
反复惊厥
意识障碍
颅内压增高

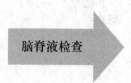

脑脊液检查

鉴别除外：
结核性脑膜炎
病毒性脑膜炎
隐球菌性脑膜炎
脑脓肿、热性惊厥、
颅内出血、肿瘤

治疗：

抗生素	原则：早期、静脉、足量、长程、杀菌、能过血脑屏障	
	病原未明：三代头孢、万古霉素、氯霉素	
	肺炎链球菌：三代头孢、万古霉素、青霉素	10～14 天
	脑膜炎球菌：青霉素、三代头孢	7 天
	流感嗜血杆菌：氨苄西林、三代头孢（联合美罗培南）、氯霉素	10～14 天
	金葡菌：奈夫西林、万古霉素、利福平	21 天以上
	革兰阴性杆菌：三代头孢、氨苄西林、氯霉素	21 天以上
肾上腺皮质激素	地塞米松	2～3 天
并发症治疗	硬膜下积液	穿刺放液，外科治疗
	脑室管膜炎	侧脑室穿刺及注药
	脑积水	手术
对症支持治疗	监测生命体征、控制颅内压	
	控制惊厥	
	维持内环境稳定	

Case 3

患儿，男，9 岁，发热伴周身皮疹 6 天，抽搐 1 次后昏迷 5 小时。

现病史： 6 天前始发热，体温 38～39℃，发病当天全身皮肤出现散在充血性斑丘疹，无流涕、咽痛、咳嗽及腹泻，曾呕吐 1 次。服用氨苄西林 4 天后热渐降，皮疹消退。1 天前乏力、嗜睡，5 小时前突然抽搐，意识丧失，双眼上翻，四肢强直抽搐伴尿失禁。持续 10 分钟，之后神志仍未恢复。既往无特殊病史。

查体：T 37℃，R 28 次/分，P 80 次/分，BP 100/70mmHg。发育正常，营养中等，神志不清，压眶无反应，瞳孔正圆等大，光反射迟钝，咽红，双肺呼吸音粗，心音有力，律齐，腹软，肝脾未及。四肢活动正常，颈软，布氏征阳性，克氏征阴性。

辅助检查：

血常规：WBC 7.6×10^9/L，N 50%。

CSF：压力增高，清亮，细胞数 23×10^6/L，中性粒细胞 10%，淋巴 90%，糖 6.8mmol/L，蛋白质 0.36g/L，氯化物 116mmol/L，涂片找菌阴性。培养阴性。

血培养：阴性。

诊断：病毒性脑炎

诊断和鉴别诊断流程：

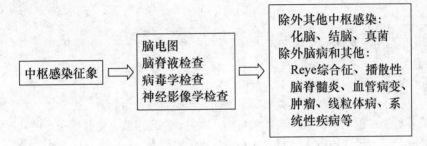

治疗：

- 维持水电解质平衡、合理供给营养
- 控制脑水肿和颅内高压
- 控制惊厥发作
- 呼吸支持、循环支持
- 抗病毒药物：单纯疱疹病毒、水痘-带状疱疹病毒——阿昔洛韦，CMV——更昔洛韦
- 恢复期康复训练

注：Reye 综合征

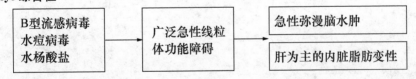

（汤亚南）

第十七章　内分泌疾病

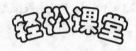

第一节　概　述

激素：化学信使的总称，参与细胞内外联系的内源性信息分子和调控分子。

激素的分类：

1. 按化学本质　蛋白质（肽）类：蛋白、肽、多肽

　　　　　　　非蛋白质类：类固醇、氨基酸和脂肪酸衍生物

2. 按受体类型：膜受体激素（亲水性）——肽类、神经递质、生长因子、前列腺素

　　　　　　　核受体激素（脂溶性）——非蛋白质类

内分泌系统相关概念演变：

1. 内分泌系统包括经典内分泌腺体和非经典内分泌器官；
2. 内分泌细胞和激素之间可以不是特异的对应关系，基因和激素之间也可以不是对应关系；
3. 激素分泌方式除内分泌外还可以有多种；
4. 内分泌与神经、免疫之间内在联系复杂紧密；
5. 内分泌系统的功能伴随机体生长发育成熟的整个过程。

第二节　生长激素缺乏症

一、病因

原发性：下丘脑-垂体功能障碍遗传
　　　　性生长激素缺乏

继发性：产伤、肿瘤、感染、射线　→　生长激素缺乏 结构异常 受体缺陷　→　矮身材

暂时性：体质性、心理、甲低

二、临床表现

1岁后生长速度减慢，每年<5cm

身高低于第3百分位以下（或均数减两个标准差）

智能发育正常，身体比例匀称，骨龄落后

可伴其他垂体激素缺乏及原发病表现

三、实验室检查

1. 生长激素刺激试验——有诊断价值
2. 血生长激素 24 小时分泌谱测定——繁琐，抽血多
3. 胰岛素样生长因子——筛查检测、治疗反应
4. 骨龄——落后 2 岁以上
5. 头颅影像学——颅内器质性病变
6. 下丘脑-垂体-甲状腺轴和性腺轴功能
7. 染色体核型分析

第三节　中枢性尿崩症

一、病因

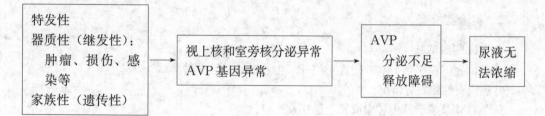

二、临床表现

烦渴、多饮、多尿。

三、实验室检查

尿液检查：尿量增多，比重下降，渗透压低
血生化：血渗透压正常或增高
禁水试验和加压素试验
血浆 AVP 测定：有助于鉴别中枢性尿崩和肾性尿崩
头颅影像学：明确病因

四、诊断和鉴别诊断

高渗性利尿：糖尿病、肾小管酸中毒
高钙血症：维生素 D 中毒，甲状旁腺功能亢进
低钾血症：原发性醛固酮增多，慢性腹泻，Bartter 综合征
继发性肾性多尿
原发性肾性尿崩症
精神性多饮

五、治疗

病因治疗和加压素替代治疗。

第四节　性早熟

一、分类和临床表现

中枢性性早熟	外周性性早熟	部分性性早熟
特发性性早熟（促性腺激素释放激素过早增加分泌，女孩多见） 继发性性早熟（肿瘤占位男孩多见、中枢感染、损伤放化疗、发育异常） 其他：原发性甲低	性腺肿瘤 肾上腺疾病 外源性药物、食物 某些综合征	
性征发育提前出现，程序与正常相似 成年后身材矮小	第二性征和性激素水平升高，下丘脑-垂体-性腺不成熟，性腺不发育	单纯乳房早发育、阴毛早现、早初潮

二、实验室检查

GnRH 刺激试验
骨龄测定（左手腕、掌、指骨正位片，生长激素缺乏骨龄落后＞2 岁）
B 超检查性腺发育情况
CT 或 MRI 明确颅内肿瘤或肾上腺疾病
其他：甲状腺功能、性激素、肾上腺皮质功能检查

三、治疗

抑制发育、改善身高、预防社会问题。
病因治疗：肿瘤、甲低、肾上腺皮质增生
药物治疗：促性腺激素释放激素类似物

第五节　先天性甲状腺功能减退症

分类
病变位置
原发性甲状腺功能减退症
继发性（或中枢性）甲状腺功能减退症（下丘脑、垂体缺陷）
病因
散发性
地方性

一、病因：甲状腺激素合成不足或受体缺陷

散发性先天性甲低	甲状腺不发育、发育不全或异位 甲状腺激素合成障碍 TSH、TRH 缺乏 甲状腺或靶器官反应低下 母体因素
地方性先天性甲低	孕妇缺碘

二、临床表现

智能落后、生长发育迟缓、生理功能低下。

新生儿期	典型症状	地方性甲减	TSH 和 TRH 不足
过期产，LGA 排胎便延迟 腹胀、便秘、脐疝 黄疸延迟 嗜睡、反应差、代谢低	半岁后出现 典型面容和体态 运动、智能发育障碍 生理功能低下	“神经性”综合征 “黏液水肿性”综合征	症状轻 可伴低血糖、小阴茎、尿崩症等

三、实验室检查

- 新生儿筛查：纸片法检测 TSH（原发性甲减和高 TSH 血症）
- 血清 T_4 降低、T_3 正常或降低、TSH 明显增高
- TRH 刺激试验：鉴别垂体或下丘脑病变
- 骨龄明显落后
- 核素检查甲状腺发育情况

第六节　先天性肾上腺皮质增生症

共同特点：肾上腺皮质激素合成途径中酶缺陷引起的疾病，常染色体隐性遗传				
类型	21-羟化酶缺乏症	11β-羟化酶缺乏症	3β-羟类固醇脱氢酶缺乏症	17α-羟化酶缺乏症
发生率	最常见，90%～95%	5%～8%	罕见	罕见
基因定位	6p21.3			
分类及表现	单纯男性化型（不完全缺乏） 失盐型（完全缺乏） 非典型型（轻微缺乏）	男性化 高血压，激素有效钠潴留	男性化、两性畸形 新生儿失盐、脱水	男性假两性畸形 女性幼稚性征、闭经 高血压 低钾性碱中毒
生化改变	17-OHP			
	17-KS 诊断价值最优，失盐型有低血钠和高血钾，皮质醇降低，ACTH 增高			
其他检查	染色体核型分析，X 线骨龄超前，CT 或 MRI 双侧肾上腺增大，基因诊断			
治疗	纠正水电解质平衡紊乱，糖盐皮质激素长期替代治疗			

第七节　儿童糖尿病

分类：
- 原发性：1 型糖尿病、2 型糖尿病、青年成熟期发病型糖尿病
- 继发性：遗传综合征（唐氏综合征、Turner 综合征、Klinefelter 综合征），内分泌疾病（库欣综合征、甲亢）

典型症状		多饮、多尿、多食、体重下降
症状特点		婴儿：脱水、酮症酸中毒起病 儿童：遗尿 酮症酸中毒：感染、过食、误诊、中断治疗诱发，易误诊 起病缓慢者：精神呆滞、软弱、体重下降 Mauriac综合征：糖尿病控制不良，生长落后，智能迟缓，肝大 糖尿病晚期并发症：肾病、眼病、心肌损害
自然病程		急性代谢紊乱期，暂时缓解期，强化期，永久糖尿病期
实验室		尿糖阳性，尿酮体（酮症），尿蛋白（肾病） 血糖：诊断标准（"糖尿病前期"：空腹血糖受损，糖耐量受损） 血脂：帮助判断疾病控制情况 血气：代谢性酸中毒 糖化血红蛋白：2～3个月间血糖控制情况 葡萄糖耐量试验
治疗	酮症酸中毒	液体治疗：脱水、酸中毒、电解质紊乱 胰岛素：小剂量静脉滴注——皮下注射 控制感染
	长期治疗	饮食管理，胰岛素治疗，运动治疗，宣教管理，监测血糖，预防并发症
	注意事项	胰岛素过量：Somogyi现象 胰岛素不足：黎明现象 胰岛素耐药

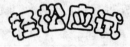

一、选择题

【A型题】

1. 对于生长激素的促生长作用，下列哪项描述**不正确**
   A. 促进细胞摄取氨基酸，使蛋白质合成增加
   B. 促进肝糖原合成，减少对葡萄糖的利用
   C. 促进脂肪组织分解及游离脂肪酸的氧化
   D. 促进人体各种组织细胞增大和增殖
   E. 促进骨骼软骨细胞增殖，合成含有胶原和硫酸黏多糖的基质

2. 生长激素可直接作用于细胞发挥生物效应，但是大部分分泌功能必须通过何因子介导

   A. 表皮生长因子（EGF）
   B. 胰岛素样生长因子（IGF）
   C. 成纤维细胞生长因子（FGF）
   D. 神经生长因子（NGF）
   E. 血小板源性生长因子（PDGF）

3. 下列哪项检查有助于诊断生长激素缺乏症
   A. 染色体核型分析
   B. 胰岛素刺激试验
   C. 长骨摄片
   D. TRH刺激试验
   E. 智能筛查

4. 在身材矮小的儿童中，哪种情况下其骨龄发育是正常的
   A. 生长激素缺乏症
   B. 甲状腺功能减退症

C. 体质性青春期延迟

D. 家族性矮身材

E. 先天性肾上腺皮质增生症

5. 中枢性尿崩症是由于缺乏

A. 肾素-血管紧张素

B. 抗利尿激素

C. 肾上腺皮质激素

D. 甲状旁腺素

E. 降钙素

6. 下列哪项**不是**中枢性尿崩症的特点

A. 以多饮、多尿和烦渴为主要症状

B. 重型中枢性尿崩症患儿每日饮水量可达 300～400ml/kg

C. 患儿常有多汗表现

D. 部分患儿可证实系颅内肿瘤所致

E. 若同时伴有渴觉中枢受损则不产生烦渴

7. 哪项实验室检查结果**不支持**中枢性尿崩症

A. 尿液渗透压 < 200mmol/L

B. 尿比重≤1.005

C. 血渗透压 < 290mmol/L

D. 血钠 > 145mmol/L

E. 禁水试验中，持续排出低渗尿

8. 如何鉴别中枢性尿崩症与原发性肾性尿崩症

A. 尿渗透压与尿比重

B. 血钠水平

C. 血渗透压

D. 禁水试验

E. 以上都不是

9. 中枢性性早熟的病因可为

A. 肾上腺皮质增生症

B. 睾丸间质细胞瘤

C. 单纯乳房早发育

D. 原发性甲状腺功能减退症

E. McCune-Albright 综合征

10. 特发性（体质性）性早熟的临床表现是

A. 以男孩多见，占男孩性早熟的 80% 以上

B. 绝大多数在 4～8 岁出现，也有婴儿期发病者

C. 发育顺序与正常青春发育不同

D. 患儿身高及体重增长减慢

E. 骨龄发育落后

11. 先天性甲状腺功能减退症最常见的原因为

A. 甲状腺不发育或发育不良

B. 甲状腺素合成途径缺陷

C. 促甲状腺激素缺乏

D. 甲状腺或靶器官反应性低下

E. 碘缺乏

12. 地方性甲状腺功能减退症的主要原因是

A. 母亲孕期饮食中缺碘

B. 垂体分泌促甲状腺激素减少

C. 甲状腺发育异常

D. 甲状腺激素合成障碍

E. 母亲在妊娠期应用抗甲状腺药物

13. 先天性甲状腺功能减退症的治疗，哪项**不正确**

A. 明确诊断后即应开始治疗

B. 药物应小剂量开始

C. 根据血 T_3、T_4 水平调节剂量

D. 应终身服药

E. 需长期应用碘剂治疗

14. 患儿，1 岁半，不会独立行走，生后常便秘、腹胀、少哭。体检：眼睑水肿，皮肤粗糙，心率每分钟 76 次，腹部膨隆。最可能的诊断是

A. 唐氏综合征

B. 先天性甲状腺功能减退症

C. 苯丙酮尿症

D. 软骨营养不良

E. 佝偻病活动期

15. 以下哪点**不是**小儿低血糖的常见病因

A. 早产儿及小于胎龄儿

B. 糖尿病母亲娩出儿

C. 糖原贮积症

D. 胰岛细胞腺瘤

E. 先天性肾上腺皮质增生症

16. 先天性肾上腺皮质增生症最常见的类型为

A. 17α-羟化酶缺乏症

B. 3β-羟类固醇脱氢酶缺乏症

C. 11β-羟化酶缺乏症

D. 21-羟化酶缺乏症

E. 醛固酮合成酶

17. 先天性肾上腺皮质增生症的实验室检查，下列哪项**不正确**
    A. 皮质醇和 ACTH 浓度常在正常范围内
    B. 11β-羟化酶缺乏症患儿，尿液 17-羟类固醇水平有增高
    C. 21-羟化酶缺乏症患儿，尿液 17-酮类固醇水平有增高
    D. 失盐型 21-羟化酶缺乏症患儿，血脱氧皮质酮明显增高
    E. 17α-羟化酶缺乏症患儿，血浆和尿中脱氧皮质酮明显增高

（18～20 题共用题干）

女孩，6 岁，因"乳房增大，身高增长加速 1 年余，阴道出血 5 天"就诊。体检：身高 119cm，乳房 B$_4$ 期，阴毛 P$_2$ 期。手腕骨 X 线片示骨龄 9 岁。

18. 女孩最可能的诊断是
    A. 特发性（体质性）性早熟
    B. 单纯性乳房早发育
    C. McCune-Albright 综合征
    D. 先天性肾上腺皮质增生症
    E. 原发性甲状腺功能减退症伴性早熟

19. 最具诊断价值的检查项目是
    A. 盆腔 B 超检查
    B. 血 T$_3$、T$_4$、TSH 测定
    C. 血雌二醇和睾酮浓度测定
    D. 黄体生成激素释放激素（LHRH）兴奋试验
    E. 血清 17-羟孕酮和尿液 17-酮类固醇水平测定

20. 该患儿治疗应首选
    A. 甲羟孕酮
    B. 环丙氯地孕酮
    C. 促性腺激素释放激素拟似剂
    D. 中药，如大补阴丸、知柏地黄丸
    E. 暂不用药物治疗，临床观察，同时加强教育与保护

（21～23 题共用题干）

21. 女孩，12 岁，多食、多饮、多尿、消瘦 1 月余。经查空腹血糖明显升高，尿糖阳性，确诊为糖尿病。为降低患儿血糖水平，应首选
    A. 正规胰岛素
    B. 中效胰岛素
    C. 甲苯磺丁脲
    D. 二甲双胍
    E. 阿卡波糖

22. 昨天下午，患儿出现发热、咳嗽，精神萎靡，同时伴腹痛、恶心、呕吐。患儿自服退热片。今晨起患儿出现昏迷。昏迷最可能的原因是
    A. 低血糖昏迷
    B. 感染性休克
    C. 糖尿病乳酸中毒
    D. 糖尿病酮症酸中毒
    E. 高渗性非酮症糖尿病昏迷

23. 根据患儿目前情况，宜选哪项治疗方案
    A. 5% 碳酸氢钠静脉滴注
    B. 大剂量胰岛素静脉注射及皮下注射
    C. 小剂量胰岛素，5% 葡萄糖静脉滴注
    D. 小剂量胰岛素，等渗生理盐水静脉滴注
    E. 小剂量胰岛素，低渗生理盐水静脉滴注

【B 型题】

（1～3 题共用备选答案）
    A. 21-羟化酶缺乏症
    B. 11β-羟化酶缺乏症
    C. 3β-羟类固醇脱氢酶缺乏症
    D. 17α-羟化酶缺乏症
    E. 20、22 碳链裂解酶缺乏症

1. 新生儿，足月顺产，母乳喂养。生后 10 天发现精神萎靡，呕吐，体重减轻。体检：反应差，失水征，皮肤色素深，外生殖器示阴蒂肥大。颊黏膜刮片 X 小体阳性

2. 女孩，5 岁，生后发现小儿皮肤、黏膜色素增深，阴蒂肥大，大阴唇似阴囊。体检：血压 115/90mmHg，外阴男性化。血钠：148mmol/L，颊黏膜刮片 X 小体阳性

3. 新生儿，生后 5 天起小儿反应差，进食少，伴呕吐，体重下降。体检：两眼凹陷，皮

肤弹性差，女性外阴。血钠：118mmol/L，血钾：7.0mmol/L，染色体核型分析：46XY，B超：双侧肾上腺增大

（4～7题共用备选答案）

A. 中枢性尿崩症
B. 生长激素缺乏症
C. 先天性甲状腺功能减退症
D. 先天性肾上腺皮质增生症
E. 儿童糖尿病
F. 糖尿病酮症酸中毒
G. 中枢性性早熟
H. 外周性性早熟
I. 肾性尿崩症
J. 甲状腺功能亢进症

4. 男孩，7岁，身材矮小，上下肢比例正常。体检：面容较幼稚，应答反应好，腹部皮下脂肪丰满。手腕骨X线片示骨龄4岁

5. 女孩，7岁余，乳房增大5个月，阴道出血3天。体检：乳房B₃期，乳晕及小阴唇色素沉着，无阴毛。盆腔B超：子宫增大，右侧卵巢可见3cm×2cm×2cm的囊性占位。LHRH兴奋试验LH峰值/基值＝1.5。手腕骨X线片示骨龄8岁

6. 女孩，9岁半，多饮、多尿，人渐消瘦1个月，近2天发热、咳嗽。空腹血糖17.5mmol/L，血酮体阴性，pH 7.28，BE－8.0mmol/L

7. 男孩，6岁，多饮、多尿近5个月。体检：生长发育落后，精神软，皮肤干燥苍白。血渗透压：298mmol/L，血钠：145mmol/L，尿比重小于1.005。头颅MRI示蝶鞍处可见1cm×1cm×1.5cm大小占位影

【X型题】

1. 儿童糖尿病的治疗包括
A. 药物的应用
B. 饮食管理
C. 适当运动
D. 定期监测血糖
E. 加强宣教

选择题参考答案

A型题：

1. B　2. B　3. B　4. D　5. B　6. C　7. C　8. E　9. D　10. B
11. A　12. A　13. E　14. B　15. E　16. D　17. D　18. A　19. D　20. C
21. A　22. D　23. D

B型题：

1. A　2. B　3. C　4. B　5. H　6. E　7. A

X型题：

1. ABCDE

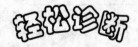

Case 1

患者，男，13岁，主因"身材矮小11年"入院。

现病史： 患儿出生时身长50cm，体重2.8kg。7～8个月会叫爸妈，会再见。1岁时身高70cm，会走路，出牙6颗，体重8.5kg。2岁时能说完整的句子，身高78.5cm，体重10kg。3岁

时能自己玩玩具，喜欢听故事，身高82cm，体重11.5kg。以后发现患儿生长缓慢，每年身高增长在4cm左右，至今身高为116cm。智力与正常同龄儿相同，学龄前已会写简单字，会算简单加法，上学后成绩均在90分以上。患儿自出生后即食欲差，较同龄儿进食少。到目前为止每天进食半斤左右，有偏食习惯，喜吃肉。上小学后逐渐感到面容比同龄儿幼稚，但活动与正常儿相同，10岁时换第1颗牙（下中切牙）。至今未做任何治疗，患儿精神、睡眠好，无呕吐、腹泻，大小便正常。

既往史： 无外伤手术史，无颅脑疾病史，无放射线治疗史。否认肝炎、结核等急性慢性传染病史，无食物及药物过敏史。父母体健，父身高174cm，母身高164cm。家族中无此类矮小患者。

查体： T 36.6℃，P 80次/分，R 20次/分，体重26kg，身高116cm，头围52.5cm，胸围63cm，坐高65cm，上臂围19cm，发育欠佳，营养中等，神志清，精神好，自动体位，查体合作。全身皮肤黏膜无黄染、皮疹及出血点，浅表淋巴结未触及。头颅无畸形。外耳道无异常分泌物，乳突无压痛。鼻通气畅，副鼻窦无压痛。唇红，咽不充血，扁桃体不大。颈软，气管居中，甲状腺不大。胸廓对称无畸形，双肺呼吸动度一致，触诊语颤相等，叩诊清音，听诊双肺呼吸音清晰。心前区无隆起，触诊无震颤，叩诊心界不大，心率80次/分，律齐，心音有力，各瓣膜区未闻及病理性杂音，腹平软，无压痛及反跳痛，肝脾肋下未触及，肠鸣音正常。四肢脊柱无畸形。生理反射存在，病理反射未引出。

辅助检查：

血、尿、便常规：正常。

甲状腺功能：T_3 16nmol/L，T_4 62.54nmol/L，TSH 11.64mIU/L。

生长激素：0.65μg/L。

生长激素刺激试验：（精氨酸）

时间（分）	0	30	60	90	120
GH（μg/L）	0.69	0.60	0.63	0.64	0.63

双腕骨正位片：符合7岁骨龄

蝶鞍CT片：正常

胸部正位片：正常

诊断： 特发性生长激素缺乏症

诊断和鉴别诊断要点：

诊断依据	鉴别诊断
匀称性身材矮小，第3百分位以下 生长缓慢，每年<5cm 骨龄落后2年以上 两种药物激发试验均显示GH峰值低下 智能正常 排除其他疾病	家族性矮身材 体质性生长及青春期延迟 特发性矮身材 Turner综合征 先天性甲状腺功能减退症 骨骼发育障碍 其他内分泌代谢病

治疗原则： 生长激素替代治疗；性激素治疗。

Case 2

患儿，男，4个月，主因"少动4个月"入院。

现病史：患儿自出生后即出现动作较同龄儿少，动作迟缓，舌头经常伸出口外，纳差，吃奶量少，并伴有便秘，每2～3天大便1次，无恶心、呕吐、腹胀，少汗。自发病以来，精神尚可，小便正常。

既往及家族史：出生史无异常，母乳喂养，家族中无类似病史。

体格检查：T 36℃，P 72次/分，R 22次/分，BP 10.5/7kPa，体重5kg，身高55cm，发育落后，营养中等，神志清，精神可，表情安静，全身皮肤黏膜无黄染及出血点，浅表淋巴结未触及肿大，眼距稍宽，眼球不突出，舌伸出口外，咽不红，扁桃体不大，颈软、气管居中，甲状腺不大，胸廓对称，肋弓下缘轻度外翻，心肺听诊未见异常，腹软，肝肋下1.5cm，质软，脾未触及。神经系统检查无异常。

实验室检查：

1. 血常规、尿、便常规：正常。

2. 甲状腺功能：T_3 0.6ng/dl，T_4＜2ng/dl，FT_3 2.8pmol/L，FT_4 3.6pmol/L，μ-TSH＞50.0μU/ml，TGA 2.3%，MCA 5.6%。

诊断：原发性甲状腺功能减退症

诊断和鉴别诊断要点：

1. 诊断：典型的临床症状和甲状腺功能测定。

2. 鉴别除外：先天性巨结肠，唐氏综合征，佝偻病，骨骼发育障碍。

治疗：终生甲状腺制剂替代治疗。晚于6个月治疗，智能损害不可逆。

Case 3

患儿，男，12岁。主因"多饮、多食、多尿1个月"入院。

现病史：1个月前出现多饮、多食、多尿，每日进食约1.5斤，饮水量约3升，尿量增多，每日夜尿6～7次（量不详），尿频，无尿急、尿痛，未做检查和治疗，4天前在当地医院查空腹血糖为14mmol/L，尿糖（＋＋＋＋），酮体（＋＋＋＋）。自发病以来，无尿急、尿痛，无视力下降，无肢体麻木、刺痛，无心慌、手抖、多汗等。

体格检查：T 36.4℃，P 90次/分，R 30次/分，BP 14/8kPa，身高1.46m，体重34kg，发育正常，营养中等，神志清，精神差，全身皮肤黏膜无黄染及出血点，浅表淋巴结无肿大，头颅无畸形，口唇樱红，咽无充血，扁桃体不大，呼吸深大，双肺呼吸音清，心腹检查未见异常，神经系统检查未见异常。

实验室检查：

1. 血常规：WBC 7.33×10^9/L，N 49%，L 39%，RBC 6.08×10^{12}/L，Hb 129g/L，PLT 190×10^9/L。

2. 尿常规：糖（＋＋＋），酮体（＋）。

3. 生化：尿素氮7.6mmol/L，葡萄糖31.44mmol/L，二氧化碳结合力14.2mmol/L，钠133.1mmol/L。

4. 肝功能：正常。

5. 糖化血红蛋白：16.2%（正常值4.2%～6.2%）。

诊断：①1型糖尿病；②酮症酸中毒

诊断依据：

1. 多饮、多食、多尿。

2. 尿常规：糖（＋＋＋＋），酮体（＋）。

3. 空腹血糖升高。

4. 糖化血红蛋白升高。

诊断要点：

有"三多一少"临床症状，若餐后随机血糖≥11.1mmol/L 或空腹血糖（FPG）≥7.8mmol/L 或 OGTT≥11.1mmol/L，可诊断为糖尿病。

鉴别诊断：

1. 其他还原糖尿症；

2. 非糖尿病性葡萄糖尿；

3. 婴儿暂时性糖尿；

4. 其他发生酸中毒、昏迷的疾病；

5. 应激性高血糖症。

（汤亚南）

第十八章 儿童急救

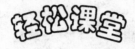

第一节 儿童心肺复苏

一、定义

心肺复苏是指在心跳、呼吸骤停的情况下所采取的一系列急救措施。

二、小儿心跳呼吸骤停的病因

```
       病因                    高危操作
急速进展的肺部疾病         气道吸引
心血管系统不稳定           不适当的胸部物理治疗
神经系统疾病恶化           呼吸支持的撤离
意外伤害           →       气管插管堵塞或脱管
                          应用镇静剂
                          腰椎穿刺、气管插管、胃管
                          高危婴儿喂养
```

三、诊断

```
突然昏迷
大血管搏动消失   → 诊断心跳呼吸骤停
```

四、治疗：迅速实施 CPR，程序为 C-A-B

（一）儿童基本生命支持（BLS）流程

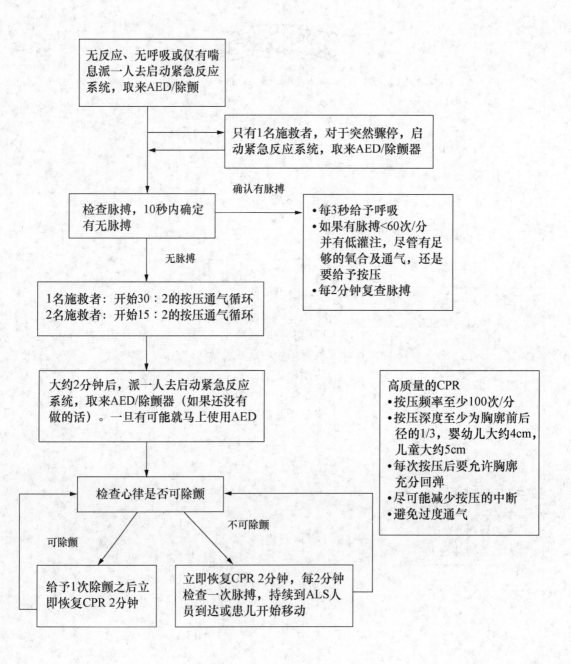

（二）儿童高级生命支持（ALS）

建立高级气道
供氧
建立与维持输液通路
药物治疗
　肾上腺素——心脏停搏，心动过缓
　碳酸氢钠——纠酸
　阿托品——心动过缓
　葡萄糖——低血糖
　钙剂——低钙、高钾、高镁
　利多卡因——室颤
　纳洛酮——阿片药物过量
　腺苷——症状性室上速
　胺碘酮——多种心律失常，室速、室颤
　利多卡因——室速、室颤

第二节　急性呼吸衰竭

一、病因

新生儿期	＜2 岁儿童	＞2 岁儿童
RDS 窒息 吸入性肺炎	支气管肺炎 哮喘持续状态 喉炎 先天性心脏病 异物吸入 气道畸形 腺样体肥大，扁桃体大	哮喘持续状态 多发性神经根炎 中毒 溺水 脑炎 损伤

二、临床表现

原发病的临床表现
呼吸衰竭早期表现：呼吸增快，鼻扇，三凹征，呻吟
重要脏器功能异常
　心血管：心率增快，心排出量增加，心律失常，肺血管阻力增加
　呼吸：急性呼吸窘迫综合征
　中枢神经系统：头痛、意识障碍
　肾：钠、水排出减少
　血液：红细胞增多
　代谢：乳酸增多

三、诊断

1. 依据呼吸衰竭的临床表现。
2. 依据血气分析：当 $FiO_2 ＞ 60\%$ 时，$PaO_2 ＜ 60mmHg$，$PaO_2 ＞ 50mmHg$ 诊断呼吸衰竭。

四、治疗

一般治疗 ┬ 体位
　　　　├ 胸部物理治疗
　　　　└ 营养支持，液体平衡

原发病治疗

氧疗与呼吸支持 ┬ 吸氧
　　　　　　　├ CPAP
　　　　　　　└ 辅助机械通气

特殊呼吸支持 ┬ 体外膜氧合
　　　　　　├ 液体通气
　　　　　　├ 高频通气
　　　　　　├ NO 吸入
　　　　　　├ 吸入氦气
　　　　　　└ 肺泡表面活性物质

第三节　儿童急性中毒

一、中毒的途径

途径	举例
经消化道吸收	食物中毒，误服药物，灭鼠剂，杀虫剂
皮肤接触	农药污染衣物，蜂刺，虫咬，动物咬伤
呼吸道吸入	CO，有机磷
注入吸收	误注药物
经创伤口、创伤面吸收	创伤用药不当

二、中毒机制

干扰酶系统
抑制血红蛋白的携氧功能
直接化学性损伤
作用于核酸
变态反应
麻醉作用
干扰细胞膜或细胞器的生理功能

三、毒物在人体的分布与排泄

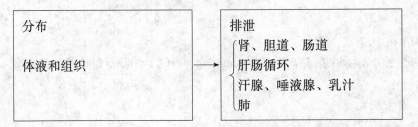

分布

体液和组织　→　排泄 ┬ 肾、胆道、肠道
　　　　　　　　　├ 肝肠循环
　　　　　　　　　├ 汗腺、唾液腺、乳汁
　　　　　　　　　└ 肺

四、诊断

病史： 中毒经过 症状无特异性 腹痛、腹泻、呕吐、惊 厥、昏迷	→	体格检查： 特殊气味，发绀，口 唇樱红，呼吸，瞳孔， 心律失常	→	毒源检查： 毒物鉴定 试用特效解毒药做诊 断性治疗

五、治疗

现场急救　A ── B ── C

毒物的清除
- 排除尚未吸收的毒物
  - 催吐，洗胃，导泻，全肠灌洗
  - 皮肤、黏膜毒物清除
  - 吸入者：空气新鲜的环境
  - 毒虫咬伤：止血带
- 促进已吸收毒物的排除
  - 利尿，碱化或酸化尿液
  - 血液净化，高压氧

特异性解毒剂
对症治疗

六、预防

- 管好药品及剧毒药品
- 宣教识别有毒植物
- 禁止小孩玩耍有毒物
- 普及预防中毒知识

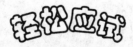

轻松应试

一、名词解释

1. 基本生命支持
2. 高级生命支持
3. 急性呼吸衰竭

二、选择题

【A 型题】

1. 当一人进行心肺复苏时，呼吸与胸外按压的合适比例为
   A. 1：4
   B. 1：5
   C. 2：15
   D. 2：30
   E. 5：2

2. 口对口人工呼吸的最大缺点是
   A. 潮气量不稳定
   B. 吸入氧浓度不高
   C. 易导致交叉感染
   D. 受伦理和道德因素约束

E. 易发生漏气

3. 确定心搏骤停最简便的依据是
   A. 血压测不到
   B. 面色青紫
   C. 瞳孔缩小
   D. 大动脉搏动消失
   E. 心音消失

4. 心肺复苏首选的给药方法为
   A. 肌内注射
   B. 气管内给药
   C. 骨髓腔给药
   D. 静脉内给药
   E. 心内注射

5. 有效的心脏按压，双手应放在患者的什么部位
   A. 剑突
   B. 心前区
   C. 胸骨中段
   D. 胸骨下 1/3 处
   E. 胸骨上段

6. 心搏骤停最迅速、最重要的抢救措施是
   A. 电除颤
   B. 静脉给予肾上腺素
   C. 胸外心脏按压
   D. 气管插管
   E. 人工呼吸

7. 心肺复苏中，打开气道最常用的方法为
   A. 仰头抬颏法
   B. 托颌法
   C. 推下颌法
   D. 抬头推下颌法
   E. 环状软骨压迫法

8. 心肺复苏中，处理室颤最有效的措施是
   A. 静脉注射肾上腺素
   B. 立即安放心脏起搏器
   C. 非同步电除颤
   D. 静脉注射胺碘酮
   E. 同步电除颤

9. 心肺复苏成功与否的关键是
   A. 是否在医院抢救
   B. 进行时间的早晚
   C. 是否给药

D. 是否电除颤
E. 是否建立高级气道

10. 胸外按压的频率为
    A. 至少 100 次/分
    B. 80～100 次/分
    C. 120 次/分
    D. 60～80 次/分
    E. 40～60 次/分

11. 有机磷农药中毒的特效解毒剂是
    A. 二巯基丁酸
    B. 青霉胺
    C. 亚甲蓝
    D. 亚硝酸钠
    E. 解磷定和阿托品

12. 提示急性中毒的线索如下，**除了**
    A. 健康儿童突然起病，且症状体征涉及多系统
    B. 生活环境、衣物、皮肤上存在毒物
    C. 肤色、瞳孔、气味等存在有诊断意义的中毒表现
    D. 急性起病，多表现为呕吐、腹泻、抽搐
    E. 同伴儿童同时患病

13. 氧疗中，哪种方法的吸入氧浓度最高
    A. 鼻导管吸氧
    B. 双孔鼻导管吸氧
    C. 头罩吸氧
    D. 面罩吸氧
    E. 氧帐吸氧

14. 鼻导管吸氧可达到的吸入氧浓度为
    A. 30％
    B. 40％
    C. 50％
    D. 60％
    E. 70％

15. 2 型呼吸衰竭是指
    A. 呼吸道梗阻引起的呼吸衰竭
    B. 通气功能衰竭
    C. 换气功能衰竭
    D. 通气与换气功能衰竭
    E. 中枢性呼吸衰竭

16. 下列哪项**不是**机械通气的指征

A. 呼吸困难伴发绀

B. 呼吸不规则伴屏气

C. 血气分析示二氧化碳潴留

D. 大量胸腔积液伴呼吸困难

E. 重度脑水肿

17. 在下列哪种情况下，患者**不适于**脱离呼吸机

A. 自主呼吸活跃

B. 自主呼吸不规则

C. CPAP 下血气分析报告正常

D. 咳嗽反射活跃

E. 体温未恢复正常

18. 中毒的急救原则中，哪项**不正确**

A. 脱离毒物或中毒环境

B. 排出体内剩余毒物，阻止其吸收

C. 摄入毒物 8 小时内给予洗胃

D. 促进已吸收的毒物从体内排出

E. 应用特异性解毒剂

19. 阿托品中毒可用的解救药物为

A. 0.5% 活性炭

B. 注射新斯的明

C. 注射地西泮

D. 注射安乃近

E. 注射解磷定

20. 一氧化碳中毒的处理原则**不包括**下列哪项

A. 脱离一氧化碳环境

B. 补充 ATP、细胞色素 C 等

C. 高压氧舱治疗

D. 控制惊厥

E. 保暖

21. 促进毒物排泄的方法**不包括**

A. 腹膜透析或血液透析

B. 补液、利尿

C. 发汗

D. 促进胆汁排泄

E. 导泻

22. 中毒时催吐的禁忌证为

A. 暴饮暴食者

B. 肢体瘫痪

C. 变质、变酸食品

D. 昏迷者

E. 患胃窦炎

三、问答题

1. 试述儿童 PCPR 胸外按压的方法

2. 简述小儿呼吸衰竭的病因及临床表现。

3. 试述小儿呼吸衰竭的治疗。

4. 试述小儿急性中毒的途径及诊断。

5. 试述小儿急性中毒的处理原则。

选择题参考答案

A 型题：

1. D　　2. B　　3. D　　4. D　　5. D　　6. C　　7. A　　8. E　　9. B　　10. A

11. E　　12. D　　13. D　　14. A　　15. D　　16. D　　17. B　　18. C　　19. B　　20. E

21. C　　22. D

（崔蕴璞）

综合试卷 1

一、A₁/A₂ 型选择题（每题 2 分，共 42 分）

1. Moro 反射何时消失
   A. 1 个月
   B. 2 个月
   C. 3 个月
   D. 4~5 个月
   E. 8~9 个月

2. 正常小儿每日每公斤体重所需热卡的简单计算方法是
   A. 1 岁以内 110kcal，以后每增加 3 岁减去 10kcal
   B. 1 岁以内 100kcal，以后每增加 2 岁减去 15kcal
   C. 1 岁以内 100kcal，以后每增加 3 岁减去 10kcal
   D. 1 岁以内 120kcal，以后每增加 2 岁减去 15kcal
   E. 1 岁以内 115kcal，以后每增加 4 岁减去 25kcal

3. 小儿骨骼发育中，正确的是
   A. 前囟最晚闭合的年龄为 10 个月
   B. 后囟一般闭合的年龄在出生后 2 周
   C. 颅缝一般闭合的年龄为 2 个月
   D. 腕部骨化中心出现的年龄为 1 岁半
   E. 上下部量相等的年龄为 12 岁

4. 下列哪项与母乳抗感染作用**无关**
   A. 分泌型 IgA 抗体
   B. 特异性抗体
   C. 乳铁蛋白
   D. 双歧因子
   E. 酪蛋白

5. 3 岁小儿身长 95cm，体重 15kg，牙 20 个，属于
   A. 体重、身长超过正常范围
   B. 身材异常高大
   C. 肥胖症
   D. 正常范围
   E. 营养不良

6. 维生素 D 缺乏性手足搐搦症主要是由于
   A. 血钙转移至骨骼
   B. 甲状旁腺反应迟钝
   C. 骨钙不能游离入血
   D. 血磷增加
   E. 以上都是

7. 在维生素 D 的代谢中，何者活性最强
   A. 7-脱氢胆固醇
   B. 胆骨化醇
   C. 骨化醇
   D. 25-羟胆骨化醇
   E. 1，25-羟胆骨化醇

8. 3~6 个月佝偻病患儿多见的骨骼系统改变是
   A. 骨盆畸形
   B. 胸廓畸形
   C. 手镯、脚镯征
   D. 颅骨软化
   E. 下肢畸形

9. 下列哪项是佝偻病时骨样组织堆积的表现
   A. 肋缘外翻
   B. O 形腿
   C. 手镯征
   D. 颅骨用手压有压乒乓球样的感觉
   E. 肋膈沟

10. 房间隔缺损的喷射性收缩期杂音产生的机制是由于
    A. 血液通过房间隔缺损产生的分流
    B. 主动脉瓣相对性狭窄
    C. 肺动脉瓣相对性狭窄
    D. 二尖瓣相对性狭窄
    E. 三尖瓣相对性狭窄

11. 下列哪项**不是**核黄疸的高危因素

A. 早产

B. 溶血病

C. 缺氧、酸中毒

D. 低蛋白血症

E. 严重贫血

12. 新生儿从母体获得的抗体 IgG，逐渐消失的时间是

    A. 1～2 个月

    B. 2～3 个月

    C. 3～5 个月

    D. 5～8 个月

    E. 8～12 个月

13. 足月儿娩出时脐带绕颈，Apgar 评分 1 分钟与 5 分钟分别为 2 分、7 分，经复苏抢救于生后 6 小时入院。体检：小儿激惹、拥抱反射增强，肌张力高。最可能的诊断是

    A. 新生儿低血钙

    B. 新生儿低血糖

    C. 新生儿脑膜炎

    D. 脑室管膜下出血

    E. 新生儿缺氧缺血性脑病

14. 肺炎患儿激素应用的适应证**不包括**

    A. 中毒症状明显

    B. 严重喘憋

    C. 严重咳嗽

    D. 中毒性脑病

    E. 胸膜渗出

15. 关于发热与皮疹的关系，正确的是

    A. 麻疹，发热后半天出疹

    B. 幼儿急疹，发热后半天或 1 天出疹

    C. 猩红热，发热 1～2 天出疹

    D. 风疹，发热 3～4 天出疹

    E. 川崎病，发热 10 天出疹

16. 下列**不符合**致病性大肠埃希菌肠炎特点的是

    A. 夏季高发

    B. 大便有腥臭味

    C. 为蛋花汤样大便

    D. 有脱水、酸中毒

    E. 常有脓血便

17. 口服补液盐适合于

A. 新生儿肠炎

B. 心肾功能不全者

C. 腹胀明显的腹泻患儿

D. 腹泻时脱水的预防

E. 腹泻伴重度脱水

18. 患肠炎小儿如需禁食，一般**不应超过**

    A. 24 小时

    B. 18 小时

    C. 24～36 小时

    D. 2 小时

    E. 6～8 小时

19. 应用世界卫生组织推荐的口服液补液，哪项**不正确**

    A. 少量频服

    B. 维持补液阶段应将口服补液盐（ORS）溶液加等量水稀释

    C. 有明显酸中毒者，需另用碳酸氢钠溶液纠正

    D. ORS 溶液为 2/3 张含钠液，最适合病毒性肠炎

    E. 应在 8～12 小时内将累积损失量补足

20. 6 个月女婴，4 月份入院。2 日来发热，体温 38℃，咳嗽有痰，1 日来惊厥 4～5 次，抽后神志清。一般情况好，枕部有乒乓球感，双肺有水泡音。以下哪项化验结果支持直接导致婴儿惊厥的原因

    A. 血钙 1.87mmol/L(7.5mg/dl)

    B. 血镁 0.80mmol/L(2mg/dl)

    C. 血磷 2.26mmol/L(7mg/dl)

    D. 碱性磷酸酶 150U/L

    E. 血清钙离子 0.88mmol/L(3.5mg/dl)

21. 患儿，8 个月，发热、咳嗽 4 天，气促 1 天，精神差，躯干部见充血性粟粒状丘疹，右肺叩诊浊音，呼吸音减低，右上肺少量细湿啰音。血白细胞 $28×10^9/L$，中性粒细胞 88%。最可能的诊断为

    A. 金黄色葡萄球菌肺炎

    B. 肺炎链球菌肺炎

    C. 呼吸道合胞病毒肺炎

    D. 腺病毒肺炎

    E. 支原体肺炎

二、A₃/A₄型选择题（每题 2 分，共 20 分）

（1～2 题共用题干）

患儿，女，4 个月，因惊厥持续 5 分钟来院急诊。患儿牛奶喂养，未加辅食，半天来流涕，好哭闹，无发热，不咳嗽，不吐，大小便正常。查体：体温 37.8℃，双眼上翻，面肌颤动，面色发绀。四肢抖动，心脏听诊无异常，两肺痰鸣音，前囟平软，2cm×2cm，布氏征（一），枕部有乒乓球感。

1. 此患儿初步诊断为
   A. 高热惊厥
   B. 佝偻病性手足搐搦症
   C. 癫痫
   D. 化脓性脑膜炎
   E. 颅内出血

2. 首选的急救措施为
   A. 立即肌内注射维生素 D 7500μg（30 万 IU）加葡萄糖酸钙
   B. 立即用 10％葡萄糖酸钙 5～10ml 加入 10％葡萄糖 10～20ml 静脉注射
   C. 立即静脉注射安定 0.1～0.3mg/kg 及葡萄糖酸钙静脉注射
   D. 青霉素静脉滴注加肌内注射苯巴比妥
   E. 20％甘露醇静脉注射 0.5～1g/kg 加肌内注射苯巴比妥

（3～4 题共用题干）

10 个月女婴，呕吐 2 天，大便每日 10 余次，稀水样便，量多，呕吐 6～7 次/日，12 小时来无尿。查体：精神萎靡，呼吸较深长，皮肤弹性差，四肢发凉，发绀，脉搏细弱，血钠 125mmol/L，CO_2CP 10mmol/L。

3. 该患儿符合哪项诊断
   A. 等渗重度脱水、重度酸中毒
   B. 低渗重度脱水、重度酸中毒
   C. 低渗中度脱水、中度酸中毒
   D. 低渗重度脱水、中度酸中毒
   E. 等渗重度脱水、中度酸中毒

4. 入院后补充累积丢失，以哪种液体及液量最正确
   A. 50～80ml/kg，1/2 张含钠液体

B. 80～100ml/kg，2/3 张含钠液体
C. 100～120ml/kg，1/2 张含钠液体
D. 100～120ml/kg，2/3 张含钠液体
E. 120～150ml/kg，等张含钠液体

（5～7 题共用题干）

8 岁女孩，发热 1 周，伴频繁咳嗽、胸痛。查体：T 38.5℃，一般情况可，双肺未闻干湿啰音。胸片示两下肺云雾状阴影。

5. 可能的诊断为
   A. 衣原体肺炎
   B. 金黄色葡萄球菌肺炎
   C. 腺病毒肺炎
   D. 呼吸道合胞病毒肺炎
   E. 支原体肺炎

6. 为明确诊断，首选的化验检查为
   A. 痰培养
   B. 血沉
   C. 冷凝集试验
   D. 支原体抗体
   E. 血常规

7. 首选的治疗药物为
   A. 青霉素
   B. 链霉素
   C. 红霉素
   D. 氯霉素
   E. 利巴韦林

（8～10 题共用题干）

1 岁患儿，母乳喂养未加辅食。查体：虚胖，毛发稀黄，面色苍黄，肝肋下 3cm，脾肋下 1.5cm，表情呆滞，智力发育落后，肢体震颤，踝震挛阳性。

8. 首选的实验室检查是
   A. 心电图
   B. 脑电图
   C. 腹部 B 超
   D. 尿常规
   E. 血常规

9. 确诊的实验室检查是
   A. 网织 RBC 计数

B. 血气分析

C. 血常规检查

D. 血沉测定

E. 骨髓象检查

10. 其最可能的诊断是

A. 营养性缺铁性贫血

B. 营养性巨幼细胞性贫血

C. 再生障碍性贫血

D. 生理性贫血

E. ABO 溶血症

三、B 型选择题（每题 2 分，共 20 分）

（1~3 题共用备选答案）

	乳牙数	身高(cm)	体重(kg)	头围(cm)	胸围(cm)
A.	0	65	6.6	42	40
B.	4	70	7.9	44	43
C.	14	82	11	47.5	49
D.	8	75	9.1	46	46
E.	6	70	10	46	50

1. 1 岁发育正常的婴儿

2. 10 个月发育正常的女婴

3. 18 个月发育正常的男孩

（4~6 题共用备选答案）

A. 选择性蛋白尿

B. 持续性氮质血症

C. C_3 一过性降低

D. 血沉正常

E. 尿钙增高

4. 肾炎性肾病

5. 急性链球菌感染后肾炎

6. 单纯性肾病

（7~10 题共用备选答案）

A. 室间隔缺损

B. 房间隔缺损

C. 动脉导管未闭

D. 法洛四联症

E. 肺动脉狭窄

7. 易并发脑血栓

8. 肺动脉高压时可出现差异性发绀

9. X 线示肺血增多，左房、左室、右室增大

10. 心电图不完全右束支传导阻滞

四、问答题（每题 6 分，共 18 分）

1. 新生儿生理性黄疸与病理性黄疸如何鉴别？

2. 营养性缺铁性贫血的血象及骨髓象有哪些特点？

3. 小儿支原体肺炎的临床特点有哪些？

选择题参考答案

A₁/A₂ 型选择题：

1. D　2. A　3. E　4. E　5. D　6. E　7. E　8. D　9. C　10. C

11. E　12. D　13. E　14. C　15. C　16. E　17. D　18. E　19. D　20. E

21. A

A₃/A₄ 型选择题：

1. B　2. C　3. D　4. D　5. E　6. D　7. C　8. E　9. D　10. B

B 型选择题：

1. D　2. B　3. C　4. B　5. C　6. A　7. D　8. C　9. A　10. B

综合试卷 2

一、英译中和中译英（每题 0.5 分，共 10 分）

1. nutritionalmegaloblasticanemia
2. partial parenteral nutrition
3. sydrome of inappropriate antidiuretic hormone secretion
4. hematemesis
5. SIDS
6. Candida albicans
7. Bronchiolitis
8. leukemoid reaction
9. ECMO
10. phototherapy

11. 头围
12. 持续胎儿循环
13. 动脉导管未闭
14. 新生儿缺氧缺血性脑病
15. 葡萄球菌肺炎
16. 高热惊厥
17. 尿布疹
18. 循证医学
19. 心肺复苏
20. 麻疹

二、A_1/A_2 型选择题（每题 1 分，共 25 分）

1. 头围与胸围的关系中，以下哪项是**错误**的
   A. 出生时头围＞胸围
   B. 1 岁时胸围＝头围
   C. 头围与胸围的交叉时间为生后 15 个月
   D. 头围与胸围的交叉时间反映了营养与胸廓的发育程度
   E. 2 岁时头围 48cm，胸围 47cm

2. X 形腿轻、中、重度判定是两膝关节靠拢，测两膝关节距离，下列哪项为正确标准

	轻度	中度	重度
A.	＜2cm	2～4cm	＞4cm
B.	＜3cm	3～6cm	＞6cm
C.	＜2cm	2～6cm	＞6cm
D.	＜3cm	3～5cm	＞5cm
E.	＜4cm	4～6cm	＞6cm

3. 我国卫计委规定，婴儿必须完成下列哪些疫苗接种
   A. 卡介苗、脊髓灰质炎疫苗、百白破、麻疹疫苗、Hib 疫苗
   B. 卡介苗、脊髓灰质炎疫苗、百白破、麻疹疫苗、流脑疫苗
   C. 卡介苗、狂犬疫苗、麻疹疫苗、流脑疫苗、乙脑疫苗
   D. 卡介苗、脊髓灰质炎疫苗、百白破、乙肝疫苗、流感疫苗
   E. 卡介苗、百白破、麻疹疫苗、甲肝疫苗、风疹疫苗

4. 一新生儿，娩出经过顺利，胎龄 257 天，出生体重 1.6kg，其体重位于同胎龄标准体重的第 3 百分位。下列诊断哪个正确而全面
   A. 足月儿，小于胎龄儿
   B. 早产儿，小于胎龄儿
   C. 低出生体重儿
   D. 极低出生体重儿
   E. 未成熟儿

5. 一新生儿娩出后 1 分钟时心率为每分钟 96 次，呼吸不规则而慢，四肢活动好，弹足底能皱眉。躯体肤红，四肢青紫。Apgar 评分可评为
   A. 9 分
   B. 8 分
   C. 7 分
   D. 6 分
   E. 5 分

6. 足月儿娩出时胎盘早剥，Apgar 评分 1 分
钟与 5 分钟分别为 2 分、7 分，经复苏抢
救入院。体检：小儿嗜睡、拥抱反射减弱，
肌张力低，苍白。最可能的诊断是
   A. 新生儿低血钙
   B. 新生儿低血糖
   C. 新生儿脑膜炎
   D. 室管膜下出血伴休克
   E. 新生儿缺氧缺血性脑病伴休克

7. 下列哪项**不是**气管插管的指征
   A. 用复苏器后效果不佳
   B. 羊水有黏稠胎粪污染
   C. 生后 1 分钟 Apgar 评分≤3 分
   D. 膈疝可能
   E. 需长时间正压呼吸

8. 婴幼儿哮喘的诊断标准以下哪项**不正确**
   A. 喘息发作 3 次以上
   B. 年龄小于 3 岁
   C. 有湿疹史
   D. 有家族过敏性疾病史
   E. 发作时吸气相延长

9. 下列哪项预示小儿淋巴细胞白血病的预后
不良
   A. 发病年龄小于 3 岁
   B. 肝脾大明显
   C. 骨痛为首发症状
   D. 诊断时血白细胞大于 $50×10^9/L$
   E. 发热不退

10. 下列哪项**不是**结核菌素假阴性反应的原因
   A. 初次感染 4～8 周内
   B. 粟粒性肺结核
   C. 接种 BCG 8 周后
   D. 长时间应用免疫抑制剂
   E. 身体极度衰弱或细胞免疫缺陷

11. 下列哪项是核黄疸的高危因素
   A. 早产
   B. 巨大儿
   C. 糖尿病母亲的婴儿
   D. 小于胎龄儿
   E. 严重贫血

12. 心脏胚胎发育的关键时期是
   A. 第 1～4 周

   B. 第 2～8 周
   C. 第 6～8 周
   D. 第 4～6 周
   E. 第 8～12 周

13. 下列哪项**不是**小细胞低色素性贫血
   A. 营养性缺铁性贫血
   B. 地中海贫血
   C. 维生素 B_6 缺乏性贫血
   D. 急性溶血性贫血
   E. 铁粒幼细胞性贫血

14. 巨型冠状动脉瘤是指冠状动脉瘤大于
   A. 4mm
   B. 5mm
   C. 6mm
   D. 7mm
   E. 8mm

15. 引起侵袭性肠炎的病原体**不包括**
   A. 志贺菌属
   B. 沙门菌属
   C. 小肠结肠耶尔森菌
   D. 霍乱弧菌
   E. 金黄色葡萄球菌

16. 关于腹泻治疗**不正确**的是
   A. 调整和适当限制饮食
   B. 控制肠道内外感染
   C. 纠正水、电解质紊乱
   D. 尽早使用止泻剂
   E. 加强护理，防止并发症

17. 以下哪项**不是**小儿呼吸系统的特点
   A. 呼吸肌发育差
   B. 胸廓成桶状
   C. 喉炎时易引起喉梗阻
   D. 黏液腺丰富，黏液分泌多
   E. 上呼吸道感染时易发生中耳炎

18. 小儿重症肺炎，最常见的酸碱平衡紊乱是
   A. 呼吸性酸中毒
   B. 呼吸性碱中毒
   C. 代谢性酸中毒
   D. 代谢性碱中毒
   E. 混合性酸中毒

19. 下列哪项**不符合** DiGeorge 综合征
   A. 低钙血症

B. 先天性心脏病

C. 胸腺发育不全

D. 容易感染

E. 血清 Ig 降低

20. 治疗高血压脑病最恰当的药物是

A. 硝苯地平

B. 肼苯达嗪

C. 利舍平

D. 硝普钠

E. 卡托普利

21. 婴儿，10 个月，吐泻 3 天，大便每日 15～20 次，呈蛋花汤样，尿极少。查体：眼窝、前囟深陷，皮肤弹性极差，口唇红，呼吸深快，四肢凉。大便镜检 WBC 偶见。血清 Na^+ 133mmol/L。首先应给的液体是

A. 4：1 液 120～150ml/kg

B. 2：1 等张含钠液 20ml/kg 扩容

C. 2：2：1 液 20ml/kg 扩容

D. 10% 葡萄糖 120～150ml/kg

E. 15% 氯化钾 10ml/kg

22. 6 个月婴儿，发热 2 天，伴咳嗽、喘憋、咳痰。查体：气促，有鼻扇、三凹征，双肺满布喘鸣音，少量中小水泡音。胸片示：肺纹理增多，可见小点片状影和肺气肿。可能的诊断是

A. 支原体肺炎

B. 金黄色葡萄球菌肺炎

C. 腺病毒肺炎

D. 合胞病毒肺炎

E. 革兰阴性杆菌肺炎

23. 患儿，4 岁，活动后有气促，体格瘦小，心前区稍隆起，胸骨左缘 2、3 肋间闻及 Ⅲ级收缩期杂音，P_2 亢进，固定分裂。

心电图示不完全性右束支传导阻滞。诊断应考虑

A. 房间隔缺损

B. 室间隔缺损

C. 动脉导管未闭

D. 法洛四联症

E. 完全性大动脉错位

24. 患儿，男，2 岁，持续发热 6 天，体温 39℃ 以上，发热第 2 天出现皮疹。体检：全身皮肤可见猩红热样皮疹，右颈部触及 1 个 1.5cm×1.5cm 的淋巴结，双眼球结膜充血，口唇红、皲裂，杨梅舌。血常规：WBC 21×10^9/L，N88%，L12%，PLT 230×10^9/L。最可能的诊断为

A. 猩红热

B. 淋巴结炎

C. 传染性单核细胞增多症

D. 败血症

E. 川崎病

25. 患儿，6 个月，发热、咳嗽 4 天，1 天来呕吐 3 次，惊厥 2 次，病后肌内注射青霉素 3 天。查体：嗜睡，前囟饱满，两肺少许中小水泡音。X 线胸片示：右下肺少许斑片状阴影。血白细胞 14.8×10^9/L，杆状 4%，分叶 63%，淋巴 31%。脑脊液：外观微混，白细胞 500×10^6/L，多核 80%，蛋白 200mg/dl，糖 30 mg/dl，涂片找到细菌。PPD（2 单位）：硬结直径 0.5cm。诊断最可能是

A. 结核性脑膜炎

B. 病毒性脑膜炎

C. 肺炎球菌性脑膜炎

D. 支气管肺炎，中毒性脑病

E. 流行性脑脊髓膜炎

三、A_3/A_4 型选择题（每题 1 分，共 10 分）

（1～3 题共用题干）

4 岁男孩，自 1 岁起青紫，逐渐加重，哭后明显，有昏厥、抽搐史，喜蹲踞。查体：胸骨左缘第 3 肋间有 Ⅱ级收缩期喷射性杂音，P_2 减弱，有杵状指。

1. 最可能的诊断是

A. 房间隔缺损

B. 室间隔缺损

C. 动脉导管未闭

D. 法洛四联症

E. 肺动脉狭窄

2. 其昏厥的原因是

A. 肺动脉梗阻，缺氧发作

B. 脑血栓

C. 心力衰竭

D. 中毒性脑病

E. 低钙惊厥

3. 最可能出现的心电图改变是

   A. P-R 间期延长

   B. 不完全性右束支传导阻滞

   C. 期前收缩

   D. 低电压

   E. 右心室肥厚

   （4～5 题共用题干）

   8 个月男婴，发热 3 天，咳嗽、喘息逐渐加重，纳差，腹泻，大便 4 次/日。查体：体温 39.5℃，呼吸 80 次/分，心率 185 次/分，烦躁不安，鼻扇、三凹征阳性，口周发绀，双肺可闻及大量喘鸣音，中等量中小水泡音，呼气延长，心音低钝，肝肋下 3.5cm。血 WBC $3.9 \times 10^9/L$。

4. 可能的诊断为

   A. 腺病毒肺炎合并心力衰竭

   B. 支原体肺炎

   C. 合胞病毒肺炎

   D. 金黄色葡萄球菌肺炎合并心力衰竭

   E. 合胞病毒肺炎合并心力衰竭

5. 进一步治疗

   A. 吸氧，止咳，抗病毒治疗

   B. 吸氧，平喘，镇静，抗生素治疗

   C. 吸氧，平喘，镇静，降温，抗病毒治疗

   D. 吸氧，平喘，降温，强心、利尿、扩血管

   E. 吸氧，平喘，镇静，降温，强心、利尿、扩血管

   （6～8 题共用题干）

   8 岁男孩，平时体健。10 天前有过咽痛，2 天来低热、头痛，尿色发红，眼睑水肿，查血 WBC 8.6×10^9，血沉 20mm/h，血压 125/95mmHg，尿蛋白（＋），RBC 40～50 个/HP。

6. 为明确诊断，进一步应查

   A. 尿 Addis 计数

B. 24 小时尿蛋白定量

C. 肾功能

D. 血红蛋白

E. 血清补体 C_3

7. 关于鉴别诊断，哪一项**不需考虑**

   A. 病毒性肾炎

   B. 肾炎性肾病

   C. 慢性肾炎急性发作

   D. IgA 肾病

   E. 泌尿系统感染

8. 入院第二天患儿头痛、水肿加剧，烦躁，呕吐 4 次，抽搐 1 次，查血压 185/120mmHg，考虑为

   A. 急性肾炎并严重循环充血

   B. 急性肾炎并高血压脑病

   C. 急进性肾炎

   D. 继发中枢神经系统感染

   E. 以上都不是

   （9～10 题共用题干）

   患儿，男，21 天，3 天来吃奶差，少哭，哭声弱。体检：体温 35.1℃，反应差，面色灰黄，皮肤轻～中度黄染。呼吸 48 次/分，双肺呼吸音粗，未闻及啰音。心率 145 次/分，心音略低钝。腹部略膨隆，肠鸣音减弱。脐带未脱落，脐轮红，脐窝内有脓性分泌物。

9. 首先应考虑

   A. 新生儿高胆红素血症

   B. 新生儿脐炎

   C. 新生儿肺炎

   D. 新生儿败血症

   E. 新生儿肝炎

10. 若患儿脐分泌物培养及单份血培养均为金黄色葡萄球菌，以下考虑或措施哪项是正确的

    A. 确诊为败血症

    B. 应重行双份血培养

    C. 可临床诊断败血症

    D. 结合血常规、CRP 等考虑临床诊断败血症

    E. 只能确诊脐炎

四、B 型选择题（每题 1 分，共 10 分）

（1～3 题共用备选答案）

A. 麻疹

B. 风疹

C. 幼儿急疹

D. 猩红热

E. 水痘

1. 伴有杨梅舌、帕氏线

2. 有 Koplik 斑

3. 丘疹、水痘、结痂同时存在

（4～6 题共用备选答案）

A. 等张

B. 2/3 张

C. 1/2 张

D. 3/5 张

E. 1/5 张

4. 1.4% 碳酸氢钠

5. 3:2:1 液

6. WHO 口服补液盐

（7～10 题共用备选答案）

A. 急性肾小球肾炎

B. 慢性肾炎

C. 肾病综合征

D. IgA 肾病

E. 泌尿系统结石

7. 尿中严重变形 RBC<15%

8. 24 小时尿蛋白定量>100mg/kg

9. 尿比重<1.005

10. 肾小球基底膜上皮侧免疫复合物沉着

五、名词解释（每题 2 分，共 10 分）

1. 哮喘持续状态

2. 镜下血尿

3. Chvostek 征

4. 胃液泡沫稳定试验

5. L 型结核分枝杆菌

六、问答题（每题 5 分，共 25 分）

1. 简述新生儿胆红素代谢特点。

2. 简述川崎病的诊断标准。

3. 肾小球血尿有何特点？

4. 支气管肺炎合并心力衰竭的诊断标准是什么？

5. 简述室间隔缺损的血流动力学变化。

七、病例分析（10 分）

患儿，男，3 岁，因不规则发热，伴头痛、呕吐 17 天入院。患儿于 23 天前出现曾有发热，伴有轻咳、流涕，肌内注射复方氨基比林后热退，精神、食欲尚好，玩耍如常。17 天前开始出现头痛、嗜睡、乏力、低热。曾在当地医院诊断为"肺炎"。注射青霉素、链霉素，静脉滴注红霉素 5 天，好转出院。出院后精神差。10 天前再次出现发热、头疼、纳差、尿黄，频繁呕吐，非喷射性，为胃内容物。患儿烦躁、嗜睡，但神志清楚。在外院查脑脊液、肝功能、胆红素均正常。

患儿第 1 胎，足月顺产。未接种卡介苗。平时体健，无传染病接触史，家族史无特殊，家中养鸽并接触密切。

体检：T：37.8℃，R：32 次/分，P：120 次/分，BP：14.6/8kPa。慢性病容，消瘦，发育中等，意识清楚，肤色正常；颈部可及数个黄豆大小淋巴结，质软、无压痛，颈抵抗（＋），咽充血，心肺检查无异常，腹软，肝脾未触及；双膝腱反射亢进，左侧踝阵挛（＋），双侧克氏征、布氏征均阳性，脑神经检查未见异常。

实验室检查：血 Hb 96g/L，WBC 7.8×10^9/L，中性粒细胞 56％，淋巴细胞 44％；CSF：外观清，细胞数 88×10^6/L，多核 30％，单核 70％，糖 4.9mmol/L，氯化物 89 mmol/L，蛋白质 0.4 g/L。血钾 3.5 mmol/L，血钠 132 mmol/L，血钙 2.4 mmol/L，CO_2CP 20.2 mmol/L。眼底检查：双侧视乳头水肿，边界不清，右视网膜浅层可见血斑。胸片：双肺纹理增多。OT试验：阴性。

问题：

1. 请作出初步诊断。

2. 可能的鉴别诊断及依据是什么？

3. 为明确诊断，应做哪些进一步检查？

4. 本病的治疗计划是什么？

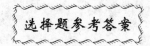

选择题参考答案

A_1/A_2 型选择题：

1. E 2. B 3. B 4. B 5. D 6. E 7. C 8. E 9. D 10. C
11. A 12. B 13. D 14. E 15. D 16. D 17. B 18. E 19. E 20. D
21. B 22. D 23. A 24. E 25. C

A_3/A_4 型选择题：

1. D 2. A 3. E 4. E 5. E 6. E 7. E 8. B 9. D 10. C

B 型选择题：

1. D 2. A 3. E 4. A 5. C 6. B 7. E 8. C 9. B 10. A